Hallesche Beiträge zur Europäischen Aufklärung 19

Schriftenreihe des Interdisziplinären Zentrums
für die Erforschung der Europäischen Aufklärung
Martin-Luther-Universität Halle-Wittenberg

„Vernünftige Ärzte“

Hallesche Psychomediziner und die Anfänge der Anthropologie in der deutschsprachigen Frühaufklärung

Herausgegeben von
Carsten Zelle

Max Niemeyer Verlag Tübingen

Redaktion: Holger Zaunstöck, Hans-Joachim Kertscher
Satz: Kornelia Grün

Die Deutsche Bibliothek – CIP-Einheitsaufnahme

„Vernünftige Ärzte“ : Hallesche Psychomediziner und die Anfänge der Anthropologie in der deutschsprachigen Frühaufklärung / hrsg. von Carsten Zelle. – Tübingen: Niemeyer, 2001
(Hallesche Beiträge zur europäischen Aufklärung; 19)

ISBN 3-484-81019-X ISSN 0948-6070

Gedruckt auf alterungsbeständigem Papier.
Printed in Germany.
Druck: AZ Druck und Datentechnik GmbH, Kempten
Einband: Geiger, Ammerbuch

Inhalt

CARSTEN ZELLE: Vorbemerkung 1

I. Hallesche Psychomedizin im Spannungsfeld von Tradition und Moderne

CARSTEN ZELLE: Sinnlichkeit und Therapie. Zur Gleichursprünglichkeit von Ästhetik und Anthropologie um 1750 5

JOHANNA GEYER-KORDESCH: Psychomedizin – die Entwicklung von Medizin und Naturanschauung in der Frühaufklärung 25

WOLFRAM MAUSER: Johann Gottlob Krüger. Der Weltweise als Arzt – zur Anthropologie der Frühaufklärung in Deutschland 48

FRIEDRICH VOLLHARDT: Christliche und profane Anthropologie im 18. Jahrhundert: Beschreibung einer Problemkonstellation im Ausgang von Siegmund Jacob Baumgarten 68

ANDREAS KLEINERT: Christian Gottlieb Kratzensteins Schriften zur psychosomatischen Medizin 91

II. Die Welt der Einbildungskraft — zwischen Ästhetik und Therapie

GABRIELE DÜRBECK: Physiologischer Mechanismus und ästhetische Therapie. Ernst Anton Nicolais Schriften zur Psychopathologie 104

ALEXANDER KOŠENINA: „Es leihe [...] Trost der männertollen Dirne". Beiträge über Nymphomanie aus dem Umkreis von Ernst Anton Nicolai 120

JUTTA HEINZ: ‚Gedanken' über Gott und die Welt. Die Erprobung der Anthropologie im Essay bei Meier, Krüger und Nicolai 141

HANS-WALTER SCHMIDT-HANNISA: Johann Gottlob Krügers geträumte Anthropologie 156

III. Die Ausstrahlung der Halleschen Psychomedizin in die Spätaufklärung

CARSTEN ZELLE: Experimentalseelenlehre und Erfahrungsseelenkunde. Zur Unterscheidung von Erfahrung, Beobachtung und Experiment bei Johann Gottlob Krüger und Karl Philipp Moritz 173

MATTHIAS REIBER: Johann August Unzers Wochenschrift *Der Arzt* (1759-1764). Oder: Wie man das Wissen vom Menschen mit Erfolg verbreitet 186

HANS-UWE LAMMEL: Kinds-Mord und Historiographie. Ärztlich-forensische Praxis und Reformations-Deutung in der zweiten Hälfte des 18. Jahrhunderts am Beispiel von Johann Carl Wilhelm Moehsen (1722-1795) 200

ELENA AGAZZI: Gibt es eine Rezeption der Halleschen Ästhetik und Anthropologie in Italien? Überlegungen zu einer Ethik der Medizin im 18. Jahrhundert 220

IV. Register 229

Vorbemerkung

Der vorliegende Band dokumentiert ein Kolloquium, das vom 8. bis 10. Oktober 1997 am *Interdisziplinären Zentrum für die Erforschung der Europäischen Aufklärung* (*IZEA*) in Halle zum Thema „Hallesche Psychomediziner und die Anfänge der Anthropologie in der deutschsprachigen Frühaufklärung" stattfand. Ausgangspunkt war die Beobachtung, daß die wesentlichen Diskurselemente, die in der gegenwärtigen 18.-Jahrhundert-Forschung unter dem Stichwort einer ‚anthropologischen Wende' der Aufklärung diskutiert werden, auf die epistemische Gemengelage in Halle rückführbar zu sein scheinen.

Auf diese ‚anthropologische Wende' der Aufklärung, d.h. auf den Wechsel von frühaufklärerischem System- zu spätaufklärerischem Erfahrungsdenken, hat sich die Erforschung des 18. Jahrhunderts im letzten Jahrzehnt konzentriert und hier ihre wesentlichsten Einsichten gewonnen. Mit der Anthropologie und ihrer spätaufklärerischen Ausdifferenzierung in Pädagogik, Ethnologie, Kulturgeographie, Menschheitsgeschichte, (Auto)Biographik und anthropologischen Roman etc. konnte ein ‚verlorenes Paradigma' wieder zugänglich gemacht werden, das bis dahin durch Idealismus, Hermeneutik und Historismus des 19. Jahrhunderts völlig verstellt war. Der Wiedergewinn dieses anthropologischen Paradigmas gibt den Blick frei auf epistemische Umschichtungsprozesse, durch die die ‚anthropologische Wende' ideengeschichtlich genauer kontextualisiert und zeitlich präziser datiert werden kann. Sie vollzieht sich um 1740/50 in Halle, und zwar im interdisziplinären Dreieck von Philosophie, Theologie und Medizin, d.h. namentlich im ideengeschichtlichen Spannungsfeld von Wolffianismus, Thomasianismus, Pietismus und Stahlianismus – Denkweisen, die in Halle in der bipolaren Dynamik von preußischer Reformuniversität (seit 1694) und pietistischem Reformzentrum (Franckesche Anstalten, seit 1695) in besonderem Maße ausgeprägt und institutionell getragen wurden.

Durch die Hypothese, daß sich die entscheidende Umschaltung von Systemdenken auf Empirie innerhalb dieser Halleschen Konstellation vollzog, treten neben der Ästhetik, die von Alexander Gottlieb Baumgarten (1714–1762) und Georg Friedrich Meier (1718–1777) als eine ‚Wissenschaft von der sinnlichen Erkenntnis' inauguriert wurde, die ‚vernünftigen Ärzte', d.h. der psychomedizinische Kreis um Johann Gottlob Krüger (1715–1759), Johann August Unzer (1727–1799), Ernst Anton Nicolai (1722–1802), Johann Christian Bolten (1727–1757) und andere, in den Focus des wissenschaftsgeschichtlichen Interesses.

Dieser Kreis ist äußerlich durch gemeinsame Generationskohorte, philosophisch-medizinisches Doppelstudium, korrespondierende Titelpolitik der Publikationen, gegenseitiges Widmungs- und Zitierkartell, affektaffines Forschungsprogramm (Affektenlehre, Lachen,Weinen, Seufzen, Schmerz) sowie eine Reihe von diskurskonstituierenden Isomorphismen (z.B. paradigmatische Frontstellung gegen den Mechanismus, homologe Dispositionsmuster u.a.) charakterisiert. Gegen den im ursprünglichen Tagungstitel akzentuierten Begriff ‚Hallesche Psychomediziner' wurde in der Diskussionen des hier dokumentierten Kolloquiums eingewendet, daß diese Bezeichnung die Frontstellung gegen die ‚mechanischen Ärzte', zumal unter der aktualisierenden Perspektive einer modernen Apparatemedizin, allzu stark forciere. Eklektische Anschlußpotentiale, konzeptionelle Heterogenität, Entwicklungsdynamik und Suchbewegung der Vorstellungen Unzers, Nicolais, Krügers u.a. würden durch diesen Begriff unnötig homogenisiert und die ‚Mischkonzeption' – ein Begriff, den Wolfram Mauser in die Debatte der versammelten Naturwissenschafts-, Medizin- und Literaturhistoriker einbrachte – ihrer Auffassungen nivelliert. Im Unterschied zum Begriff ‚Hallesche Psychomediziner', der Personen und Gruppenbildungsprozesse hervorhebe, wurden auf der Tagung sowie im anschließenden Briefgespräch im Blick auf die heterogenen diskursiven Formen und epistemischen Spuren unterschiedliche Umschreibungen für die Problematisierung des Wechselspiels von psychologisch-seelischen mit psychologisch-körperlichen Vorgängen diskutiert – im Blick auf den konzeptionellen Ausgangspunkt in der Frühaufklärung bei Thomasius z.B. die Bezeichnung ‚Wegbereiter der Anthropologie im 18. Jahrhundert', in Hinsicht auf die Zielvorgabe Platners in der Spätaufklärung z.B. ‚Hallescher Kreis philosophischer Ärzte', in Rücksicht auf epistemische Affinitäten z.B. Begriffe wie ‚ästhetische Medizin' oder ‚medizinische Psychologie'. Auch der Vorschlag einer ‚nachpietistischen physiologischen Halleschen Philosophie und Medizin' wurde debattiert, wobei gerade diese ‚postistische' Formulierung, die m.E. nun doch charakteristische Diskurselemente (u.a. antimechanistische Fronstellung, Eklektik als epistemologische Vorgabe, Commercium-Wissenschaft und daraus folgendes philosophisch-medizinisches Bündnis) allzusehr abschattet, dazu führte, mit dem Wort ‚vernünftige Ärzte' eine zeitgenössische Selbstbezeichung als – nicht zuletzt ‚griffige' – Titelformulierung aufzugreifen.

Der verfolgte interdisziplinäre Ansatz und die seit der Tagung vor vier Jahren vorangebrachte Arbeit lassen erkennen, daß die weitere Erforschung der hier in den Blick genommenen Prozesse zur Aufsprengung der kurrenten, im Kern noch geistesgeschichtlichen Homogenisierungen (Systemdenken, Wolffianismus u.ä.) führen wird, damit nicht länger die Sicht auf das ‚Herauswachsen' der Erfahrungswissenschaften aus der Philosophischen Fakultät (Krüger), das Anthropologie und Ästhetik konstituierende Bündnis von Philosophie und Medizin (Unzer/Nicolai, Baumgarten/Meier) sowie die ästhetikaffine Psychotherapie (Bolten) durch fachwissenschaftliche Sichtbeschränkungen verstellt bleiben.

Herzlich danken möchte ich Heinz Thoma, dem damaligen Geschäftsführenden Direktor des *IZEA*, daß er meinen Forschungsimpuls früh aufgegriffen und gefördert sowie dem Projekt ‚vernünftige Ärzte' durch die Annäherung an die Forschergruppe „Selbstaufklärung der Aufklärung. Individual-, Gesellschafts- und Menschheitsentwürfe in der Anthropologischen Wende der Spätaufklärung" schärfere Kontur und institutionelle Perspektive gegeben hat. Mein Dank geht zugleich an Monika Neugebauer-Wölk, die derzeitige Geschäftsführende Direktorin des *IZEA*, für die Aufnahme des Bandes in die Reihe der *Halleschen Beiträge zur europäischen Aufklärung*. Ohne die kompetente Redaktion von Holger Zaunstöck und Hans-Joachim Kertscher sowie die sorgfältige Satzgestaltung durch Kornelia Grün wäre dieser Band nicht in dieser Form erschienen. Allen Teilnehmerinnen und Teilnehmern an der Tagung danke ich schließlich für die Überlassung ihrer Vorträge zum Druck, ihre engagierte Diskussion und für ihre Geduld, mit der sie die Bandherstellung begleitet haben.

Bochum, im Juni 2001
Carsten Zelle

I. Hallesche Psychomedizin im Spannungsfeld von Tradition und Moderne

CARSTEN ZELLE (Bochum)

Sinnlichkeit und Therapie. Zur Gleichursprünglichkeit von Ästhetik und Anthropologie um 1750

I. Anthropologische Wende

Es gehört zum guten Ton in der neueren Aufklärungs- bzw. 18. Jahrhundert-Forschung von einer ‚anthropologischen Wende' im Verlauf des 18. Jahrhunderts zu sprechen. Das von der Tradition geprägte Weltbild der Metaphysik habe einer neuen Denkgestalt weichen müssen, in der ein neuartiges Interesse am Menschen in seiner soziokulturellen Lebenswelt Ausdruck gefunden habe. Bedeutungsverlust der Frömmigkeitsliteratur, Ablösung des philosophischen Systems Christian Wolffs und Institutionswandel der Universitäten hätten einen intellektuellen Raum eröffnet, in dem Fragen der Ästhetik, Anthropologie und empirischen Psychologie in den Vordergrund getreten seien. Wilhelm Schmidt-Biggemann und Ralph Häfner, deren Forschungsbericht über Richtungen und Tendenzen in der deutschen Aufklärungsforschung das eben gezeichnete Tableau folgt, haben diese ‚anthropologische Wende' in das fünfte und sechste Jahrzehnt des 18. Jahrhunderts datiert und sie als die „bemerkenswerteste geschichtliche Entdeckung"[1] der deutschen Aufklärung bezeichnet. Dieser Beschreibung wäre grosso modo gewiß zuzustimmen, wenn mit ihr nicht zugleich die periodisierungsgeschichtliche Dramatisierung verbunden wäre, daß dagegen „die ‚Frühaufklärung' einen strukturell relativ homogenen, von nachfolgenden Tendenzen und Entwicklungen wohl unterschiedenen Abschnitt innerhalb der deutschen Aufklärung"[2] ausgemacht haben soll. Weitere Forschungsbilanzen, die in den letzten Jahren die Hinwendung der Neueren deutschen Literaturwissenschaft zu anthropologischen Fragestellungen

---

1 Schmidt-Biggemann, Wilhelm/Häfner, Ralph, Richtungen und Tendenzen in der deutschen Aufklärungsforschung, in: *Das achtzehnte Jahrhundert* 19 (1995), S. 163–171, hier S. 168. Da der Anthropologie-Begriff vieldeutig und *à la mode* ist, sei eingangs gesagt, welche Verwendungsweise im folgenden zugrundegelegt wird. Unterschieden werden kann in Hinsicht auf das Wissen vom Menschen eine *physische* (bzw. physiologische oder biologische) Anthropologie, die Ähnlichkeiten und Unterschieden von Mensch und Tier nachgeht, eine *kulturelle* Anthropologie (bzw. Ethnologie oder Ethnographie), die Völker und Kulturen in Vergangenheit und Gegenwart untersucht, klassifiziert und vergleicht, sowie eine *philosophische* Anthropologie, die dem problematischen Zusammenhang zwischen Leib und Seele sowie der Stellung des Menschen in der Hierarchie der Lebewesen nachspürt. Zielten die wegweisenden Forschungen des späten Werner Krauss zur Anthropologie des 18. Jahrhunderts in der Tradition des französischen Begriffsverständnisses auf die Stellung der Frühgeschichte der Menschheit im Denken der Aufklärung, beziehen sich die Forschungen der letzten Jahre zur ‚literarischen Anthropologie' im 18. Jahrhundert, wie sie im folgenden interessieren sollen, in erster Linie auf den ‚ganzen Menschen', d.h. vor allem auf das Leib-Seele-Problem.

2 Schmidt-Biggemann/Häfner, (wie Anm. 1), S. 168.

insbesondere des 18. Jahrhunderts zusammengefaßt haben, kommen zu ähnlichen Periodisierungen und lassen den Beginn der philosophischen Anthropologie „im späten achtzehnten Jahrhundert“[3] stattfinden oder konzentrieren sich bei der Materialaufbereitung „auf den Zeitraum von 1770–1800“.[4] Eine solche Spätdatierung der anthropologischen Anfänge im deutschsprachigen Raum hat sich Ende der achtziger, Anfang der neunziger Jahre durchgesetzt, nimmt man als Indikator etwa, daß in Claudia Honeggers Studie zur Sonderanthropologie der Frau Ernst Platner als „früher Vertreter“,[5] mit dem der Aufschwung der Anthropologie begonnen habe, disponiert wird.

Als symbolisches Datum einer so disponierten spätaufklärerischen Wende zur Anthropologie im deutsprachigen Raum fungiert das Jahr 1772, das Erscheinungsjahr von Ernst Platners *Anthropologie für Aerzte und Weltweise*. Die Zuspitzung des aus dem 16. Jahrhundert stammenden Begriffs ‚Anthropologie‘[6] auf die cartesianische Folgelast eines leibseelischen Zusammenhangs (‚commercium mentis et corporis‘) mitsamt ihrer interdisziplinären Kompetenzverteilung in der Figur des ‚philosophischen Arztes‘ ist wohlbekannt. Gleichwohl möchte ich Platners Akzentuierung der Anthropologie als einer Wissenschaft vom ‚ganzen‘ Menschen nochmals zitieren, um die mit der Profilierung der menschlichen ‚Doppelnatur‘ verbundene „Zwei-Fronten-Stellung“[7] seines Ansatzes in Erinnerung zu rufen:

> Die Erkenntnis des Menschen wäre, wie mir dünkt, in drey Wissenschaften abzutheilen. Man kann erstlich die Theile und Geschäffte der Maschine allein betrachten, ohne dabei auf die Einschränkungen zu sehen, welche diese Bewegungen von der Seele empfangen, oder welche die Seele wiederum von der Maschine leidet; das ist Anatomie und Physiologie. Zweytens kann man auf eben diese Art die Kräfte und Eigenschaften der Seele untersuchen, ohne allezeit die Mitwirkung des Körpers oder die daraus in der Maschine erfolgenden Veränderungen in Betracht zu ziehen; das wäre Psychologie, oder welches einerlei ist, Logik, Aesthetik und ein großer Theil der Moralphilosophie. [...] Endlich kann man Körper und Seele in ihren gegen-

---

[3] Riedel, Wolfgang, Anthropologie und Literatur in der deutschen Spätaufklärung. Skizze einer Forschungslandschaft, in: *IASL* 6. Sonderheft: Forschungsreferate, 3. Folge. Tübingen 1994, S. 93–157, hier S. 96.

[4] Heinz, Jutta, *Wissen vom Menschen und Erzählen vom Einzelfall*. Untersuchungen zum anthropologischen Roman der Spätaufklärung. Berlin/New York 1996, S. 22.

[5] Honegger, Claudia, *Die Ordnung der Geschlechter*. Die Wissenschaften vom Menschen und das Weib (1750–1850). Frankfurt a.M./New York 1991, insb. S. 107–125, hier S. 118. Vgl. Pfotenhauer, Helmut, *Literarische Anthropologie*. Selbstbiographien und ihre Geschichte – am Leitfaden des Leibes. Stuttgart 1987, der die „Konjunktur der anthropologischen Fragestellungen“ ebenfalls erst mit Platner einsetzen läßt (S. 4 u. 254, Anm. 9 u. 10).

[6] Linden, Mareta, *Untersuchungen zum Anthropologiebegriff des 18. Jahrhunderts*. Bern/Frankfurt a.M. 1976, S. 1ff. Vgl. Marquard, Odo, Zur Geschichte des philosophischen Begriffs ‚Anthropologie‘ seit dem Ende des achtzehnten Jahrhunderts, in: *Collegium philosophicum*. Studien, Joachim Ritter zum 60. Geburtstag. Basel/Stuttgart 1965, S. 209–239. Erw. abgedruckt in: Ders.: *Schwierigkeiten mit der Geschichtsphilosophie*. Aufsätze [^{1}1973]. Frankfurt/M. 1982, S. 122–144 u. 213–248.

[7] Adler, Hans, Aisthesis, steinernes Herz und geschmeidige Sinne. Zur Bedeutung der Ästhetik-Diskussion in der zweiten Hälfte des 18. Jahrhunderts, in: Schings, Hans-Jürgen (Hg.), *Der ganze Mensch*. Anthropologie und Literatur im 18. Jahrhundert. DFG-Symposion 1992. Stuttgart/Weimar 1994, S. 96–111, hier S. 103.

seitigen Verhältnissen, Einschränkungen und Beziehungen zusammen betrachten, und das ist es, was ich Anthropologie nenne.[8]

Aufgrund der Spezifik ihres Gegenstandes: des Menschen als einer „Harmonie"[9] von Körper und Seele, ist die neue Wissenschaft, auf die Platner zielt, eine Integrationsdisziplin, die die medizinischen Fächer Anatomie und Physiologie u n d die philosophischen Fächer Logik, Ethik und Ästhetik in der Personalunion des ‚philosophischen Arztes'[10] verbindet.

Der Sache nach ist der Ruf nach dem ‚philosophischen Arzt' bzw. die Forderung nach einer „philosophischen Arzneykunst"[11] freilich keine Angelegenheit der Spätaufklärung. Die Bemühung, „Philosophie und Arzneykunst zu vereinigen" und ein „philosophisch-medicinisches Gebäude des Menschen"[12] zu errichten sowie der Wunsch nach Ausbildung „eine[r] neue[n] Art von Kreatur[en]", bei der der Philosoph Arzt, der Arzt Philosoph sein müßte,[13] weist vielmehr zurück auf die Konstellation in Halle zur Zeit der Frühaufklärung. Hier in Halle, der wichtigsten deutschen Universität in der ersten Hälfte des 18. Jahrhunderts, war bereits in den vierziger Jahren des 18. Jahrhunderts im Gravitationsfeld von Theologie, Medizin und Philosophie, genauer: im Schnittpunkt von Pietismus, Stahlianismus und Wolffianismus, das Projekt einer „mitlere[n] Wissenschaft" erarbeitet worden, „die so zu sagen, zwischen der Weltweisheit und Arzneiwissenschaft zu stehen kommen müste",[14] wie Johann August Unzer (1727–1799) in der 1750 publizierten

---

8 Platner, Ernst, *Anthropologie für Aerzte und Weltweise*. Erster Theil. Leipzig 1772, Vorrede, S. III–XXVIII, hier S. XVIf.

9 Ebd., S. IV. Linden, (wie Anm. 6), weist darauf hin, daß das strittige Leib-Seele-Problem bereits vor Platner „Thema eigner Arbeiten" (S. 42, Anm. 103) gewesen sei, und zwar bei Karl Wilhelm Friedrich Struve (gest. 1781), dessen *Anthropologica naturalis sublimior* (Jena 1754) gegen die Vernachlässigung der Seele in der *anthropologica physica* opponiert habe, bei Johann August Unzer, dessen *Gedancken vom Einfluß der Seele in ihren Körper* (Halle 1746) auf die hier profilierte Konstellation weist, sowie bei Johann Melchior Verdries, der schon sehr früh im 18. Jahrhundert in Gießen über *Aequilibrium* bzw. *Commercium mentis et corporis* (1712, Resp.: Anton Theodor Faber; 1724, Resp.: Johann Hektor Dietz; 1716, ^{2}1726, Verf. Johann Melchior Verdries) arbeitete bzw. arbeiten ließ.

10 „Außerdem aber kann ich im ganzen nicht leugnen, daß ich nur für Philosophen und für *philosophische Aerzte* [Hervorh. C. Z.] geschrieben habe –", Platner, (wie Anm. 8), S. XXIV. Ob es sich bei dieser Platner-Stelle um den Erstbeleg handelt, der durch Melchior Adam Weikards Zeitschrift *Der philosophische Arzt* (Berlin, Leipzig 1775–1777) popularisiert wurde, muß offenbleiben.

11 Weikard, Melchior Adam (1742–1803), *Der philosophische Arzt* 2. Stück (1775), Bl. [7^{v}] und S. 239f.; zit. nach: Schings, Hans-Jürgen, *Melancholie und Aufklärung*. Melancholiker und ihre Kritiker in Erfahrungsseelenkunde und Literatur des 18. Jahrhunderts. Stuttgart 1977, S. 22.

12 Weikard, (wie Anm. 11), 2. Stück (1775), Bl. 2^{v}ff. und [7^{v}]; zit. nach: Schings, (wie Anm. 11), S. 21.

13 Hißmann, Michael (1752–1784), *Psychologische Versuche* (Frankfurt 1777), S. 22; zit. nach: Schings, (wie Anm. 11), S. 21.

14 Unzer, Johann August, *Philosophische Betrachtung des menschlichen Körpers überhaupt*. Halle 1750, Vorrede, unpag.,)(5^{r}. Unzer habe wie kein zweiter „den Typus des philosophischen Arztes" (Riedel, Wolfgang, Artikel ‚Unzer', in: Killy, Walther, Hg., *Literaturlexikon*.

Philosophische[n] *Betrachtung des menschlichen Körpers überhaupt* resümiert. Der junge Unzer hatte seit 1746 in einer Reihe von Schriften gegenüber der cartesianischen Substanzentrennung und dem darauf aufbauenden Medizinkonzept der „Mechanischen Aerzte" postuliert, daß „die Sele [!] und der Körper [...] physikalisch in einander [würcken]"[15] und eine „Gemeinschaft"[16] bildeten. Waren Unzers Johann Juncker (1679–1759) gewidmete *Gedancken Vom Einfluß der Seele in ihren Körper* (1746) noch als eine „Vertheidigung der stahlianischen Grundsätze"[17] angelegt, gehen seine späteren Schriften auf eine Äquidistanz sowohl gegenüber dem Animismus Georg Ernst Stahls (1660–1734)[18] als auch gegenüber dem Mechanismus des ebenfalls in Halle lehrenden Friedrich Hoffmann (1660–1742). Ausdrücklich bescheinigt Unzer in einer 1752 gedruckten *Betrachtung über des sel. Herrn Hofraths Stahls theoretischen Grundsatz in der Artzneywissenschaft*, daß dieser ein „einseitiger psychologischer Influxionist" gewesen sei, der „den Körper als einen bloß leidenden Klumpen betrachtet" habe. In dieser Einseitigkeit habe freilich die „schlechte Seite der stahlischen Lehre" bestanden. Gegenüber den theoretischen Kontrapositionen von Vitalismus und Mechanismus bzw. ‚Organici' und ‚Mechanici' zielt Unzer darauf, „die Mittelstraße recht genau [zu]

Autoren und Werke deutscher Sprache. 15 Bde. Gütersloh/München 1988–1993, hier Bd. 11, 1991) verkörpert. Vgl. Bilger, Stefan, *Üble Verdauung und Unarten des Herzens.* Hypochondrie bei Johann August Unzer (1727–1799). Würzburg 1990. Im Unterschied zu den von Schings, (wie Anm. 11), konturierten ‚philosophischen Ärzten' der Spätaufklärung (u.a. Weikard, 1742–1803; Platner, 1744–1818; Wezel, 1747–1819; Hißmann, 1752–1784) gehört Unzer jedoch nicht der Generation Goethes, sondern der früh- bzw. hochaufklärerischen Gellert/Gleim/Lessing-Generation an (Alexander Gottlieb Baumgarten, 1714–1762; Meier, 1718–1777; Joh. Fr. Metz, 1720–1782; E. A. Nicolai, 1722–1802; Kratzenstein, 1723–1795; Unzer, 1727–1799).

15 Unzer, Johann August, *Gedanken vom Einfluß der Seele in ihren Körper.* Halle 1746, § 49, S. 123; vgl. ders., *Von der Gemeinschaft des Leibes und der Seele,* in: *Der Arzt.* Teil 2. Hamburg 1759, S. 305–318.

16 „Die Harmonie Leibes und der Seelen, welche wechselweise in einander einfliessen, heist ihre Gemeinschaft, deren Erklärungsarten in der Metaphysik vorgetragen und geprüft werden." Unzer, *Philosophische Betrachtungen des menschlichen Körpers,* (wie Anm. 14), § 148, S. 155f.

17 Unzer, *Gedanken vom Einfluß der Seele,* (wie Anm. 15), Widmung, Bl. A 3.

18 Stahl lehrte seit der Gründung der Universität in Halle neben Friedrich Hoffmann (1660–1742) Medizin, bevor er 1715 einem Ruf als Leibarzt Friedrich Wilhelms I. und Präsident des Collegium medicum nach Berlin folgte. Über Stahls amtliche und ärztliche Tätigkeit in Berlin ist erst wenig bekannt. Vgl. Geyer-Kordesch, Johanna, Die Medizin im Spannungsfeld zwischen Aufklärung und Pietismus: Das unbequeme Werk Georg Ernst Stahls und dessen kulturelle Bedeutung, in: Hinske, Norbert (Hg.), *Zentren der Aufklärung I: Halle.* Aufklärung und Pietismus. Heidelberg 1989, S. 255–274. Vgl. dies.: *Pietismus, Medizin und Aufklärung in Preußen im 18. Jahrhundert.* Das Leben und Werk Georg Ernst Stahls. Tübingen 2000 [Habil.-Schr. Münster 1987]; sowie die beiden Sammelbände von Kaiser, Wolfram/Hübner, Hans (Hg.), *Hallesche Physiologie im Werden.* Hallesches Symposium 1981. Halle 1981 (Wissenschaftliche Beiträge der Martin-Luther-Universität Halle-Wittenberg 1981, 39 [T 41]); Kaiser, Wolfram/Völker, Arina (Hg.), *Georg Ernst Stahl (1659–1734).* Hallesches Symposium 1984. Halle 1985 (Wissenschaftliche Beiträge der Martin-Luther-Universität Halle-Wittenberg 1985, 66 [E 73]).

halte[n]", zumal die Theoriediskussion für die Praxis „vernünftige[r] Aerzte" ohnehin wenig relevant sei.[19]

Unzers ‚mittlere' Position entsprach der Stellung seines Lehrers Johann Gottlob Krüger (1715–1759), der sich vorgenommen hatte, in dem wissenschaftlichen „Kriege" zwischen mechanischer und stahlianischer Arzneigelehrsamkeit als „Friedensstiffter" aufzutreten.[20] Als einer, der zwischen den beiden Hallenser Medizinerschulen von Hoffmann und Stahl den Mittelweg eingeschlagen habe, ist Krüger von seinen Zeitgenossen, etwa von Albrecht von Haller, auch in der Tat gewürdigt worden: „Mediam inter Stahlianos & mechanicos viam init."[21] Gegenüber den philosophischen Systemen von Okkasionalismus und prästabilierter Harmonie, die den Menschen in einen doppelt determinierten, geistigen und leiblichen Automatismus verwandelte, vertrat Krüger einen erfahrungswissenschaftlich gesättigten, wechselseitigen Influxus, demnach „die Seele in den Leib, und der Leib in die Seele würcket."[22] Der konzeptionellen, psychophysischen Grundauffassung entsprach bei Krüger auf disziplinärer Seite die „genaue[n]" bzw. „schwesterliche Verbindung, welche zwischen der Artzneygelahrheit und Weltweisheit"[23] besteht. Diese Verbindung, die Krügers *Experimental=Seelenlehre* von 1756 theoretisch fixiert und zusammenfaßt, war in Halle durch Doppelstudium und -denomination von „Weltweisheit und Artzneygelahrheit" institutionell abgestützt. Eine solche integrative Medizinerausbildung ist von Krüger auch nach der Wegberufung von Halle in seiner Helmstedter Antrittsvorlesung 1752 programmatisch eingefordert worden: „Ich bin der Meynung, daß die Seelenlehre für sie [welche sich der Artzneygelahrheit gewidmet haben] eine gantz unentbehrliche Sache sey, ob man gleich zu sagen gewohnt ist, daß der Artzt den Leib, und der Gottesgelehrte die

---

19 Unzer, Johann August, Betrachtungen über des sel. Herrn Hofraths Stahls theoretischen Grundsatz in der Artzneywissenschaft, in: *Hamburgisches Magazin* 10 (1752), S. 400–421, hier S. 407f., S. 413 u. 421.

20 Krüger, Johann Gottlob, *Grundriß eines neuen Lehrgebäudes der Arzneygelahrheit.* Halle 1745, Vorwort, S. 6f.

21 Haller, Albrecht von, *Bibliotheca anatomica.* T. II: *Ab anno 1701–1776.* Zürich 1777, S. 348; zit. nach Reiber, Matthias, *Zum Nutzen und Ergötzen.* Johann August Unzers Wochenschrift „Der Arzt" (1759–1764). Studie zur Popularisierung von Medizin im Zeitalter der Aufklärung. Med. Diss. Tübingen 1996, S. 38. Zur hallischen Konstellation zwischen „Mechanici" (Hoffmann) und „Organici" (Stahl) vgl. Pott, Martin, *Aufklärung und Aberglaube.* Die deutsche Frühaufklärung im Spiegel ihrer Aberglaubenskritik. Tübingen 1992, S. 340–377, und Kemper, Hans-Georg, *Deutsche Lyrik der frühen Neuzeit.* Bd. V/1: Aufklärung und Pietismus. Tübingen 1991, S. 92–107.

22 Krüger, Johann Gottlob, *Versuch einer Experimental=Seelenlehre.* [Nebst:] Anhang verschiedener Wahrnehmungen, welche zur Erläuterung der Seelenlehre dienen. 2 Bde. [getr. Pag.]. Halle/Helmstädt [!] 1756, [Textband], § 115, S. 319. Vgl. § 119, S. 327: „Unter die Merkwürdigkeiten, welche uns die Erfahrung von dieser Gemeinschaft der Seele mit dem Leibe lehret, zählet man mit Recht die wichtigen Veränderungen, die der eine Theil des Menschen leidet, wenn der andere mercklich verändert wird."

23 Krüger, *Experimental=Seelenlehre,* (wie Anm. 22), [Textband], Vorrede, Bl. *3^{r}, und Einleitung, § 7, S. 20.

Seele curiere."[24] Der Verbindung von Philosophie und Medizin auf der Seite der Ausbildung entspricht, wie noch genauer gezeigt wird, eine ganzheitliche, Leib und Seele umfassende therapeutische Praxis der, wie Unzer sie nannte, ,vernünftigen Ärzte'. Das praktische Ziel des diskursiven Bündnisses von Medizin und Philosophie in Halle ist der *aufgeklärte* Arzt.

II. Psychomedizin der ,vernünftigen Ärzte' in Halle

Die Überlegungen zur Verbindung von Medizin und Philosophie in Halle, die die Disziplinen der Ästhetik und Anthropologie hervorbringt, werden von drei Zielvorstellungen gelenkt.[25] *Erstens* sollen die Entstehungsbedingungen von Ästhetik und Anthropologie aus der besonderen H a l l i s c h e n K o n s t e l l a t i o n in den vierziger Jahren profiliert werden, wobei das intellektuelle Kräftefeld sich mit Hinweisen auf theologischen Pietismus, philosophischen Wolffianismus und medizinischen Stahlianismus stichwortartig umschreiben läßt. *Zweitens* resultiert aus dieser Konstellation die G l e i c h u r s p r ü n g l i c h k e i t der beiden gleichermaßen neuen wie ,leibnahen' Wissenschaften Ästhetik und Anthropologie. Ästhetische und anthropologische Fragestellungen entstammen dem gleichen Problemfeld. *Drittens* besteht das strategische Ziel meiner Überlegungen darin, die Anfänge der deutschsprachigen Anthropologie als einer Wissenschaft vom ,ganzen Menschen' aus der Spät- in die Frühaufklärung nach Halle vorzudatieren. Eine solche V o r d a t i e r u n g der ,anthropologischen Wende' von der Spät- in die Frühaufklärung wird durch neuere Studien bestätigt, in denen festgehalten wird, daß die „Koalition" von Philosophen und Ärzten bei Unzer und den Hallensern „schon vor der Mitte des 18. Jahrhunderts" [26] praktiziert worden sei. Wegen der „geringen Prägnanz und Konsistenz des Begriffs" hat Matthias Reiber in seiner Dissertation über Unzers Wochenschrift *Der Arzt* jedoch ausdrücklich darauf verzichtet, den Begriff ,Anthropologie' für jene „mittlere Wissenschaft" zu etablieren,[27] von der hier die Rede ist. Es ist freilich gerade die „methodische Offenheit", darauf ist von literaturwissenschaftlicher Seite hingewiesen worden, die der ,Anthropologie' im 18. Jahrhundert ihr „hohe[s] Integrationspotential" eröffnet

---

24 Krüger, Johann Gottlob, *Zuschrift an seine Zuhörer von der Ordnung, in welcher man die Artzneygelahrheit erlernen müsse*. Halle 1752, § 4, S. 13.

25 Von einer „Synthetisierung von Medizin und Philosophie" spricht Schings, (wie Anm. 11), S. 16, kennzeichnet damit jedoch nur die späteren Bemühungen der ,philosophischen Ärzte' um 1770/80.

26 Reiber, (wie Anm. 21), S. 55 u. passim. Vgl. Košenina, Alexander, Wissensfreuden und Studienleiden. Medizin- und Literaturgeschichte im Umfeld von J. Chr. G. Ackermanns ,Ueber die Krankheiten der Gelehrten' (1777), in: Schmidt-Glinzer, Helwig (Hg.), *Fördern und Bewahren.* Studien zur europäischen Kulturgeschichte der Frühen Neuzeit. Wiesbaden 1996, S. 265–279, hier S. 272.

27 Reiber, (wie Anm. 21), S. 59.

und garantiert habe, daß die „divergierende[n] Strömungen der Zeit" in Hinsicht auf eine Wissenschaft vom Menschen in einem „umfassenden Konzept" vereinigt werden konnten.[28]

Insgesamt läßt sich die hallische Konstellation, die zur Erfindung der Ästhetik als einer Wissenschaft von der sinnlichen Erkenntnis und der Anthropologie als einer Wissenschaft von der leib-seelischen Einheit des Menschen führte, mit folgenden Stichworten umreißen:

1. Rückgriff auf Empirie, d.h. Erfahrung, Experiment und Beobachtung
2. Neubewertung der Sinnlichkeit durch die Ästhetik Alexander Gottlieb Baumgartens (1714–1762) und voluntaristischer Prozesse durch die Affektenlehre Georg Friedrich Meiers (1718–1777)
3. Entwicklung der Eklektik durch Thomasius und dessen Nachfolger
4. fächerübergreifendes, insbesondere Medizin und Philosophie integrierendes Bemühen um eine Erfahrungswissenschaft vom ‚ganzen' Menschen
5. didaktische und anschauliche Schreibweise, d.h. ‚horazische' (prodesse/delectare), teilweise auch ‚unordentliche' bzw. essayistische Darstellung des Wissens.

In der „Vorrede" seiner *Gedancken von Thränen und Weinen* (1748) etwa begründet Ernst Anton Nicolai die „Ausschweifungen" seiner Lehrschriften damit, „daß die kleinen Unordnungen als besondere Unordnungen zu der Ordnung, Vollkommenheit und Schönheit des Ganzen vieles beytragen" und „aufmuntern und vergnügen" sollen. Analog zu musikalischen Dissonanzen, die den Musikgenuß erhöhen, bezeichnet Nicolai seine didaktischen „Ausschweifungen" dementsprechend als „gelehrte Dissonantien".[29]

An dieser Stelle kann das Werk der ‚vernünftigen Ärzte' um Johann Gottlob Krüger (1715–1759),[30] Johann August Unzer (1727–1799)[31] und Ernst Anton Nicolai (1722–1802)[32] sowie dessen Bedeutung für die Vordatierung der ‚anthropo-

---

28 Heinz, (wie Anm. 4), S. 19.

29 Nicolai, Ernst Anton, *Gedancken von Thränen und Weinen.* Halle 1748, Vorrede, Bll. [7^{v}]ff. Zur essayistischen Schreibweise der hallischen Psychomediziner vgl. den Beitrag von Jutta Heinz in diesem Band, S. 141–155.

30 Eine ausführliche, zumal neuere Würdigung Krügers fehlt. Im *Dictionary of Scientific Biography* (16 Bde., New York 1970–1980) sucht man seinen Namen vergeblich. Biobibliographische Angaben bieten: Meusel, Johann Georg, *Lexikon der vom Jahr 1750 bis 1800 verstorbenen teutschen Schriftsteller.* 15 Bde. Leipzig 1802–1816, hier Bd. 7, S. 380ff.; *Allgemeine Deutsche Biographie.* 56 Bde. Leipzig 1875–1912, hier Bd. 17, S. 231; Mauser, Wolfram, Artikel ‚Krüger', in: Killy (Hg.), *Literaturlexikon,* (wie Anm. 14), Bd. 7 (1990). Vgl. Mauser, Wolfram, Johann Gottlob Krügers „Träume". Zu einer wenig beachteten literarischen Gattung des 18. Jahrhunderts, in: Finck, Adrien/Gréciano, Gertrud (Hg.), *Germanistik aus interkultureller Perspektive.* Strasbourg 1988, S. 49–59.

31 Vgl. Reiber, (wie Anm. 21), insb. S. 25–78.

32 Vgl. Lauer, Heike Elisabeth, *Ernst Anton Nicolai (1722–1802).* Untersuchungen zu Leben und Werk, seiner Zeugungslehre und Auffassung vom Versehen der Schwangeren unter besonderer Berücksichtigung der Entstehung von Mißbildungen. Med. Diss. Tübingen 1996.

logischen Wende' von der Spät- in die Frühaufklärung nur skizziert werden. Die wissenschaftsgeschichtliche Bedeutsamkeit der Psychologie des „Halleschen Kreises",[33] auf den die Pionierarbeiten von Johanna Geyer-Kordesch aufmerksam gemacht haben, liegt darin, daß sich hier erstmals im deutschsprachigen Raum jenes integrale Forschungsinteresse abzeichnet, das in der Spätaufklärung, wie gesehen, auf den Begriff der ‚Anthropologie' gebracht werden sollte.

Ein unmittelbarer Berührungspunkt zwischen den Hallensern und der späteren anthropologischen Entwicklung ist etwa durch Goethes Arzt Johann Friedrich Metz (1720–1782) gegeben. Dieser hat Goethe jedoch nicht nur, wie Rolf Christian Zimmermann herausgestellt hat, mit hermetischem und alchimistischem Gedankengut versorgt, sondern, was leicht übersehen wird, auch mit dem integrativen Ansatz der vernünftigen, d.h. aufgeklärten hallischen Ärzte. Metz, dessen Dissertation 1751 vom Stahlnachfolger Michael Alberti deswegen gelobt wurde, weil darin die Fortschritte der philosophischen und medizinischen Disziplinen mit Leidenschaft verbunden worden seien,[34] gibt insbesondere den psychomedizinischen Gewährsmann für Goethes Psychodrama *Lila* (entst. 1776/77, UA 1777; 2. Fssg. 1778; 3. Fssg. 1788, ED 1790) ab, in dem dargestellt wird, wie eine ‚psychologische Kur' durch den „moralischen Leibarzt" (an Frau von Stein, 3. Nov. 1781) „Doktor Verazio" zum Heilungserfolg führt, nachdem die iatrophysischen „Pferdearzneien", d.h. die mechanistische Trinität von „sezieren, klistieren, elektrisieren",[35] fehlgeschlagen waren.

Der psychomedizinische ‚Hallesche Kreis' ist äußerlich durch gemeinsame Generationskohorte, philosophisch-medizinisches Doppelstudium in Halle, korrespondierende Titelpolitik sowie gegenseitiges Widmungs- und Zitierkartell charakterisiert. Gleichwohl erscheint eine solche vereinheitlichende Bezeichnung, die institutionelle und soziale Gesichtspunkte profiliert, als problematisch. Gegenüber

---

[33] Vgl. Geyer-Kordesch, Johanna, *Die Psychologie des moralischen Handelns*. Psychologie, Medizin und Dramentheorie bei Lessing, Mendelssohn und Friedrich Nicolai. Phil. Diss. University of Massachusetts. Amherst 1977 [masch.], insb. S. 28–42; dies., *Pietismus, Medizin und Aufklärung*, (wie Anm. 18), S. 242–254.

[34] In Albertis Beurteilung von Metz' Dissertation heißt es wörtlich: „Philosophicis [!] et Medicis disciplinis proficiendi ardore combinatum fuit"; zit. nach Zimmermann, Rolf Christian, *Das Weltbild des jungen Goethe*. Studien zur hermetischen Tradition des deutschen 18. Jahrhunderts. München 1969, S. 174.

[35] Goethe, Johann Wolfgang, *Lila* [letzte Fassung]; abgedr. in: Diener, Gottfried, *Goethes Lila*. Heilung eines ‚Wahnsinns' durch ‚psychische Kur'. Frankfurt/M. 1971, S. 227–256, hier: Erster Aufzug: Saal, und Erster Aufzug: Baron Sternthal tritt auf, S. 230 u. 232. Vgl. Reuchlein, Georg, *Die Heilung des Wahnsinns bei Goethe: Orest, Lila, der Harfner und Sperata*. Zum Verhältnis von Literatur, Seelenkunde und Moral im späten 18. Jahrhundert. Frankfurt a.M./Bern/New York 1983, insb. S. 22–24; Huber, Martin, Inszenierte Körper. Theater als Kulturmodell in Goethes Festspiel ‚Lila', in: Fischer-Lichte, Erika/Schönert, Jörg (Hg.), *Theater im Kulturwandel des 18. Jahrhunderts*. Inszenierung und Wahrnehmung von Körper, Musik, Sprache. Göttingen 1999 (Das achtzehnte Jahrhundert. Supplementa, 5), 133–150.

dem Begriff „Hallische Psychomediziner“[36] wurde auf dem hier dokumentierten Arbeitsgespräch eingewendet, daß diese Bezeichnung die Frontstellung gegen die ‚mechanischen Ärzte‘, zumal unter der aktualisierenden Perspektive einer modernen Apparatemedizin, zu stark forciere. Eklektische Anschlußpotentiale, konzeptionelle Heterogenität, Entwicklungsdynamik und Suchbewegung der Vorstellungen Unzers, Nicolais und Krügers in den vierziger und fünfziger Jahren würden durch diesen Begriff unnötig homogenisiert und die ‚Mischkonzeption‘ – den Begriff schlug Wolfram Mauser in der Tagungsdiskussion vor – ihrer Auffassungen nivelliert.[37]

Das Beispiel Nicolais, der beim ‚Mechanisten‘ Hoffmann studiert hatte, nach dessen Tod jedoch vom ‚Stahlianer‘ Alberti promoviert wurde, mag die komplizierte Gemengelage innerhalb des gleichermaßen informellen wie öffentlichen Diskussionszusammenhangs der ‚Hallischen vernünftigen Ärzte‘ verdeutlichen. Obwohl Nicolai den menschlichen Körper in seiner Schrift *Von dem Schmerze* 1749 als „eine Maschine“[38] begreift, wäre es einseitig, ihn umstandslos der „mechanistischen Schule“ zuzuschlagen, die mit der Lehre der Animisten, Vitalisten bzw. Organizisten in der Nachfolge Stahls wenig in Kontakt gekommen sei.[39] Ausdrücklich verwahrt sich nämlich Nicolai im Blick auf die ärztliche Praxis dagegen, die Patienten

> als blosse Maschinen ansehen [zu] wollen. In Wahrheit, es ist eine sehr gefährliche Sache, und ich will es Ihnen nicht rathen, daß Sie mit Ihren Patienten wie mit einer blossen Maschine, dergleichen eine Uhr und Bratenwender ist, umgehen, sondern Sie müssen allemal bedenken, daß der menschliche Körper eine natürliche Maschine ist, und daß es eine grössere Behutsamkeit erfordert, dieselbe wieder ordentlich zustellen [!] und in Ordnung zu bringen, wenn sie in Unordnung gerathen ist.[40]

---

36 Siehe Zelle, Carsten, Nachwort, in: Unzer, Johann August, *Neue Lehre von den Gemüthsbewegungen, mit einer Vorrede vom Gelde begleitet von Herrn Johann Gottlob Krügern*, hg. v. Carsten Zelle. Halle 1995, S. 70–96; ders., „Zwischen Weltweisheit und Arzneiwissenschaft“. Zur Vordatierung der anthropologischen Wende in die Frühaufklärung nach Halle (eine Skizze), in: Bach, Reinhard/Desné, Roland/Haßler, Gerda (Hg.), *Formen der Aufklärung und ihrer Rezeption/Expressions des Lumières et de leur réception*. Festschrift zum 70. Geburtstag von Ulrich Ricken. Tübingen 1999, S. 35–44.

37 Vgl. den Beitrag von Hans-Uwe Lammel in diesem Band, S. 200–219, insb. S. 215. Gegenüber dem Begriff „Hallische Psychomediziner“, der Personen hervorhebt, schlägt Lammel mit Blick auf die diskursiven Formen und epistemischen Spuren die – freilich wenig titeltaugliche – Formulierung „nachpietistische physiologische Hallesche Philosophie und Medizin“ vor (Hans-Uwe Lammel, 19. Mai 1998, brieflich).

38 Nicolai, Ernst Anton, Von dem Schmerze, in: ders., *Bemühungen in dem theoretischen und practischen Theile der Arzneywissenschaft zur Beförderung und Aufnahme derselben*. Halle 1749, 1. Stück, S. 1–218, hier § 1, S. 3.

39 So Lauer, (wie Anm. 32), S. 8.

40 Nicolai, Ernst Anton, *Abhandlung von dem Lachen*. Halle 1746, S. 62. Zur Ablehnung der mechanistischen Topik vgl. Roeper, Johann Andreas, *Die Würckung der Seele in den menschlichen Cörper*. Nach Anleitung der Geschichte eines Nacht=Wanderers aus vernünftigen Gründen erläutert. Magdeburg/Leipzig 1748, § X, S. 35: „Man mag sich drehen und wenden

Nicolais Unterscheidung zwischen ‚mechanischer' und ‚natürlicher' Maschine liegt offenbar diejenige Stahls zwischen Mechanismus und Organismus, wohlmöglich auch Bacons persona-Konzeption zugrunde. So schreibt Nicolai in der *Abhandlung vom Lachen* (1746): „Man hat schon längstens dafür gehalten, daß die Natur des menschlichen Körpers eine sehr kluge und geschickte Person sey [...]."[41] Dem Ursprung dieser Konzeption wäre weiter nachzugehen. Sie führt Nicolai in den *Gedancken von Thränen und Weinen* (1748) zu der interessanten Unterscheidung zwischen mechanisch, d.h. durch Stoß oder Druck, erzeugten Tränen und dem Vorgang des Weinens, bei dem Tränen aufgrund eines komplexen leib-seelischen Zusammenhangs im Zuge von Gemütsbewegungen und Affekten vergossen werden. Ein Mensch, der weint, ist mehr als res extensa: „Es muß sich also bey demjenigen, welcher weinet, noch etwas anders befinden, dadurch er sich noch ins besondere von demjenigen unterscheidet, welcher blos Thränen vergießet."[42] Die Unterscheidung von Tränen und Weinen führt zu einer dreiteiligen Gliederung der Schrift, insofern Tränen ausschließlich als physiologisches Problem in Hinsicht auf die „Absonderungsmaschine" der Tränendrüse betrachtet werden, Weinen als Leib-Seele-Phänomen hingegen mit Blick auf die Veränderungen, „welche [...] in der Seele vorgehen" (II. Abt., §§ 59–81), und jenen, welche [...] in dem Körper vorgehen" (III. Abt., §§ 82–149) Gegenstand der Untersuchung werden. Bei der zuletzt genannten doppelten, d.h. auf Seele und Körper bezogenen Gliederungsstruktur, handelt es sich um ein typisch influxionistisches Dispositionsschema, dem auch Unzer in seiner Krüger gewidmeten *Abhandlung vom Seufzen* (Halle 1747) gefolgt war: Die I. Abteilung des Büchleins untersucht das Seufzen der Seele (§§ 1–23), die II. Abteilung das Seufzen des Körpers (§§ 24–57), und an den Schluß stellt Unzer eine Synthese, die „Von denen Ursachen der Übereinstimmung derer Seufzer der Sele [!] und denen Seufzern des Körpers" (§§ 58–65) handelt. Dieses dreiteilige Dispositionsschema bei Nicolai bzw. Unzer gibt genau diejenigen disziplinären Taxonomien vor, mit denen Platner 1772 die Anthropologie zwischen Physiologie und Psychologie situieren sollte.

Der Sache nach könnten die Hallenser also als ‚Anthropologen' (im späteren Platnerschen Sinne) passieren, wäre eine solche Bezeichnung für die vierziger Jahre *sensu strictu* nicht anachronistisch. Das Wort ‚Anthropologie' wird von

wie man will, so kan man das Vermögen und die Krafft der Seele in den Cörper nicht ausschliessen, oder man negiret, was man ein andermahl zugegeben; giebt man freywillige Bewegungen zu, so kan man damit nicht angestochen kommen, die Seele wisse nichts *de excitatione vel directione motuum*, sie könne darin nichts verändern, geschwinder oder langsamer machen, der Leib sey eine *machina hydraulica*, in welcher *fluida solida* und *solida fluida actione reciproca* bewegten, wie eine Mühle, eine Uhr, ein Bratenwender etc. welches leichter und geschwinder gesaget, als zu erweisen steht. Eine Maschine hat nur einerley Bewegung, so wie sie der Künstler anfangs eingerichtet, also daß in selbiger keine andere Bewegung hervorgebracht werden kan, wenn gleich eine andere nöthig wäre."

41 Nicolai, *Gedancken von Thränen und Weinen*, (wie Anm. 29), § 5, S. 12.

42 Ebd., § 61, S. 90.

unseren Autoren in dem hier verfolgten Zusammenhang nicht verwendet. „Anthropologie“ gilt zu dieser Zeit aufgrund der kartesianischen Substanzentrennung als ein „*Special*-Theil der *Physic*“,[43] d.h., daß sie nach dem „gewöhnlichen Gebrauche dieses Worts [...], welche insonderheit die Medici erklären, auf den moralischen Zustand des Menschen nicht siehet“.[44] Eine solche ausschließlich körperliche Betrachtungsweise wollen Krüger, Unzer und Nicolai nun gerade überwinden. Es deutet sich in den eben zitierten Artikeln aus Walchs *Philosophischem* und Zedlers *Universal=Lexicon* jedoch bereits 1726 bzw. 1732 auch eine integrative Bestimmung der Anthropologie als einer Wissenschaft von der „gedoppelten Natur“[45] des Menschen an: Eine Definition, der – wie wir wissen – die Zukunft gehören sollte. Ähnlich wie Walch räumt nämlich auch Zedler ein, „daß, wenn man das Wort *Anthropologie* überhaupt nehmen will, auch die Lehre von der *moralischen* Beschaffenheit des Menschen zugleich mit abzuhandeln, ja auch die Vernunftlehre dahin zu ziehen wäre; weil aber hieraus ein ungeheurer Cörper erwachsen würde, so hat man die moralische Betrachtung des Menschen in die *Ethic* und die Untersuchung des menschlichen Verstandes in die *Logic lociret.*“[46]

Die zukünftige Dynamik und damit verbundene Begriffsextension der Anthropologie ist hier präzise vorgezeichnet. Tatsächlich grenzen sich die ‚vernünftigen Ärzte‘ in Halle ja aufgrund des commercium-Problems gegenüber einer bloß reduktionistischen *anthropologica physica* ab, legen Wert auf den Einbezug seelischer Vorgänge, suchen das Bündnis mit der Philosophie und plädieren für eine integrative Ärzteausbildung. Zugleich gerät die Philosophie durch die Supplementierung der Logik durch die Ästhetik bei Baumgarten seit 1735 und die Betonung affektiver Vorgänge in der Ethik durch Meier seit 1744 in Bewegung.[47] Die Grenzen von *anthropologica physica* und *anthropologica moralis*, so die Terminologie Walchs, werden durchlässig – und das ist die Geburtsstunde von philosophischer Anthropologie u n d Ästhetik.

---

43 Zedler, Johann Heinrich, *Grosses vollständiges Universal=Lexicon aller Wissenschaften und Künste*. 64 Bde., 4 Suppl.-Bde. Halle/Leipzig 1732–1754, hier Bd. 2 (1732), Artikel ‚Anthropologie‘, S. 522.

44 Walch, Johann Georg, *Philosophisches Lexikon* [1726, ^{2}1733], 4., erg. Aufl. hg. v. Justus Christian Hennings. Leipzig 1775, Artikel ‚Anthropologie‘, S. 172f. Lediglich die abschließenden bibliographischen Hinweise auf Platner und Iselin werden von Hennings durch eckige Klammern als Zusatz der Neuauflage kenntlich gemacht.

45 Walch, (wie Anm. 44), S. 172. Die integrative Option bei Walch und Zedler geht vermutlich auf die vorcartesianische Konzeption der „gemina natura“ der älteren Anthropologie bei Casmann, Otto (1562–1607), *Psychologia anthropologica.* 2 Bde. Hannover 1594/1596, cap. I, zurück.

46 Zedler, (wie Anm. 43), Bd. 2 (1732), S. 522.

47 Vgl. Baumgarten, Alexander Gottlieb, *Meditationes philosophicae de nonnullis ad poema pertinentibus* [Halle 1735]. Lateinisch/Deutsch. Übers. hg. v. Heinz Paetzold. Hamburg 1983, insb. §§ CXV–CXVII; Meier, Georg Friedrich, *Theoretische Lehre von den Gemüthsbewegungen überhaupt*. Halle 1744.

III. Boltens Gedanken von psychologischen Kuren

Zur weiteren Erläuterung meiner These von der Gleichursprünglichkeit von Anthropologie und Ästhetik um 1750 möchte ich mich auf ein Beispiel beschränken und eine kurze Schrift von Johann Christian Bolten mit dem Titel *Gedancken von psychologischen Curen*[48] aus dem Jahr 1751 vorstellen, auf die ich durch die Arbeiten von Johanna Geyer-Kordesch und Wolfram Mauser aufmerksam geworden bin.[49] Von dem Verfasser, dem Sohn des Altonaer Hauptpastors Johann Adrian Bolten, ist nur wenig bekannt. Matthias Reiber hat die enge Verbindung mit Unzer herausgestellt, der im Mai 1749 Boltens thematisch einschlägiger Disputation *De nexu metaphysices cum medicina generatim* (Halle 1749) als Praeside vorstand.[50] Die Verbindung von Prüfer und Prüfling, der in Hamburg ab 1754 die Position eines ‚Protophysikus' innehatte, könnte Unzer den Weg aus der akademischen Sackgasse an der Universität Halle in die gutgehende Altonaer Stadtpraxis eröffnet haben.[51]

Wichtiger als solche persönliche Abhängigkeiten zwischen den hallischen ‚vernünftigen Ärzten' sind jedoch die diskursiven Verknüpfungen, die Boltens Schrift zwischen Medizin und Philosophie auf der einen, therapeutischer Praxis und pietistischer Seelsorge auf der anderen Seite herstellt. Insbesondere geht es Bolten mit Blick auf die „Therapie" (93) von Seelenkrankheiten um eine Erweite-

---

48 Bolten, Johann Christian, *Gedancken von psychologischen Curen.* Halle 1751; weitere Nachweise in () im Text. Der kurze Nachweis in: *Deutsches Biographisches Archiv.* Mikrofiche-Edition. München 1982–1984, Fiche-Nr. 123, S. 321, nennt Rezensionen in: *Leipziger Neue Zeitungen von gelehrten Sachen* 1751, Nr. 30, S. 278; *Hamburgischer Correspondent* 4. Nov. 1750 [!], Nr. 175; Zedler, (wie Anm. 43), Suppl.-Bd. 4 (1754), S. 137.

49 Geyer-Kordesch, *Psychologie des moralischen Handelns,* (wie Anm. 33), S. 357; dies., *Georg Ernst Stahl,* (wie Anm. 33), S. 373; Mauser, Wolfram, Anakreon als Therapie? Zur medizinisch-diätetischen Begründung der Rokokodichtung, in: *Lessing Yearbook* 20 (1988), 87–120, insb. S. 103f. Vgl. Bezold, Raimund, *Popularphilosophie und Erfahrungsseelenkunde im Werk von Karl Philipp Moritz.* Würzburg 1984, 128–130. Schott, Heinz, Psychotherapie in der Medizingeschichte, in: Hildemann, Klaus D./Potthoff, Peter (Hg.), *Psychotherapie – Quo vadis?* Göttingen/Berlin/Toronto/Seattle 1997, S. 48–54, dagegen erwähnt die Halleschen ‚vernünftigen Ärzte' nicht, sondern setzt erst mit dem medizinischen Magnetismus Franz Anton Mesmers (1734–1815) ein. Dagegen jetzt: Ders. (Hg.), *Der sympathetische Arzt.* Texte zur Medizin im 18. Jahrhundert. München 1998, 203f.

50 Johann August Unzer (Praeside), Johann Christian Bolten (Respondenz): *De nexu metaphysices cum medicina generatim.* Halle 1749. Die Schrift wird in der bisherigen Forschungsliteratur (auch in Zelle, „Nachwort", wie Anm. 36, S. 83 u. 101) fälschlich Unzer zugeschlagen. Im Juli 1750 wurde Bolten feierlich und sine praeside mit der öffentlichen Verteidigung *De revulsionibus generatim* (Halle 1750) „PRO GRADU DOCTORIS" promoviert. Die Schrift ist dem älteren Bruder (s. Anm. 51) sowie Unzer gewidmet. Unzer war im September 1748 mit *De sternutatione* (Halle 1748) promoviert worden.

51 Reiber, (wie Anm. 21), S. 32, Anm. 53, u. S. 80f. Boltens älterer Bruder, Joachim Friedrich (1718–1796), war ein Jahrzehnt zuvor ebenfalls in Halle, und zwar *De tussis* (Halle 1739), promoviert worden.

rung der ärztlichen Ausbildung um die philosophischen Teildisziplinen Ästhetik, Logik und „philosophische Pathologie", wie Bolten die Affektenlehre im Rahmen der praktischen Philosophie nennt. Als Gewährsleute für seine Ansichten benennt Bolten in medizinischer Absicht seinen akademischen „Lehrer[s]" Johann Juncker, der als Stahlianer „am allermeisten auf die Seele" (95) sähe, wenn es um die Kurierung körperlicher Krankheiten ginge. Doch darf man Boltens Ansatz wegen der Nennung dieser Autorität nicht umstandslos der ‚theoriae Stahlianae' zuschlagen. Denn mit Boltens „Gönner[s] und Freund[es]" Krüger, welcher „ein Stahlianer [...] doch gewis nicht ist" (96), seinem „unvergleichliche[n] Freund" Unzer, welcher „kürzlich [...] die allergenaueste Harmonie Leibes und der Seele gezeiget" (96) habe, sowie dem Hoffmann-Schüler Nicolai werden nachdrücklich „scharfsinnige Gelehrte" (95) benannt, die sich nicht umstandslos der Stahlschen Lehre subsumieren lassen. Erneut sehen wir, daß nachträgliche Flurbereinigungen, etwa die disziplinäre Frontstellung von Mechanismus und Vitalismus bzw. Mechanismus und Animismus,[52] an der Quellenlage vorbeigehen, das Textkorpus anachronistisch zerschneiden und Grenzziehungen suggerieren, die die Einsicht in den komplexen historischen Diskussionsprozeß gerade verhindern. Vor allem öffnet Bolten jedoch unter nachdrücklichem Bezug auf die mehrmals genannten „beiden berühmten Weltweisen" (86), Meier und Baumgarten, die Fachgrenzen zur neuen Disziplin der Ästhetik.

Boltens Schrift stellt eingangs Begriff und Nutzen der psychologischen Kur heraus und gibt eine Anleitung, „wie man es anzufangen habe, um die Krankheiten der Seele psychologisch curieren zu lernen" (‚Vorrede', A6^r). Als Adressaten der Schrift benennt Bolten Prediger, Ärzte und die betroffenen Kranken.

Einerseits knüpft Boltens Projekt einer ‚psychologischen Cur' an Bestände der pietistischen Waisenhausmedizin an, insofern die „geistliche Seelen-Cur" seit August Hermann Francke (1663–1727) im hallischen Pietismus mit dem Phänomen Krankheit eng verbunden war und die bloß „leibliche Cur" in charakteristischer Weise ergänzte. Die Waisenhausmedizin stellte, wie betont worden ist, „eine Synthese dar aus pietistischer Bekehrungstheologie und Stahlscher medizinischer Theorie."[53] Da Krankheit und Sünde in einem ursächlichen Zusammenhang gesehen wurden, verstand Francke Krankheit als Mittel Gottes, den Unbekehrten zur wahren Buße zu bewegen und ihn durch Heilung zur Erweckung zu führen. Das

---

52 Z.B. Mocek, Reinhard, Zum Mechanismus-Vitalismus-Paradigma der Stahl-Ära, in: Kaiser/Völker (Hg.), (wie Anm. 18), S. 31–40, sowie Lauer, (wie Anm. 32), S. 7f. Zum Vitalismus-Begriff vgl. Lohoff, Brigitte, Lebenskraft als Symbolbegriff für die Entwicklung eines konzeptionellen Forschungsprogramms im 18. Jahrhundert. Zu Ernst Cassirers Ausführungen über den Vitalismus-Streit, in: Rudolph, Enno/Stamatescu, Ion O. (Hg.), *Von der Philosophie zur Wissenschaft*. Cassirers Dialog mit der Naturwissenschaft. Hamburg 1997, S. 209–230.

53 Helm, Jürgen, Hallesche Medizin zwischen Pietismus und Frühaufklärung, in: Hammerstein, Notker (Hg.), *Universitäten und Aufklärung*. Göttingen 1995, S. 63–96, hier S. 84; vgl. ders., Der Umgang mit dem kranken Menschen im Halleschen Pietismus des frühen 18. Jahrhunderts, in: *Medizinhistorisches Journal* 31 (1996), S. 67–87.

funktionale Verhältnis von Seelenheil und Krankheit im hallischen Pietismus, verbunden mit dem antimechanistischen Menschenbild Stahls, der Seelenstörungen als wichtige Krankheitsursache geltend machte, führte in der Waisenhausmedizin bei Christian Friedrich Richter (1676–1711), Stahls Nachfolger, Michael Alberti (1682–1757), und Johann Juncker (1679–1759) zur besonderen Wertlegung auf die seelsorgerische Betreuung der Kranken. An dieses supplementierende Verhältnis von ‚leiblicher Cur' und ‚Seelenkur' kann Boltens ästhetisch fundierte ‚psychologische Cur' anknüpfen.

Andererseits löst Bolten jedoch die ‚psychologische Cur' nachdrücklich aus dem seelsorgerischen Zusammenhang, und zwar gleich auf doppelte Weise. Zum einen, weil seine anthropologischen Voraussetzungen sich von Stahls medizinischer Theorie vom „Primat der Seele im menschlichen Organismus"[54] zugunsten eines wechselseitigen Influxus' entfernen. Zum anderen, insofern seine Schrift von einer durchgehenden Polemik gegen die damaligen Prediger und Ärzte bestimmt wird. Beide Gesichtspunkte werden bei Bolten miteinander verbunden, so daß sich aus seinem anthropologischen Grundsatz, „wie genau die Kranckheiten der Seele mit denen Kranckheiten des Körpers verbunden sind, und umgekehrt" (‚Vorrede', [A6^v]f.), eine doppelte Frontstellung ergibt. Boltens ‚psychologische Cur' ist gleichermaßen gegen ‚mechanische Ärzte' wie gegen pietistische Prediger gerichtet. „Ich klage", schreibt Bolten, „mit Grunde darüber, daß weder die Prediger noch Aerzte, wenn sie denen Krancken beistehen sollen, diesen Betrachtungen [d.h. dem Grundsatz des beiderseitigen Influxus' – C. Z.] gemäs sich aufführen." ([A6^v]) Das zielt gegen jene Ärzte, die vergessen, daß ihre „Kunst etwas mehr erfordere, als was ein guter Uhrmacher wissen mus" (ebd.). Damit grenzt Bolten die ‚psychologische Cur' gegen den Mechanismus ab, wie er in philosophischer Hinsicht von Christian Wolff (1679–1754), in medizinischer Hinsicht von Friedrich Hoffmann (1660–1742) vertreten wurde. Beide werden bei Bolten, das unterscheidet ihn wesentlich von den Schriften Nicolais, nicht zitiert. Zugleich zielt Bolten gegen die Prediger, die „[...] fast gröstentheils ungeschickt [sind]", die ihnen obliegende Kunst, die „Seelen derer Krancken zu heilen, [...] gehörig auszuüben". ([A7^v]) Die Geistlichen könnten nur „Formeln" am Krankenbett hersagen, da ihnen die Kenntnisse fehlten, „die besondere Aufführung" jedes „einzelnen Menschen" zu erkennen (ebd.). Die Entgegensetzung von allgemeiner Formel und besonderem Menschen, die Bolten vornimmt, um sein Projekt einer ‚psychologischen Cur' gegen die ältere pietistische Seelenkur auszuspielen, profiliert ein anthropologisches Wissen vom Einzelfall, das benötigt wird, „wenn man auf eine vernünftige Art psychologisch curieren will" ([A8^r]). Insgesamt will Bolten durch seine Ausführungen diagnostische und therapeutische Kenntnisse an die Hand geben, damit der Seelenarzt bzw. der Seelsorger sowohl durch geschickte Fragen „den Gemüts-

---

54 So die Wertung bei Helm, Hallesche Medizin, (wie Anm. 53), S. 81, die der zeitgenössischen Sichtweise durch Unzer, Betrachtungen, (wie Anm. 19), entspricht.

zustand des Patienten entdecken" könne als auch die Fertigkeit erhält, „die ästhetischen Regeln anzuwenden, die Gemüther in Bewegung zu sezzen" (ebd.).

Polemische Spitzen gegen Ärzte und Prediger durchziehen Boltens gesamte Schrift. Über die Ärzteschaft heißt es: „aber leider! ist die Anzahl derer Aerzte, die eine gesunde, regelmäßige und vernünftige Aufführung bey dem Kranckenbette beobachten, gegen diejenigen gerechnet, welche durch ihre üble und unanständige Conduite das verderben, was vielleicht ihre Artzeneimittel noch wol gut machen möchten, so ungemein klein, daß man sich nicht genug darüber beklagen kan." (37) Nicht besser verhält es sich mit dem „Schlendrian der Geistlichen" (73), versetzen diese doch „die Seele des Elenden durch eine lange Gesetzpredigt in die unruhigsten und betrübtesten Bewegungen" (38), anstatt in die nötige Ruhe, und machen „mit Verdammen und der Erinnerung an Höllenstrafen" am Krankenbett einen denkbar ungünstigen Eindruck (38).

Den Grund für die therapeutische Misere bei Ärzten und Seelsorgern sieht Bolten darin, daß die ‚psychologische Cur' streng genommen quer zu den Disziplinen von Medizin auf der einen und Theologie auf der anderen Seite steht. Die ‚psychologische Cur' sei, gibt Bolten zu Bedenken, „nicht eben eigentlich ein Werck derer Arzneiverständigen" (28). Und auch deren Ausübung durch Geistliche, fügt er hinzu, „stehen doch verschiedene Zweifel im Wege" (29). Von Rechtswegen sollten die ‚psychologischen Curen' „denen Philosophen aufgetragen werden. Denn diesen sind die Gesetze der Natur der Seele bekandt, und auf ihre Anwendung würde man sichern Staat machen können. Allein", resigniert Bolten, „unsere Zeiten sind nicht so eingerichtet, daß man einen Philosophen zum Kranckenbette ruffen lässet." (28f.)

Gegenüber dem Grau in Grau, das Boltens Ärzte- und Priestersatire malt, hebt sich eine Person in einem hell strahlenden Licht ab. Es ist Baumgartens *felix aestheticus*,[55] der das positive Gegenbild abgibt: „Man lasse aber einen Aestheticus seine Kunst probiren. [...] Tausend listige Kunstgriffe wird er anwenden [...]." (74) Die neue Disziplin der Ästhetik bildet für Bolten die Basiswissenschaft für die ‚psychologische Cur'. Auf diesen Coup hin ist der Mittelteil seiner Schrift angelegt: Aus der Definition der ‚psychologischen Cur' ergibt sich, daß es sich um solche Kuren handelt, die nach den Gesetzen der Natur der Seele eingerichtet sein müssen. Der Therapeut muß sich also um die Erlernung dieser Gesetze kümmern. „Wo erfährt man denn diese Gesetze [...]?" (57) fragt Bolten rhetorisch, um über die Metaphysik auf eine „speciellere[n] Wissenschaft" (59) schließen zu können, die insbesondere die „untern Erkenntniskräfte" (59) zu ihrem Gegenstand hat. Wieder ist in die Argumentation ein gegen die mechanischen Ärzte gerichteter Zungenschlag einbezogen, der zugleich die Öffnung der Fachgrenzen anmahnt:

---

[55] Baumgarten, Alexander Gottlieb, *Theoretische Ästhetik*. Die grundlegenden Abschnitte aus der ‚Aesthetica' (1750/58). Lateinisch/Deutsch. Übers. hg. v. Hans Rudolf Schweizer. Hamburg 1983, §§ 28, S. 47, 62, 69, 77 u. passim.

„Mich deucht, ein Arzneigelehrter, der sich der Praxis ergiebt, und keine Metaphysick gelernt hat, sey nichts weiter, als eine lebendige Apothecke.“ (58)

Der Kursus, den Bolten im weiteren beschreibt, bezeichnet die Ausbildung eines philosophischen, insbesondere in der Ästhetik, Logik und Ethik geschickten Arztes. Die Ästhetik als Wissenschaft von der sinnlichen Erkenntnis, schreibt Bolten, „wird uns also die Gesetze und Regeln der untern oder sinnlichen Erkenntniskräfte genauerer und weitläuftiger anführen und erklären, als es in der Psychologie geschehen kan.“ Daraus schließt er: „Man muß also die Aesthetick inne haben, um psychologische Curen verrichten zu können.“ (60) Dabei nennt Bolten besonders Meiers zwischen 1748 und 1750 publizierte *Anfangsgründe aller schönen Wissenschaften*, deren Studium „für einen Arzneiverständigen von so unendlichen Nuzzen ist“ (60),[56] und er erwähnt auch eigens den Namen Baumgartens (86), dessen *Aesthetica* (das Vorwort ist auf den 26. März 1750 datiert) bei Drucklegung von Boltens Abhandlung im Juli 1750 (Widmung, A5) freilich noch nicht ausgeliefert war. Die Gesetze der „obern Erkenntniskräfte“ lerne man in der Logik, weshalb Bolten rät, daß „sich die Arzneiverständigen um die Erlernung der Logick Mühe geben [sollten]“ (61). Schließlich müsse sich der Therapeut um die Begehrungskräfte, namentlich aber um Affekte und Gemütsbewegungen, kümmern, wenn er Gemütskrankheiten „psychologisch curieren“ wolle. Daraus folgt das für den Seelenarzt unentbehrliche Studium der „philosophische[n] Pathologie“, d.h. der Affektenlehre, deren ästhetischer Teil lehrt, „wie man die Gemüthsbewegungen erregen, unterdrücken, und in seiner Gewalt haben soll“ (62). Wiederum wird ein Werk Meiers zum Studium empfohlen, und zwar dessen *Theoretische Lehre von den Gemüthsbewegungen überhaupt* von 1744, wobei Bolten den Wunsch ausspricht, daß Meier bald den „speciellen Theil seiner vortrefflichen Lehre“ publizieren möge (90).

Den umfangreichsten Teil dieser aus Ästhetik, Logik und praktischer Philosophie bestehenden philosophischen Zusatzausbildung des Arztes macht freilich die Ästhetik selbst aus. Ihr sind im folgenden insgesamt zehn Paragraphen gewidmet, gegenüber drei bzw. fünf für die anderen genannten philosophischen Teildisziplinen. Baumgarten hatte in der Tat die neue „Wissenschaft von der sinnlichen Erkenntnis“[57] in den ersten Paragraphen der *Aesthetica* gegenüber einer Reihe von möglichen Einwänden zu legitimieren gesucht und dabei ihre vielfältigen Nutzanwendungen herausgestellt. Insbesondere betont er den „Nutzen der Ästhetik als Kunstlehre“,[58] der in der Aufnahme, d.h. namentlich in der „Verbesserung“, der einzelnen sensitiven Erkenntnisvermögen besteht. Ursprünglich waren bei Baum-

[56] „Wie verdient hat sich also nicht der berühmte Herr Prof. Meier um die Arzneigelahrheit gemacht, da Er eine Wissenschaft ausgearbeitet, welche für einen Arzneiverständigen von so unendlichen Nuzzen ist.“ (S. 60).

[57] „AESTHETICA [...] est scientia cognitionis sensitivae.“ Baumgarten, Theoretische Ästhetik, (wie Anm. 55), § 1.

[58] Ebd., § 3.

garten in diesem Zusammenhang, was Bolten bekannt gewesen sein wird, auch medizinische Ausführungen geplant. Als „Wißenschafft der Verbeßerung sinnlicher Erkenntnis" hatte Baumgarten schon 1741 im zweiten der *Philosophische*[n] *Brieffe* des Aletheophilus sein Ästhetik-Projekt der Öffentlichkeit schmackhaft zu machen versucht und dabei u.a. „die Aesthetische Empirik oder Kunst seine Erfahrung zu verbeßern" erwähnt.[59] Dazu zählte Baumgarten auch Mittel, „wodurch die Sinnen erhöht und erweitert werden könnten", sowie Warnungen davor, „was sie vor der Zeit stumpff und ungeschickter machen möchte".[60] Ausdrücklich denkt Baumgarten dabei an die Anschlußfähigkeit der Ästhetik an medizinisches Wissen. Vorsichtig formuliert er: „Es wäre hier eben nicht eine vollständige Ausführung aus der Artzney=Kunst nöthig, doch würde manches auch daher mit Nutzen für solche entliehen werden, die es nicht leicht in einem Hippocrates selbst nachschlagen würden."[61] In einer späteren Vorlesungsmitschrift sind diese Pläne dann zurückgetreten. Der „Nutzen" der neuen Wissenschaft für den Arzt wird nur mehr unter rhetorischem Gesichtspunkt angetippt, insofern dieser nämlich in die Lage versetzt werde, „die Krankheit dem Patienten verständlich dar[zu]legen"[62] – ein Vorteil des Ästhetikus, den auch Bolten gegenüber der kommunikativen Inkompetenz der zeitgenössischen Ärzte und Prediger nicht oft genug zu betonen weiß (36–39).

Es würde zu weit führen, die einzelnen der Ästhetik gewidmeten Paragraphen zu verfolgen, in denen Bolten die Verbesserung der neun Erkenntnisvermögen durchdekliniert, die Baumgarten in seiner *Metaphysik* (1. Aufl. 1739, Pars III, caput I, Sectiones 3–11) als „untere" angesprochen (Sinn, Einbildungskraft, Dichtungsvermögen, Gedächtnis, durchdringende Einsicht, Voraussicht, Urteilsvermögen bzw. Geschmack, Ahndungsvermögen und Bezeichnungsvermögen) und in der *Aesthetica* (§§ 30–37, *praevisio* und *praesagitio* sind hier zusammengezogen) 1750 der ästhetischen Kunstlehre zur Optimierung anheimgegeben hatte. Bolten greift Baumgartens Vorgaben auf und hält sich auch in der Reihenfolge der Behandlung (§§ 37–45) fast vollständig an seine Vorlage.

Nur allzusehr ist Bolten sich freilich bewußt, daß er mit seinem nachdrücklichen Ästhetikbezug in Hinsicht auf die pietistische Adiaphora-Lehre einen Konfliktkurs eingeschlagen hatte. Gemäß der pietistischen Auffassung verfielen auch die ‚Mitteldinge', wozu u.a. Literatur, Kunst, Musik, Theater und geselliges Scher-

---

59 Baumgarten, Alexander Gottlieb, *Philosophische Brieffe von Aletheophilus*. Frankfurth und Leipzig 1741, 2. Schreiben, S. 5–8, hier S. 7.

60 Ebd., S. 8.

61 Ebd.

62 Poppe, Bernhard, *Alexander Gottlieb Baumgarten*. Seine Bedeutung und Stellung in der Leibniz-Wolffischen Philosophie und seine Beziehungen zu Kant. Nebst Veröffentlichung einer bisher unbekannten Handschrift der Ästhetik Baumgartens. Diss. Phil. Münster. Borna/Leipzig 1907, Veröffentlichung der Handschrift, S. 59–258, hier § 3, S. 73.

zen zählten, dem Verbot aller sündhaften, d.h. ungöttlichen ,Lusthandlungen'.[63] Bolten befürchtet daher:

> Allein, eine Wissenschaft, wie die Aesthetick ist, daraus man eben so wol lernen kan, eine Anakreontische Ode zu machen, als Gemüthskrankheiten zu curieren, würde vielleicht manchen Geistlichen viel zu fleischlich und zu weltlich scheinen, als daß er sie nur in seiner Bibliotheck leiden solte, viel weniger sich zu bemühen in Ausübung derselben eine Fertigkeit zu erhalten. (Vorrede, [A8^r])

Dreierlei ist an diesem Zitat bemerkenswert. Erstens belegt es, mit welchen Schwierigkeiten die neue Wissenschaft der Ästhetik beim theologischen Establishment in Halle zu rechnen hatte. Zweitens unterstreicht es, daß die von Bolten ins Auge gefaßte ,psychologische Cur' zwar an die in der Waisenhausmedizin gepflegte ,Seelencur' anknüpfen konnte, sich aber durch die Forderung an den Therapeuten, sich eine „Fertigkeit" in Ästhetik anzueignen, von der seelsorgerischen Tradition des hallischen Pietismus lossagte. Drittens erinnert das Zitat daran, daß Baumgartens Ästhetik als eine ,Wissenschaft von der sinnlichen Erkenntnis' weitaus umfangreicher angelegt war als es unser durch Hegel reduziertes Verständnis meistens begreift.

Der Ästhetik kommt in Boltens Projekt der ,psychologischen' Cur gewissermaßen eine doppelte Funktion zu. Dadurch, daß sie zu anakreontischen Oden, d.h. zur Kunst, fröhlich zu sein, anleitet, gewährt sie einen therapeutischen Nutzen auf indirekte Weise. Wolfram Mauser hat das anthropologisch relevante Vergnügen der Rokokolyrik als Melancholie-Prophylaxe ausführlich gewürdigt.[64] Gegenüber einer solchen hier nur angedeuteten indirekten Indienstnahme der Ästhetik als einer Theorie zur Praxis der Anakreontik geht es Bolten jedoch in erster Linie um den direkten Nutzen der Ästhetik bei der Therapie von Gemütskrankheiten, wie oben angedeutet werden sollte. Die Rezeption von Boltens Vorschlag war entsprechend positiv. Der Rezensent der *Leipziger Neuen Zeitungen* referiert zustimmend die Erweiterung, „daß ein ächter Artzt die Erlernung der Philosophie überhaupt, und der Aesthetik, Logick, philosophischen Pathologie, und Moral, ins besonders höchst nöthig habe". Bolten behaupte „mit Recht [...], daß man in Hebung mancherley Kranckheiten glücklich verfahren könne, wenn man zugleich seine Absicht

---

63 Vgl. Verweyen, Theodor, Emanzipation der Sinnlichkeit im Rokoko? Zur ästhetisch-theoretischen Grundlegung und funktionsgeschichtlichen Rechtfertigung der deutschen Anakreontik, in: *Germanisch-Romanische Monatsschrift* N.F. 25 (1975), S. 276–306, insb. 298ff.; ders., ,Halle, die Hochburg des Pietismus, die Wiege der Anakreontik'. Über das Konfliktpotential der anakreontischen Poesie als Kunst der „sinnlichen Erkenntnis", in: Hinske (Hg.), (wie Anm. 18), S. 209–238.

64 Mauser, Anakreon als Therapie? (wie Anm. 49), S. 87–120, zu Bolten insb. 103f.; ders., Glückseligkeit und Melancholie in der deutschen Literatur des frühen 18. Jahrhunderts, in: *Melancholie in Literatur und Kunst*. Hürtgenwald 1990, S. 48–88, insb. S. 77f.

mit auf die Seele richtet, worinnen ihm kein vernünftiger Artzt widersprechen wird".[65]

Ich fasse zusammen:

1. Boltens Schrift bietet ein frühes Zeugnis für die Rezeption von Baumgartens Ästhetik, insbesondere aber ein Beispiel ihrer praktischen Nutzanwendung.
2. Die Annahme eines wechselseitigen psychophysischen Influxus', d.h. einer „Gemeinschaft" bzw. „Verbindung" von Körper und Seele, führt zu einer interdisziplinären Erweiterung der Medizin um philosophisches, der Philosophie um medizinisches Wissen: gezielt wird, namentlich bei Unzer, auf eine „mittlere Wissenschaft".
3. Im Zentrum dieser interdisziplinären Koalition steht das Interesse an den unteren Erkenntnisvermögen und Begehrungskräften, d.h. an Ästhetik und Affektenlehre. Für die *anthropologische* Dimension von Boltens ‚psychologischer Cur' ist daher signifikant, daß er als Bündnispartner seines Projekts auf die neue Disziplin der Ästhetik setzt und eben nicht auf die seit 1743/44 in Halle von Krüger und Kratzenstein angestellte „Elektrifikation", d.h. die Verwendung von Elektrizität zu therapeutischen Zwecken.[66] Auch Goethes ‚moralischer Arzt' Dr. Verazio sollte das ‚Elektrisieren' ablehnen.
4. Im Hintergrund von Boltens Seelenarzt bzw. Seelsorger steht als Ideal der *felix aestheticus*, auf den Baumgartens Programm ästhetischer Vervollkommnung zielte. Und schließlich:
5. Wenn Baumgarten und Meier durch die Ausbildung der Ästhetik einen Schritt zur ‚Verbesserung' bzw. ‚Vervollkommnung' der unteren Erkenntnisvermögen und zur „Belebung" des ganzen Menschen,[67] d.h. einen Schritt von der Ästhetik zur Anthropologie getan haben, dann hat Boltens Projekt der ‚psychologischen Cur' diesen Schritt therapeutisch abstützen und arrondieren wollen.

Die anthropologische Dimension der Ästhetik in Halle macht freilich zugleich ihre Ambivalenz durchschaubar: Sie betreibt weit weniger eine „Emanzipation", „Aufwertung" oder „Rehabilitierung der Sinnlichkeit",[68] wir wir uns seit Cassirer, Prei-

---

[65] *Leipziger Neue Zeitungen* 1751, Nr. 30, S. 278.

[66] Vgl. den Beitrag von Andreas Kleinert in diesem Band, S. 91–102. Vgl. auch Schott, Heinz, Heilkräfte aus der Maschine. Elektrische und magnetische Kuren im 18. Jahrhundert, in: *Gesnerus* 44 (1987), S. 55–66.

[67] „Die schönen Wissenschaften beleben den ganzen Menschen". Meier, Georg Friedrich, *Anfangsgründe aller schönen Wissenschaften* [1748–1750]. 3 Bde., 2., verb. Aufl. Halle 1754–1759 [Nachdruck Hildesheim, New York 1976], hier Bd. 1, § 15, S. 25.

[68] Dürbeck, Gabriele, Fiktion und Wirklichkeit in Philosophie und Ästhetik. Zur Konzeption der Einbildungskraft bei Christian Wolff und Georg Friedrich Meier, in: Fulda, Daniel/Prüfer, Thomas (Hg.), *Faktenglaube und fiktionales Wissen.* Zum Verhältnis von Wissenschaft und Kunst in der Moderne. Bern/Berlin/Frankfurt a.M./New York/Paris/Wien 1997, S. 25–42, hier S. 25 u. 42. Der ästhetikgeschichtliche Topos geht auf Cassirer, Ernst, *Die Philosophie der Aufklärung* [1932]. ^{3}1973, S. 475 („*Emanzipation der Sinnlichkeit*") zurück; vgl. Verweyen, ‚Halle, die Hochburg [...]', (wie Anm. 63), S. 223 („*moralische Emanzipation* der Sinnlich-

sendanz oder Kondylis angewöhnt haben zu glauben, vielmehr dient sie als Instrumentarium der Formung, Modulation, Kanalisierung und Lenkung sinnlicher Energien.

Zuletzt eine methodische Bemerkung: Die in Halle angestrebte Synthese von Medizin, Philosophie und Ästhetik steht quer zu den heutigen Disziplinen. In der Medizingeschichte ist der anticartesianische Ansatz der hallischen ‚vernünftigen Ärzte' marginalisiert und vergessen worden. Durchgesetzt haben sich im weiteren 18. Jahrhundert die ‚mechanischen Ärzte', deren methodischer Materialismus bis heute in der Medizin und ihrer ‚fortschrittsbezogenen' Geschichtsschreibung prägend geblieben ist. Eingefühlt hat sich die Medizingeschichte allemal „in den Sieger".[69] Der Literaturgeschichtsschreibung wächst dadurch immer mehr die Aufgabe zu, das Wissen, das seinen Status als Vorlauf heutiger ‚Wissenschaft' verloren hat und in der Wissenschaftsgeschichtsschreibung daher vergessen worden ist, als Literatur zu erinnern.

keit"); Kondylis, Panajotis, *Die Aufklärung im Rahmen des neuzeitlichen Rationalismus.* Stuttgart 1981, S. 559 („Aufwertung der Sinnlichkeit"); Preisendanz, Wolfgang, Naturwissenschaft als Provokation der Poesie, in: Neumeister, Sebastian (Hg.), *Frühaufklärung.* München 1994, S. 469–490, hier S. 487 („Emanzipation der Sinnlichkeit").

69 Benjamin, Walter, Über den Begriff der Geschichte [1939/1940], in: ders., *Ges. Schriften.* I. 2, hg. v. Rolf Tiedemann u. Hermann Schweppenhäuser. Frankfurt/M. 1974 (Werkausgabe, 2), S. 691–704, hier VII, S. 696.

JOHANNA GEYER-KORDESCH (Glasgow)

Psychomedizin – die Entwicklung von Medizin und Naturanschauung in der Frühaufklärung

I.

Der blutige Kampf zwischen Parlamentariern und Monarchisten im englischen Bürgerkrieg (1642–1651) hat vermutlich nicht wenig dazu beigetragen, einen Mann wie Thomas Sydenham (1624–1689) zu überzeugen, daß Macht und Tradition den Tod bringen, stünden Glaube und Erneuerung ihnen entgegen. Er kämpfte auf Seiten der Puritaner wie seine Freunde, der Chemiker Robert Boyle (1627–1691) und der Philosoph John Locke (1632–1704). Drei der Brüder Sydenhams fielen in Gefechten und seine Mutter wurde von einem Royalisten, einem gewissen Major William, ermordet, der wiederum später von Thomas' Bruder Francis im Gefecht getötet wurde.[1] Sydenham wird als absolut integer und mit einer robusten Charakterstärke versehen beschrieben: „argumentative, dogmatic and outspoken".[2] Augenscheinlich war Sydenham nicht aus dem kostbaren Stoff der Kavaliere und Höflinge geschneidert.

Auch nach der äußerlichen Befriedung blieb diesen Verfechtern einer neuen Ordnung ein hartnäckiger Skeptizismus eingeätzt. Was nicht mehr leiblich ausgetragen werden konnte, denn militärische Gefechte wurden ausgesetzt, kam nunmehr geistig zum Ausdruck. Ihre Ablehnung überlieferter Wissenschaftsvorstellungen war unausgeprochen das intellektuelle Medium eines bleibenden Protestes. Eine Anekdote, die Sydenhams Einstellung zu Aussagen des medizinischen Lehrkanons bestens wiedergibt, betont diese Suche nach neuem Grundwissen. Sydenham habe einem Studenten, der ihn um Rat gebeten hatte, welche medizinischen Bücher er lesen solle, mitgeteilt: „Lesen Sie Don Quixote, es ist ein vortreffliches Buch, ich lese gerne darin."[3]

Die Restauration von 1660 hatte Sydenham zwar sein Amt gekostet, aber keineswegs seinen wissenschaftlichen Einfluß. Männer von großem wissenschaftlichen Ruf wie z.B. Robert Hooke (1635–1703) und Sir Hans Sloane (1660–1753) suchten ihn weiterhin auf. Hooke diskutierte öfters mit ihm und Sloane war sein „clinical apprentice".[4] Die medizinischen Anschauungen Sydenhams wurden innerhalb dieser gelehrten Kreise verbreitet, etwa durch die Kontakte Sloanes, der

---

1 Dewhurst, Kenneth, Thomas Sydenham (1624–1689). Reformer of Clinical Medicine, in: *Medical History* 6 (1962), S. 101–118, hier S. 102.

2 Ebd., S. 112.

3 Ebd., S. 111.

4 Ebd., S. 110.

einer der wichtigsten Vermittler naturwissenschaftlicher Neuerungen. war, aber auch durch Locke, der fünf Jahre in politischem Asyl in Holland verbrachte, nachdem er engstens mit Sydenham zusammengearbeitet hatte.

Der einer kriegerischen Welt abgetrotzte Bruch hatte sich im Geistigen gefestigt. Die Suche nach einer Neuerschaffung der Welt, die in der politischen Ordnung kompromittiert wurde, verlagerte sich in die umfassende Aufgabe, Erkenntnistheorien neu zu überdenken. Dieses große Projekt nahm sich die Umorientierung der Naturwissenschaft vor und schuf Kontakte über Grenzen und Sprachen hinaus, die der Wissensneugier Brücken schuf. Die wissenschaftliche Durchdringung der Natur rückte in den Mittelpunkt eines empirischen Blitzkrieges, der Allegorien und Mysterien einer ‚nackten' Wahrheit preisgeben wollte. Im Zuge dieser Mission wurden Landesgrenzen und sprachliche Unterschiede zu willkürlichen Kritzeleien auf der Landkarte.

Sydenhams Freundeskreis, seine Arbeit in London und seine Schriften bildeten ein ansehnliches Netzwerk, in dessen vielen Verzweigungen der Neuanfang keimte, den viele zu fördern wußten. Man wollte die Naturerkenntnis in die Nähe des Lebens rücken. ‚Natur' mußte vorerst aber zur Leerschrift werden: Im Spiegel der Naturwissenschaft und der Ästhetik war ihr dann neue Bedeutung abzugewinnen. In der Medizin machte Sydenham den Anfang bei den Krankheitsbeschreibungen. Sie sollten nicht aus medizinischen Büchern, sondern der Naturbeobachtung entnommen werden. Seine *Observationes medicae circa morborum acutorum historiam et curationem*[5] war die öffentliche Frucht dieser Arbeiten, die im Jahre 1676 als Buch vorlag. Sydenham betonte darin die Rolle der Natur und den minimalen ärztlichen Eingriff bei der Behandlung. Eine solche abwartende Haltung des Arztes sollte zum Kennzeichen dieser natürlichen Methode werden.[6] Die Natur und nicht der Arzt – und somit auch nicht die ärztliche Lehre – bot den Leitfaden zur Genesung an. Diese Devise der innewohnenden Heilkraft der Natur – obwohl an sich nicht neu – ermutigte eine weitere Generation, der Medizin einen frischen Weg zu bahnen. Sydenham wurde viel zitiert, denn dieser Neuanfang erlaubte ein ‚Ablesen' der Natur. Die Reform des wissenschaftlichen Denkens lud dazu ein, im geduldigen Verstehen natürlicher Merkmale neue Erkenntnisse zu verbürgen. Diese neue ‚Leseart' der Naturerscheinungen, wie die Zeichensprache der Diagnostik, basierte nicht auf einem logischen Konstrukt, sondern auf empirischer Beobachtung. Goethe sollte später von ‚zarter Empirie' sprechen. Deutete der Arzt bzw. der Chemiker den Naturvorgang durch richtige Beobachtung, konnte er die erwünschte Heilung oder das gelungene Experiment gewissermaßen wie von selbst hervorbringen.

---

5 Sydenham, Thomas, *Observationes medicae circa morborum acutorum historiam et curationem*. London 1676.

6 Dewhurst, *Thomas Sydenham*, (wie Anm. 1), S. 114.

Die Themen Natur und Reform verfolgen wir hier mit der besonderen Absicht, die Rückkoppelung der Medizin auf Menschenführung bzw. Psychologie zu erörtern. Die Besetzung des Bereiches ‚Natur‘ war von kritischer Bedeutung. Das Konzept einer *heilbringenden* Natur stand zunehmend einer wissenschaftlichen Vereinnahmung der Natur entgegen, die sie in der Zerlegung zu verstehen suchte. Die Kunst, die Natur zu interpretieren, wurde zum Kern der natürlichen Methode. Die Naturbeobachtung war zwar aller Wissenschaft Anfang, aber ihre methodische Verwertung und der aus ihr abgeleitete ideologische Überbau divergierten erheblich. Die empirische Methode umschloß mehrere Varianten, die sich aber hauptsächlich in zwei entgegengesetzte Zweige spaltete. Die eine suchte empirische Beweise von elementaren Bausteinen zu erschließen, aus denen die Gestalt der physikalischen Welt und ihre Kräfte zu verstehen wären. Die andere wollte die innewohnenden Kräfte der Natur in der Erscheinung erfassen, und zwar ohne die gestaltenden Gesetze der Natur zu zergliedern. Die materielle Interpretation von ‚Körper‘ verstand z.B. den Leib als ‚Ökonomie‘ (z.B. in der Auffassung, es bestehe eine ‚thierische Ökonomie‘), die allein durch ihren Bau oder durch ihre stoffliche Zusammensetzung zu erfassen war. Die organische Interpretation bevorzugte ein Naturverständnis, das den Begriff der ‚Bewegung‘ mit demjenigen des ‚Lebens‘ gleichsetzte. Die Einsicht in eine solche ‚Lebendigkeit‘ der Natur, die der Vorstellung von ihrer mechanischen Bewegbarkeit entgegenstand, erlangte vor allem in Halle unter der Wirkung Georg Ernst Stahls (1659–1734) nachhaltigen Einfluß.

Stahls Schriften und seine Lehre eroberten eine zentrale und nachhaltige Stellung in der abendländischen Entwicklung der Naturauffassung. Seine als Theorie beschriebene Erklärung natürlicher Bewegung war eine auf die Intelligenz des Lebendigen zugespitzte Polemik. Seine Lehre erhielt Bedeutsamkeit vor allem durch ihre vereinheitlichende Anerkennung des synergetischen Zusammenwirkens von Körper und Seele. Das synergetische Konzept widersprach einer hierarchischen oder mechanistischen Erklärung seelischer Gestaltungsprozesse. Das Gefühl bzw. die ‚Gemüthsbewegungen‘ wurden aufgewertet und die Fähigkeiten des Verstandes nur als eine mögliche Spielvariante eines integrierten Erkennens anerkannt. Damit bahnte er den Weg, die Besserung der Menschheit durch die Inanspruchnahme ihrer gestaltenden Kräfte herbeizuführen. Anstatt den Menschen als Objekt der ihm anzutragenden moralischen Erziehung zu betrachten, wurde hier eine innere Führung bevorzugt. Das Lenken der seelischen Kräfte war heilsamer als die bloße Unterdrückung ‚gefährlicher‘ Regungen. In Ästhetik und Psychologie konnte diese Methode praktische Anwendung finden und die Bezeichnung einer ‚Psychomedizin‘ in Anspruch nehmen.

‚Natur‘ wurde so zum Garanten der Erneuerung. Stahls medizinische Theorie betrachtete die „autocratia“, d.h. die Eigendynamik der Natur bzw. ihre Fähigkeit, selbst zu handeln, als Urbefähigung alles Lebendigen. Seine medizinische Beweisführung bestritt, daß Natur mathematisch, d.h. übergeordneten Gesetzen unterworfen, zu verstehen sei. Ihr Gegenteil bildete das ‚Newtonische' oder ‚physikalische' Modell einer regulierten Natur, die wie ein Uhrwerk funktioniere. Eine solche ‚mathematische' Natur konnte leicht mit der Überordnung einer ‚unfehlbaren' Vernunft vereinigt werden. ‚Uhrwerk' und ‚Vernunft' sahen sich den überschaubaren Gesetzen der Logik unterworfen. Ideologisch verkettet waren Ordnung, Gesetzlichkeit, und Vernunftsschluß. Dagegen war eine autokratisch konzipierte Natur unberechenbar, so daß man ihr nur dadurch begegnen konnte, daß man sie leitete, ‚überredete' und sie zu verstehen bemühte. Stahl und seine Schule nannten sich folgerichtig ‚Diener der Natur' weil sie begriffen hatten, wie wenig deren Organismus einem Uhrwerk glich.

Der bemerkenswerte Streit um die Rolle des Arztes, der sich in vielen medizinischen Schriften bemerkbar machte, ob nun der Arzt *minister natura* oder Herrscher über die Natur zu sein hätte, unterstreicht die Bedeutung dieser Auseinandersetzung. Stahls Gegner, z.B. der Chirurg und Anatom Lorenz Heister (1683–1758), bestritt entschieden diese ärztliche Unterordnung in der Ausführung seiner Kunst. Sympathisanten eines medizinischen Dienens an der Natur würdigten hingegen die Selbstregulierung der Natur. Wie Stahls medizinisches Schrifttum ausführlich darbot, war die Eigengestalt jedes lebendigen Individuums das Ergebnis einer einzigartigen Einheit von Körper und Seele. Da Stahl, wie später zu erläutern sein wird, keine ‚Bewegung' im Körper ohne Wissen der Seele zuließ, umfaßte sein Holismus auch den – wie er es formulierte – intelligenten Körper. Leib und Seele am lebendigen Organismus zu unterscheiden, war nach Stahl nicht nur absurd, sondern auch gefährlich. Selbstregulierung und Selbsterhaltung („autocratia") waren jedem Geschöpf eigen. Die Unterstellung einer heilenden Kraft der Natur („vis medicatrix naturae") erschien als therapeutisches Konzept freilich nur dann sinnvoll, wenn man die Natur nicht als passive Materie abqualifizierte. Wo eine auf Elementarteile basierende Physik oder die mechanistische Medizin die organische Synergie leugneten, z.B. in den Erklärungen der ‚Säfte', des Blutkreislaufes oder dem Fieber als dem Ergebnis von mechanischer ‚Hitze', begab man sich auf eine falsche Fährte.[7] Die Anatomie geriet ebenfalls in die Zwickmühle einer materiell orientierten Medizin. Viele Mediziner werteten daher die ‚Zergliederungskunst' als einen lediglich statischen Beitrag, der den Menschen allein im Querschnitt, als Architektur, Präparat oder Wachsmodell bloßstellte.

Die ideologische Rivalität zwischen einer organischen Naturauffassung und einer solchen, die auf Zergliederung bestand, läßt sich schon bei Sydenham erkennen. Die Schule Stahls nahm dann in den nächsten Generationen den Kampf gegen die Materialisierung der Medizin auf und schuf die Brücke zur Romantik sowie zur vitalistischen Medizin des 19. Jahrhunderts. Sydenham diktierte dem jungen Philo-

---

7 Siehe auch Geyer-Kordesch, Johanna, Fevers and other Fundamentals. Dutch and German medical explanations c. 1680 to 1730, in: Bynum, William F./Nutton, Vivian (Hg.), *Theories of Fever from Antiquity to the Enlightenment*. London 1981, S. 99–120.

sophen John Locke, damals sein Schüler und Sekretär, bezeichnenderweise ein Fragment über die Anatomie in die Feder, in der ihre Nutzung für die Medizin heftig in Frage gestellt wurde. Diese Gedankengänge nahmen viele der später von der ‚natürlichen Methode' Stahls verwendeten Argumente vorweg.

Die Anatomie mache „very slender discoveries" und liefere „the flesh for endless disputations".[8] Der Nutzen der Anatomie wird verleugnet und ihre metaphysische Spekulation als leer verworfen: „All that Anatomy can doe is only to shew us the gross and visible parts of the body, or the vapid and dead juices."[9] Auch in den kleinsten Teilen, die mikroskopisch sichtbar gemacht werden könnten, läge keine Erklärung dafür, wie die Säfte entstünden oder welche Funktion sie erfüllen sollten:

> No question but the dissector may know well the sensible parts of the organs for regeneration in man or woman by which the pox is conveyed from one to another. But can he hence discover to me what kind of venom it is that produces such horrid effects in the body? [...] If therefore anatomie shew us neither the causes or cures of most diseases I think it is not very likely to bring any great advantages for removeing the pains and maladys of mankind.[10]

Die Argumentation greift nun tiefer und verwirft mechanische Erklärungen des Körpers. Sie fand ein starkes Echo bei Stahl und seinen Schülern. So schreibt Christian Friedrich Richter (1676–1711) in einer von seinem Bruder 1718 in Halle herausgegebenen Schrift:

> Und ob man eine Leiche noch so sehr schmückete und zierte/alle Kunst und Reichthum an ihr beweise/daß sie nicht eine Leiche sein sollte; so würde es ihr doch nichts helfen: denn ihren Todten=Geruch und Todten=Farbe kan ihr niemand nehmen/noch ihr die Bewegung wiedergegeben werden.[11]

Das Zitat enstammt einer Schrift über die Wiedergeburt der Seele, in der Richter medizinisches Wissen nicht nur dazu benutzt, um religiöse Seelenführung zu verbildlichen, sondern auch, um das Verständnis des Lebendigen in der Natur mit dem bewegenden Drama der Wiedergeburt zu verschmelzen. Die wachsende Achtung vor dem Lebendigen, in dem die Seele und der lebendige Körper der Versteifung des Todes entkommen, verbindet hier den religiösen Heilsgedanken mit der körperlichen Genesung. Diese Verbindung wird zum Brückenwerk zwischen einem Natur- und Glaubensverständnis, aus dessen Befruchtung die säkulare Psychologie der Aufklärung aufkeimen konnte.

---

8 Dewhurst, Kenneth, Locke and Sydenham on the Teaching of Anatomy, in: *Medical History* 2 (1958), S. 1–12, hier S. 5f.

9 Ebd., S. 4.

10 Ebd.

11 Richter, Christian Friedrich, *Erbauliche Betrachtungen vom Ursprung und Adel der Seelen, und von deren jetzigen elenden Beschaffenheit, von der Wiedergeburt und geistlichem Leben, von der Ruhe und Unsterblichkeit der Seelen*, hg. v. Christian Sigismund Richter. Halle 1718, S. 51.

Das Postulat eines dynamischen Zusammenwirkens von Körper, Seele, Krankheit und Genesung kam in der Frühaufklärung zum tragen. Die Hallenser Ärzte argumentierten, daß medizinisches Wissen nicht aus der Struktur oder Untersuchung der Materie erschlossen werden könne, da lebendige Organismen zur Veränderung und Entfaltung fähig seien. Die Krankheit sei nicht erkennbar durch körperbauliche Sektion, sondern – um auf die Worte Sydenhams zurückzugreifen – „the learning of how to treat a disease comes from history and the advantage of a diligent observation of these diseases, of their beginnings, progress and ways of cure."[12] Die Worte „beginning" und „progress" deuten an, daß Bewegung und nicht struktureller Zusammenhang diese Erkenntnisse leiteten. Sydenham und Locke glaubten, der Arzt könne wie der Gärtner weder reifen lassen, abmildern oder die Frucht erhalten, wenn er nicht eingehend die lebendige Wirkung der Säfte, Öffnungen und Bewegungen der festen Teile verstehe, die in den Wurzeln, der Rinde und dem Körper des Baumes wirken.[13] Selbst die analphabetischen Indianer wüßten besser, Krankheiten zu behandeln, als die gelehrten Ärzte Europas, die in den Anatomiesälen ausgebildet wurden. Sydenham und Locke empfahlen mit Nachdruck die ‚natürliche Methode' – so lautete der sich einbürgernde Terminus –, deren ‚Natürlichkeit' hier sowohl im Blick auf die ungelernte Praxis der ‚wilden' Amerikaner als auch im Bild des Gärtners, der durch Beobachtung und Zurückhaltung seinen Pflanzen Wachstum und Gedeihen sichere, legitimiert wird.

Von der sichtbaren Anatomie wird die unsichtbare Natur, d.h. die gestaltende Kraft im Körper, abgehoben. Niemals werde es möglich sein, die genauen Instrumente, mit denen die Natur arbeite, zu sehen, schreibt Sydenham, weil die Kunst der Natur („the curious artifice of nature") sowie ihre Instrumente („tools") – „these very spirits" – nicht durch die Sinne erfaßt werden könnten.[14] Gestalt und Verlauf dagegen seien erkennbar und könnten gefördert und behandelt werden. Krankheit zu erkennen bedeute, sich der geschärften Beobachtung genau zu bedienen. Nicht der Blick, der zergliedert, sondern die Kenntnis der Gestaltveränderung und deren Zeichensprache sollten das Wissen des Arztes ausmachen. Eine unsichtbare Natur bewege den Körper, die nicht aufteilbar sei in passive Materie and aktiven Geist. Davon legten die Fieber, die heilsam im Körper wirken, Zeugnis ab, denn „it is certainly something more subtle and fine than what our senses can take cogniscance of that is the cause of the disease, and they are the invisible and insensible parts that govern, preserve and disorder the oeconomie of the body."[15]

Ganz eindeutig wird ein Umgang mit der Natur herausgearbeitet, der nicht auf ihrer Zergliederung, d.h. einer Analyse der Teile, oder ihrer materiellen Zusammensetzung basierte. Nicht der Naturwissenschaftler ist Handlungsträger einer

---

12 Dewhurst, Locke and Sydenham, (wie Anm. 8), S. 4.
13 Vgl. ebd.
14 Ebd., S. 6.
15 Ebd., S. 7.

‚Zergliederung' – ganz im Gegenteil: Der Arzt muß sich gedulden und den Naturvorgang sich selbst überlassen, will er den Heilungsprozeß herbeiführen. Die Berücksichtigung der Eigenständigkeit der Natur, die in ihrer Heilkraft zu erkennen sei, erfordert ihre Achtung.

Diese Haltung wurde von Stahls Schüler, dem radikalpietistischen Arzt Johann Samuel Carl (1676–1757), in seinem populär verfaßten medizinischen Ratgeber, zuletzt 1740 aufgelegt, vertreten. Carl schrieb darin:

> Ich gebe allen Medicis und Chirurgis den Rath, sich lieber zu weit auf die Seite der Furchtsamkeit als Verwegenheit und Dreistigkeit hinüber zu wenden. In Wahrheit die Autocratia interna ist so stark schon vor sich, daß nur in continentia quieta und Expectations=Cur das Beste kan abgewertet [abgewartet – J. G.-K.] und gefordet werden. Unser Mit= und Eigen=Würcken in Medicis verderbt das Beste gar zu oft.[16]

Ganz im Sinne Stahls erklärte Carl weiter, daß seine Schrift den allgemeinen Zweck verfolge, die „Hypothesis organica" zu sichern, da er „den sicheren, gewissen, nöthigen, einfältigen Natur-Weg, medicinae internae, autocratiae naturae, so der Schöpfer der Seelen zu ihres Werck-Zeugs Erhaltung eingeleget, in und zu jeder Gesundheits=Angelegenheit" anzeigen wolle. Er tue das, „um dieses sichern Ziels willen die Hypothesis organica von der Mechanica und Chymica [abzuziehen]".[17]

„Expectations=Cur" hieß, die ärztliche Behandlung so lange behutsam anzusetzen, bis die „Bewegung" der Krankheit therapeutisch zu lenken war. Dann konnte gezielt geholfen oder der Natur Unterstützung geboten werden. Im Rahmen der „Expectations=Cur" wurde der ärztliche Eingriff skeptisch beurteilt, was wiederum die dieser Methode inhärente überaus positive Einschätzung natürlicher Heilkräfte unterstreicht. In theologischer Hinsicht traf sich diese Haltung unmittelbar mit der Position Philipp Jakob Speners (1635–1705), dem wichtigsten Theologen des lutherischen Pietismus. Spener trennte mit Nachdruck die Heilwirkung der Gnade von der Natur und festigte dadurch den Begriff der Autonomie der Natur. Mit seiner Trennung zielte Spener zwar darauf, dem aktiven Eingriff der Gnade Gottes in das Leben des Menschen Gewicht zu verleihen,[18] zugleich wertete er aber dadurch – möglicherweise freilich unbeabsichtigt – die Lebendigkeit und Schöpfungskraft der Natur auf.

Im Zuge der Säkularisierung der Aufklärung wurde die Natur zur Totalität des Seins aufgewertet und im gleichen Zuge – und zwar im überwiegenden Fall im mechanistischen Kontext – der Eingriff Gottes abgelehnt. Die noch spürbare Of-

---

[16] Carl, Johann Samuel, *Medicina Aulica, in einigen nötigen täglich vorkommenden Betrachtungen, Vorstellungen und Anschlägen betr. die Gesundheits=Sorge*. Altona 1740, S. 363.

[17] Ebd., S. 367.

[18] Siehe dazu den Beitrag von Blumenberg, Hans, Teleologie, in: Galling, Kurt (Hg.), *Die Religion in Geschichte und Gegenwart*. 3., völlig neu bearb. Aufl. Tübingen 1957ff., Bd. 6, S. 674–677.

fenheit der Frühaufklärung für die Transparenz zwischen Natur und der Benevolentia göttlicher Schöpfung wurde zunehmend verdunkelt, bis die Natur selbst zum Mysterium wurde. Im Wirkungskreis der pietistischen Medizin blieb jedoch die Ansicht bestehen, daß die ganze Person die seelische Vollendung im diesseitigen, ‚körperlichen' Dasein zu bewirken habe. Christian Friedrich Richter drückte es so aus: „Wenn keine Liebe wäre, so wäre keine Geduld und kein Wille, das Widerwärtige zu tragen: wenn kein Eifer wäre, so würde das Schädliche nicht abgetrieben: wäre keine Furcht, so wäre keine Fürsichtigkeit: also wären keine Affecten, so wäre kein Leben."[19]

Georg Ernst Stahl hat theoretisch und praktisch die holistische Natur des Menschen im gläubigen wie im weltlichen Bereich verteidigt. Die über tausend Seiten der *Theoria medica vera* von 1708 etablierten die ‚natürliche Methode' weltweit. Carl, Richter und viele andere Schüler blieben ihm treu in den Popularisierungen seiner Ideen und ihrer Verbreitung in der Umgangssprache. Mit Hilfe dieser Schüler wurde die Idee einer lebendigen Natur mit inhärenter Intelligenz geltend gemacht und vor allem ihre Nutzung bei der inneren Menschenführung erschlossen. Auch die klassischen medizinischen Lehrfächer der Physiologie und der Pathologie wurden durch Stahls *Theoria* mit der Notwendigkeit konfrontiert, das Lebendige als durchgreifende ‚Bewegung', die psychologisch wie körperlich den Menschen gestaltet, anzuerkennen. Wie sehr dieser Ansatz Schule machte, ist noch bei dem großen schottischen Arzt William Cullen (1710–1790) nachzulesen:

> Very different Views have been taken of this matter and very different conjectures made concerning the connection of the Soul to the Body, and how far in Systems of Physick their Relations should be considered. On this Point we do not enter fully. It is clear that the Conditions of the Body do affect the Mind, but I [in] particular introduced this Sentence in my Definition of Physiology, because to me it is not less certain that the Conditions of the Mind do mutually affect the Body and hence arises the Necessity of Considering the Mind and its Operations. The Effect and Influence of this Consideration in my System has been blamed by some as being an Introduction of Metaphysics. If by this we mean subtile Disquisitions, then I would wish to avoid, and I hope I shall avoid; but if by Metaphysics we understand as I think we should, the Operations of the Human Mind in thinking, that is, the History of the Human Mind, then I say that Metaphysics are unavoidable not only in Physick, but perhaps in every Science if a man goes deep.[20]

Eine *vis medicatrix naturae* konnte ideologisch nur dort zum Tragen kommen, wo ‚Natur' mehr bedeutete als ein bloß wissenschaftliches Konstrukt. Unter dem Gesichtspunkt einer teleologischen Natur, d.h. ihrer eigenständigen Fähigkeit zur Vollendung, kann ihre Aktivität nicht als tot, sondern nur als lebendig verstanden werden. Die Medizin Sydenhams und Stahls hängt wesentlich mit ihren religiösen

---

[19] Richter, Christian Friedrich, *Die höchst-nöthige Erkenntniß des Menschen, sonderlich nach dem Leibe und natürlichem Leben:* oder ein deutlicher Unterricht von der Gesundheit und deren Erhaltung. Halle [15]1754 [Halle [1]1710], S. 257.

[20] National Library of Scotland, Manuscript Collection, MS 3535: *Lectures on the Institutions of Medicine by Dr. Cullen 1770–1771*, S. 25f.

und intellektuellen Erfahrungen zusammen. Die wissenschaftliche Beobachtung führte beide zu der Einsicht, Vorgänge in der Natur synergetisch und nicht zergliedernd zu fassen. „Denn es bestehet der Mensch aus Seel und Leib", wie Johann Samuel Carl formulierte.

> Jene ist ein geistlicher unsichtbarer Ausfluß aus GOTT, und also allein dasjenige Principium, warum und wodurch der ganze Mensch etwas Lebendiges und zwar nach dem Ebenbild nicht allein eines unsichtbaren Geistes, sondern GOTTes selbsten in der sichtbaren elementarischen Kreatur dargestellt ist, seine innere angebohrne Geistes=Eigenschaften in Weisheit, Gerechtigkeit, Gütigkeit, Macht, auszuüben.[21]

Der „ganze Mensch" wird hier auf Gott bezogen, aber er bleibt im vielfältigen Bezugsnetz der Kreatur, d.h. im fleischlichen Dasein sowie in der Hoffnung auf moralische Besserung. Er wird als entwicklungsfähig, d.h. der Selbstlenkung seines Körpers und seiner Seele mächtig, angesehen.

Diese spezifische Herausarbeitung des Begriffs ‚Naturheilkraft' führte zur Einsicht in eine holistische Gestaltungsfähigkeit: Entfaltung, Sinn, Lenkung, Einsicht oder Gestalt – all dies sind Worte zur Umschreibung einer natürlichen, aber auch göttlichen Entelechie. Stahls zwischen 1680 und 1708 entwickelte Theorie formulierte diesen Ansatz systematisch aus. Seine Hinweise auf Autokratie und Synergie wies aktiven Vorgängen, wie Intelligenz und Gefühl, einen gleichwertigen Einfluß im psychischen Haushalt zu. Die „Hypothesis organicus" wurde zur Grundlage der Psychomedizin.

Stahl hat die synergetische Intelligenz der Natur menschlichen Sinneswahrnehmungen, dem Affektenhaushalt und zuletzt auch der Rationalität zugeschrieben. Der Vorstellung einer Ratio, die abgesondert vom und uneingebunden in den Organismus existieren sollte, stand Stahl reserviert gegenüber. Die Anhimmelung der Vernunft war nicht seine Sache. Die skeptische Haltung dem Rationalismus gegenüber verfestigte sich bei seinen Schülern. Johann Daniel Gohl (1675–1731) schreibt 1733 in seinen *Aufrichtigen Gedancken über den von Vorurtheilen krancken Verstand*:

> Verstand regieret die ganze Welt, nicht wie er metaphysisch, von allen Einflüssen in materielle oder leibliche Dinge abgezogen muß genommen werden, sondern wie er allerdings in diesselbe einfließt, und sich eben daraus offenbaret. [...] Dieser Verstand, als actus purus inorganicus, ist aber gar wohl zu unterscheiden von der Vernunft: Denn diese ist ein actus mixtus organicus eben derselben principii, da es in externa objecta agiren, und ihre fines assequiren kan, aber nicht anders als durch die äusserlichen sinnlichen Empfindungen und Einbildungen, als welche dazu unumgänglich nöthig sind, und ohne welche die Vernunft cessiret. Daher auch glaublich ist, daß die vom Leibe getrennte Seele die Eigenschafft des Verstandes zwar immer beybehalten; die Vernunft aber nach der Absonderung vom Cörper aufhören werde.[22]

---

[21] Carl, Medicina Aulica, (wie Anm. 16), S. 72.

[22] Gohl, Johann Daniel, *Aufrichtige Gedancken über den von Vorurtheilen kranken Verstand, besonders in der delicaten Materie von den spiritibus animalibus oder so genannten Nervengeistern.* Halle 1733, S. 2 und 6.

Die Vernunft wird von der Schule Stahls für ebenso fehlbar wie auch andere Entscheidungs- und Wahrnehmungsorgane angesehen. Sie könne irren wie auch die Natur im ganzen in sich fehlerhaft sei. Diese Anfechtbarkeit der Natur gab ihr eine schillernde Gestalt: einerseits labil im Angriff durch Krankheit, falsche Lebensführung und Schwächen verschiedenster Art, andererseits einzigartig in Hinsicht auf ihre Kräfte und Mittel zur Besserung. „Wie es die Natur macht, so belehrt sie uns", mahnt Carl, und er schreibt: „Wir sind als Ministri naturae in dem Reglement der gesunden und kranken Haushaltung dahin gesetzt, auch von heidnischem Licht, quo vergit natura, eo ducere, um also des Erhalters Hand mit zu seyn."[23]

Eine Natur, deren Wirkungen im Körper spürbar und sichtbar werden, kann degenerative oder unheilsame Folgen zeitigen. Im Leben ist die Seele Teil der Natur, ihre Wiedergeburt muß im Natürlichen erarbeitet werden – nur so begegnet sie Gott. Krankheit und Tod sind Bestandteile einer fehlerhaften Natur. Gerade die Fähigkeit zu irren paßt in eine religiöse Mentalität, die den Menschen davor warnt, sich zu überschätzen. Die ganze Natur leidet daran, ‚verfallen' zu sein. Der Medizin solcher Prägung wurden keine göttlichen Attribute zugeschrieben: Weder könne sie die Krankheit eliminieren, noch den Krebs überwinden oder die Pocken aus der Welt schaffen. Mensch, Tod, Krankheit und Lebensbesinnung standen in ganzheitlicher Bezogenheit. Eine Sicht der Krankheit, die sich ontologisch verselbständigen sollte, d.h. keinen Bezug auf das Leben des Individuums und dessen Heilsgeschichte nahm, war noch nicht formuliert.

Insofern ist der Begriff ‚organisch' wissenschaftlich wie sozial als interaktiver Zusammenhang in der weitest denkbaren Dimension zu verstehen. Die Konzeption eines stofflichen Zusammenhangs anstelle eines Denkens in Differenzen (Trennung von Teil und Ganzem, Form und Materie, Geist und Körper) charakterisiert eine medizinische Reform, die die Seele mitdenken kann. August Hermann Francke (1663–1727) hatte in seiner Grabnische auf dem Stadtgottesacker in Halle die hoffnungsreiche Inschrift aus 1 Kor. 15, 43–44 anbringen lassen: „Es wird gesät ein natürlicher Leib und wird auferstehen ein geistlicher Leib. Hat man einen natürlichen Leib, so hat man auch einen geistlichen Leib." Dementsprechend erklärt der Theologe Ernst Käsemann, daß ‚Fleisch' im Alten Testament „nicht nur Substanz, sondern Lebensmöglichkeit, weitergehend Lebewesen und noch konkreter, Person"[24] bezeichne.

Die Erklärungen zu Unterschiedlichkeit, Individualität, Veränderung, Entwicklung, Gestaltgebung oder Wachstum finden ihr Substrat bzw. ihre Urverbindlichkeit in dieser Naturdeutung. Sie wird als organisch und holistisch begriffen und ist weder der Vernunft noch einer ihr verbundenen Politik untergeordnet. Eine solche Bereitschaft, den „ganzen Menschen" ins Blickfeld zu rücken, erhebt den An-

---

23 Carl, (wie Anm. 16), S. 165.

24 Käsemann, Ernst, *Leib und Leib Christi*. Eine Untersuchung zur paulinischen Begrifflichkeit. Tübingen 1933, S. 8.

spruch, Vermögen verschiedenster Art ansprechen zu können, insbesondere da, wo Vervollkommnung das persönliche oder soziale Ziel bleibt. Die Aufklärung und der Pietismus hatten dieses gemeinsam: Beide Bewegungen glaubten, der Mensch könne sich moralisch verbessern und läutern. Die Vollendung des Menschen und die Verbesserung der Gesellschaft waren nicht nur Sache moralischen Verhaltens, sondern basierten auf der Erkenntnis psychologischer Vorgänge. Gerade in der Gewichtung von Beweglichkeit, Lebendigkeit und Gedeihen lag ein oppositionelles Moment gegen vernunftgemäße Ordnung oder – politisch gesehen – zum Obrigkeitsstaat. ‚Enthusiasten', ‚Pietisten' oder ‚Inspirierte' erarbeiteten eine psychologische Menschenführung und hielten Innerlichkeit in Ehre. Das in seiner Achtung des Individuums radikale Christentum bezog sich nicht auf Stabilität, sondern auf Entwicklung, Eingebung, Umkehr, Buße und Wiedergeburt.

Eine solche Inanspruchnahme der Natur belegt, daß nicht nur die neue Physik die moderne Welt bestimmte. In den medizinischen Begleitwissenschaften – der Botanik, Chemie und Physiologie – bildete das Problem morphologischer und ‚unsichtbarer', d.h. nicht auf die Materie zurückführbarer Veränderungen, eine gemeinsame Forschungsaufgabe. Wo man die Natur unter morphologischen Gesichtspunkten erforschte, wurde sie nicht entseelt oder als passive Materie preisgegeben. Die Natur konnte als Lebewesen gelten, dazu befähigt, eine Zeichensprache zu verwenden, die in der Beobachtung erschließbar war.

Eine solche Auffassung, die die Natur als ‚lebendig' betrachtete, unterschied sich wesentlich von dem Versuch, sie als Objekt darzustellen. Dieser Ideologie war der Wunsch eigen, die Welt in einen ‚stummen' Teil, der experimentell überprüfbaren Gesetzen unterworfen war, und einen Teil der Romantiker bzw. Okkultisten aller Schattierungen zu spalten. ‚Wahrheit' wurde auf solche Weise an ‚Rationalität' gebunden – jedoch auf Kosten einer Natur, die nur noch ‚tot', ‚objektiv' oder ‚zergliedert' in Erscheinung trat.

Konzepte wie ‚Naturheilkraft' oder ‚anschauende Erkenntnis' basieren auf einem dynamischen und interaktiven Weltverständnis. Im newtonischen bzw. cartesianischen Blickfeld wird der Körper somatisiert und als Bauwerk kleinster materieller Einheiten begriffen. Im organischen Blickfeld dagegen werden Fluidität und Bewegung betont, wodurch die Natur eine selbständige Intelligenz gewinnt. Die Eigennatur der Natur erhielt unterschiedliche Bezeichnungen, u.a. diejenige der ‚Lebenskraft'. Der Hallenser Botaniker Kurt Sprengel (1766–1833) z.B. kehrte trotz gelegentlicher Kritik an Stahl zur „Hypothesis organicus" zurück. Er schrieb:

> Die ganze Natur ist ein Organismus, weil wir die feste Gestaltung durch Gesetze des Lebens erhalten sehn. Wir setzen den Organismus blosz dem Kunstwerk entgegen, in welchem wir die Gestalt und Verbindung der Theile als den Grund der Bewegungen erkennen.

Er fährt fort:

> Das aber der Einflusz der Lebenskraft oder der eigenthümlichen Thätigkeit auf Gestalt und Verbindung der Theile dem Zweck des Ganzen entspricht: so ist der Begriff der Zweckmäßigkeit dem Organismus auch wesentlich und eigenthümlich. Zweckmäßig ist die Einrichtung des organischen Baues, weil jedes Theil mit dem andern zur Erhaltung des Ganzen übereinstimmt, und kein Theil für sich und um sich selbst willen lebt.[25]

Christian Friedrich Richter hatte den Gedanken einer organischen Verwobenheit alles Seienden aus der Bibel (Apg. 17,27–28) zitiert und in seiner Erkenntnis des Menschen hervorgehoben. Dabei betrachtete Richter Natur und Gott nicht als getrennt, sondern in schöpferischer Liebe verbunden: „ob er [der Mensch – J. G.-K.] doch ihn [Gott – J. G.-K.] fühlen und finden möchte, nachdem er in ihm lebet, webet und ist, und daher einen solchen genauen Respektum auf ihn hat."[26] Die Naturerscheinung bekommt dadurch eine subjektivierende und heilende Funktion, und das Medium dieser Begegnung, wie es Richter anklingen läßt, ist das Gefühl.

Johann Wolfgang Goethe prägte für diesen Zusammenhang die Bezeichnung ‚anschauende Erkenntnis' bzw. ‚anschauende Urteilskraft'. Goethe suchte in der Natur bekanntlich ihre Urform, aus der ihre individuelle Gestalt sich entwickele. Die Urform war ‚morphologisch' zu begreifen, d.h. in der Eigenart jedes Seienden eine gestaltgebende Kraft:

> [...] instead of a mathematical relationship, we must raise, or exalt, the phenomenal world itself, lift it towards the ideal so that through genuine phenomena we may glimpse the principle or unifying agency which expresses itself as law in the natural kingdoms. In botany this will be called by Goethe his ‚archetypal plant', in colour it is the quest for ‚archetypal phenomena'. Whatever the field, the unifying principle is not accessible through the logic of the discursive intellect, but rather we must mount higher and higher by continual study and shifting of phenomena so that the pattern itself is *beheld* [Herv. im Original – J. G.-K.].[27]

Auch in der Mineralogie suchte Goethe die schöpferische Dialektik zwischen Erscheinung und Urform: „So auch hat die Mineralogie nur in einer doppelten Hinsicht Interesse für mich gehabt: Zunächst nämlich ihres großen praktischen Nutzens wegen, und dann um darin ein Dokument über die Bildung der Urwelt zu finden."[28]

Der morphologische Gedanke greift tief in die Eigenart der Zeit, die Psyche als gestaltend zu sehen. Die Psyche hat Anteil an den synergetischen Kräften, die in der Natur alles in der Gestalt aufgehen zu lassen vermögen. Die Eindrücke der Sinne werden eingebunden in die gestaltenden Vorgänge der Innenwelt. Wie bei der „Expectations=Cur" kann der Eingriff behutsam vorgenommen werden, um

---

25 Sprengel, Kurt, *Von dem Bau und der Natur der Gewächse*. Halle 1812, S. 41.

26 Richter, *Die höchst-nöthige Erkenntniß*, (wie Anm. 19), S. 3f.

27 Zajonc, Arthur, The Two Lights, in: Bamford, Christopher (Hg.), *Rediscovering Sacred Science*. Edinburgh 1994, S. 213–242, hier S. 236.

28 Johann Peter Eckermann: Gespräche mit Goethe in den letzten Jahren seines Lebens. Zürich 1948 (Gedenk-Ausgabe, hg. v. Ernst Beutler, Bd. 24), 1. Febr. 1827, S. 237.

moralisch gestaltend zu wirken. Weder Stahl noch Goethe duldeten einen reduktiven Materialismus. Ganz im Gegenteil, die farbige Vielfalt sinnlicher und affektiver Beteiligung an der Welt war analog zur morphologischen Entfaltung aus der Urform, die sich dynamisch in der individuellen Ausprägung einzulösen vermag. Die „Hypothesis organicus" erlaubt den Brückenschlag von der Naturerkenntnis zur menschlichen Utopie. Es war notwendig, die Natur im Menschen zu erfassen, bevor die Aufgabe, das Menschengeschlecht zu verbessern, in Angriff genommen werden konnte.

II.

Die Psychomedizin entstand aus der Einsicht in eine Natur, deren dynamische Kraft (vis medicatrix naturae) holistisch, d.h. als zusammenführend und gestaltend, interpretiert wurde. Dieser Naturbegriff verhalf den Gemütsbewegungen dort zu zentraler Bedeutung, wo die Besserung des Menschen thematisiert wurde. Einerseits dienten die Gemütsbewegungen der religiösen Seelenführung, die bei den Pietisten und Brüdergemeinen verfeinert und ausgeformt wurde – ein Vorgang, der im Genre des ‚psychologischen Romans' literarischen Niederschlag fand.[29] Andererseits prägten sie den sich säkularisierenden politischen Bereich der Mitmenschlichkeit und wirkten maßgebend auf die Herausformung einer dem Ideal nach gleichberechtigten bürgerlichen Gesellschaft ein. Die Psychomedizin verwandelt sich um 1750 in eine Psychologie des moralischen Handelns, und zwar besonders unter der Hand vieler ‚weltweiser' Schriftsteller.[30]

Diesem Gedankengang möchte ich nachgehen und zeigen, wie das Modell der leibseelischen Einheit das Konzept der ‚Bewegung' als Chiffre anbot, mit der das ganze Spektrum der Gefühle und Empfindungen reguliert werden konnte, und zwar im Sinne von Heraufbeschwörung und Bannung. Das Problem, wie Empfindungen erregt oder gemäßigt werden können, war eine der großen Denkaufgaben des 18. Jahrhunderts, die die Beschäftigung mit der Vernunft bei weitem übertraf. Die Beherrschung der Gefühlskräfte versprach eine bessere Erziehung zur

---

29 Z.B. bei Bernd, Adam, *Eigene Lebens=Beschreibung*. Leipzig 1738; Moritz, Karl Philipp, *Anton Reiser*. Ein Psychologischer Roman. Berlin 1785–1790; La Roche, Sophie von, *Geschichte des Fräuleins von Sternheim*. Leipzig 1771/1772. Vgl. Geyer-Kordesch, Johanna, Cultural Habits of Illness: The Enlightened and the Pious in the 18th Century Germany, in: Porter, Roy (Hg.), *Patients and Practitioners*. Lay Perceptions of Medicine in Pre-Industrial Society. Cambridge 1985, S. 177–204.

30 Siehe dazu: Zelle, Carsten, *Angenehmes Grauen*. Literaturhistorische Beiträge zur Ästhetik des Schrecklichen im achtzehnten Jahrhundert. Hamburg 1987, passim; Mauser, Wolfram, Anakreon als Therapie? Zur medizinisch-diätischen Begründung der Rokokodichtung, in: *Lessing Yearbook* 20 (1988), S. 87–120; ders., Die ‚Balsam=Kraft' von innen. Dichtung und Diätetik am Beispiel des B. H. Brockes, in: Benzenhöfer, Udo/Kühlmann, Wilhelm (Hg.), *Heilkunde und Krankheitserfahrung in der frühen Neuzeit*. Tübingen 1992, S. 299–329.

Menschlichkeit als das hierarchische Modell einer patriarchalischen Vernunft. Die Einsicht, wie psychische Bewegungen reguliert werden könnten, versprach Glückseligkeit und Vergnügen – mithin ein Instrumentarium, das den sozialen Frieden zu fördern vermochte. In Anknüpfung an diese Entdeckungen der Psychologie konnte ein ganzes Register an Bewegungen betrachtet werden: Prozesse des Wachstums, des Erkrankens, des Reifens, der Einbildung oder des sinnlichen Empfindens konnten aufgeschlüsselt werden.

Christian Friedrich Richter, einer der ersten Anhänger Stahls, Apotheker und überzeugter Pietist, verknüpfte die neuesten medizinischen Erkenntnisse mit psychologischen Einsichten, die ihren unmittelbaren Endzweck in der christlichen Wiedergeburt erblickten, aber darüber hinaus ein reichhaltiges psychologisches Repertoire an die Hand gaben. Richter war ein unermüdlicher Propagandist der Psychomedizin: In seinem Bestseller *Die hoechst=nöthige Erkenntnis des Menschen* beschrieb er die innere Führung leibseelischer Regungen „nach dem Leibe und natürlichen Leben".[31] Richters Schriften enthalten nicht nur systematische Erklärungen zur Psychomedizin, sondern, da er als Arzt die therapeutische Praxis miteinbezog, auch Fallbeispiele seiner Patienten. Wie viel Wert Richter auf Psychomedizin legte, wird aus einem Brief von 6. April 1703 deutlich. Richter war damals Stahls Schüler und korrespondierte mit einem der wichtigsten Anhänger der Pietisten in Berlin, Carl Hildebrandt Baron von Canstein:

> So nützlich und nothwendig die Lehre und Erkenntnis von der Natur des Menschen, so unbekannd ist sie in den Schulen der Medicorum, und so ungereimt für [= vor – J. G.-K.] ihren Augen: als daß solches ein Haupt=Stück von denen verborgenen Gerichten Gottes sey, durch welche diejenigen, so nicht geachtet haben die Erkenntnis der Wahrheit [...] gestraffet werden. [...] Denn der Schade, so aus der Unwissenheit dieser einigen Wahrheit, in menschlichen Sachen entspringet, ist nicht wol zu beschreiben.

Der Brief fährt nach den ersten Sätzen wie folgt fort:

> Wie wil mann von den actionibus des Leibes urtheilen, wenn man das Agens nicht kennet, oder es gar verleugnet? Wie will man die oeconomie des Leibes recht erkennen wenn man von keinen Oeconomo etwas wissen will? Wie wil man gewiß versichern können, welche motus im Leib gut oder böse, wenn man nicht erkennet, wofür sie entstehen oder wenn man ein solch Principium motum zum Fundament der Medicin praesupponiret? Ists nicht jämmerlich und zu beklagen, daß auch bißweilen wackere Leute ein so großes belieben an der Meynung tragen, krafft welcher man den Leib des Menschen zu einer Wind=Mühle und Uhrwerk macht. Wenn man auch der recipirten opinion derer meisten Medicorum, die das größte Ansehen haben, einen Menschen formiren solte, so würde in Wahrheit ein recht ungeheuerer, monströser, unbeweglicher Klumpen draus werden: also daß ich mich offt in meinem Gemüthe darüber entsetzet, wie es immer möglich, daß verständige Leute sich so eines wunderlichen Concept von sich selbst formiren, und so steiff dran glauben können: ohngeachtet sie aller minuten das Gegentheil an sich selbst so kräfftig empfinden könten.[32]

---

[31] Richter, Christian Friedrich, *Die höchst-nöthige Erkenntniß*, [wie Anm. 19], Vorrede, S. 1–32.

[32] Richter, an Canstein am 6. April [1703]; Hauptbibliothek der Franckeschen Stiftungen, AFSt/HC 285: 161.

Richter folgte der Lehre Stahls. Er übersetzte und popularisierte, was sein Mentor nur lateinisch verfaßt hatte, und beschrieb insbesondere das Ineinanderwirken von Körper und Seele. Über die Krankheit heißt es, daß sie „eine Abweichung der Natur von der gewöhnlichen Bewegung zu einer ungewöhnlichen“[33] sei. Gesundheit wird gleichfalls nach diesem synergetischen Modell definiert, was eine medizinische Neuerung bedeutete, die nicht mit der Humoraltheorie der Antike vermengt werden darf. Richter verstand Gesundheit idealtypisch als „eine gewisse Reinigkeit oder Vollkommenheit der Mischung des Leibes“,[34] d.h. als holistische Vollkommenheit, wobei realiter „das Leben auch des gesündesten Menschen, der keine eigene Krankheit erfahren, nichts anders als ein stetes gelindes Fieber [ist] oder eine stete Verdünnung und Reinigung des Geblüts, welche von dem Anfange seines Lebens sich bis in den Tod erstrecken wird.“[35] Die Zusammenführung des Physiologischen mit dem Psychologischen binden Leben und das Lebendige an das diesseitige Wirken der Natur, das es zu verstehen galt. Der Umlauf des Blutes sowie die körperlichen Mechanismen der Ausscheidungen gehörten in diesem umgangssprachlichen Lehrtext zum medizinischen Wissen, das Richter zu popularisieren trachtete, und zwar so, wie Stahl es in seinen Schriften über den *motus tonicus vitalis* erläutert hatte.

Bezeichnend ist Richters Gleichsetzung des Fiebers mit der ‚gesunden‘ Natur, womit eindeutig die Theorie Sydenhams und Stahls von der Heilkraft der Natur aufgegriffen wurde. Zudem ermahnt Richter seine Leser, daß Krankheit mit Sünde und Tod eng verwachsen sei. Anstatt diese Verbindung als Sonderweg Richters zu werten, wodurch er zum Abweichler gemacht und von der Schulmedizin isoliert wird,[36] sollte die Bezugnahme auf den Verfall der Natur so wie im Reformchristentum aufgefaßt werden, wo der Mensch an der ‚gefallenen‘ Natur teil habe, weil die Natur selbst, wie es auch Stahl betonte, in ihren ‚Bewegungen‘ irren könne. Stahls Schriften zum Thema ‚übelcurierter‘ Krankheiten kreisten um den falsch plazierten Eingriff des Arztes, der entweder mit übermäßig dosierten oder

---

33 Richter, Christian Friedrich, *Kurtzer und deutlicher Unterricht von dem Leibe und natürlichen Leben des Menschen* [...]. Halle 1705, S. 124; zit. nach: Altmann, Eckard, *Christian Friedrich Richter (1676–1711).* Arzt, Apotheker und Liederdichter des Halleschen Pietismus. Witten 1972, S. 77. Nicht teilen kann ich Altmanns undifferenzierte Vereinnahmung Richters für das aus dem mechanischen Verständnis abgeleitete physiologische Modell. Richters *Kurtzer und deutlicher Unterricht* von 1705 bietet die sog. 2. Aufl. seiner *Höchst-nöthige*[n] *Erkenntniß*, insofern deren Erstdruck von 1710 ausdrücklich als 3. Aufl. bezeichnet wird. Sie ist ab der 5. Aufl. von 1715 um ein Vorwort von Christian Sigismund Richter erweitert. Ein Fassungsvergleich der unterschiedlichen Auflagen von Richters *Kurtzer und deutlicher Unterricht* bzw. *Höchst nöthige*[r] *Erkenntniß* ist Desiderat.

34 Die Ausgabe von 1705, nach der Altmann zitiert, ist in Faksimile nachgedruckt worden: Richter, *Kurtzer und deutlicher Unterricht* [...] (Bibliotheca Historico-Naturalis Antiqua, hg. v. Hans-Joachim Poeckern) 1984, hier S. 113.

35 Ebd.

36 Altmann, (wie Anm. 33), S. 77: „Damit setzt er sich von der Lehrmeinung der medizinischen Schulen seiner und auch seiner Lehrers Zeit ab.“

falsch eingesetzten Medikamenten, d.h. stets ohne richtige Beobachtung des Krankheitsverlaufes, die Möglichkeiten einer Heilung unterbinde.[37] Tatsächlich ist die Annahme einer Sünde als eines zusätzlichen Grundes dafür, daß die heilsamen ‚Bewegungen' der Natur gestört seien, nicht weit von der medizinischen Interpretation entfernt. Sie gibt einen Einblick in die psychologische Weiterführung eines dynamisch konzipierten Modells, das gleichermaßen Gefährdung wie Heilung umfaßte.

Die erste Generation der Stahl-Schüler hat sich ausgiebig mit der ‚Cur' beschäftigt. Die Verbindung der Praxis Stahliana mit ihrer Klientel, die von den Halleschen Pietisten bis zu den Brüdergemeinen reichte, setzte unterschiedliche Annäherungen in Gange. Einerseits demonstrierte das psychomedizinische Modell Stahls, wie seelische Vorgänge auf den Körper einwirkten, andererseits resultierte aus der Praxis der Seelenführung sowohl eine eigene Sprache als auch eine Symptomatik psychischer Zustände der Patienten. Die von Sydenham begonnene und von Stahl zu einer neuen Dimension erhobene Suche nach empirischen Krankheitsbildern samt ihrer Methodik der Fallbeschreibungen vereint sich mit pietistischen Bekehrungserlebnissen, Leichenpredigten und Briefwechseln. Krankheit und Sünde zusammengenommen bilden verschiedene Artikulationsbereiche für Bewegungsprozesse in der körperlichen und seelischen Sphäre. Aus dem Ineinander medizinischer und religiöser Impulse resultiert der große Komplex der oft als spezifisch deutsch bewerteten ‚Innerlichkeit'.

Richter betonte unüberhörbar die zentrale Rolle des Gemüts:

> Ist so gar dasjenige, was den Menschen zur Tugend und zur Gottseligkeit erwecket, eine gewisse Empfindung im Gemüthe; wie es denn auch eine Empfindung ist, wodurch er zu Lastern gereizet wird. Was ist die Kraft der Exempel, die sich so starck an dem Gemüthe beweiset, anders als eine Empfindung?[38]

Richters Absicht war es, mit der *Höchst=nöthigen Erkenntnis des Menschen* „der genauen Vereinigung des Leibes und der Seele [...] von dem Gemüth und dessen Beschaffenheit und Wirkung so viel jedesmal kürzlich mit beyzufügen, daß es zu mehreren und gründlichen Nachforschungen Gelegenheiten geben könne".[39] Die Kombination aus medizinischem Ratgeber und psychologischem Handbuch für Laien war kaum zu übertreffen. Erklärt wurde die innere Wirkung und der Zweck der Gefühle mit dem Hinweis, daß man sich selbst beobachten solle. Durch solche Erklärungen konnte man aus dem Chaos der „Triebe" zur Ordnung der Wahrneh-

---

37 Stahl, Georg Ernst, *Untersuchung der übel curirten Kranckheiten, darinnen umständlich gewiesen wird, was übel curirte und verderbte Kranckheiten sind, woher solche rühren, was vor Schaden daraus erwachse und was zu beobachten damit man keine Kranckheit verderbe.* Leipzig 1726, passim.

38 Richter, *Die höchst-nöthige Erkenntniß*, (wie Anm. 19), S. 221.

39 Ebd., S. 13.

mung und Nutzung voranschreiten. Richter hält fest, daß solche Erkenntnis zwar „kein Vernunffts=Schluß" sei, sondern

> eine Art des Verstehens, die viel edler, die weit gewisser und kräfftiger ist, und die dergestalt in der Seele selber stecket, daß der Mensch vielmahls nach seinem leiblichen Theil nichts davon gewahr wird, bis er es erst aus dem Effect der Freude oder Betrübniß, der Ruhe oder Unzufriedenheit, so darauf erfolgen, verspüret; Daher kann nun die Seele den gantzen innerlichen Zustand des Leibes erkennen, wenn man gleich nach der Vernunfft nichts davon weiß, und dencket.[40]

Ein Beispiel aus der medizinischen Praxis Stahls kann diesen Zusammenhang nochmals aufzeigen. Die Fallbeschreibung machte einen Teil des klinischen Unterrichts Stahls aus. Der im folgenden geschilderte Fall, der durch Abschrift überliefert wurde, bietet einen der sehr raren Einblicke in Stahls ‚natürliche Methode'. Und zwar behandelte Stahl eine Frau, die in ihrem zwölfjährigen Ehestand zwar „ein einsames Leben" führte und ein „vitam sedentariam" erlebte, zugleich aber „nicht so gar ruhig und freyen Gemüthes seyn konnte", öfters „erzürnte" und nichts anderes als „Schelten, Lästern und Zancken von sich hören lässet, und solches Tag und Nacht antreibet".[41] Dieser Fall „de melancholia hypochondriaca" zeigt Stahl als behandelnden Arzt, der sich dem physischen wie seelischen Zustand der Patientin annimmt. Stahl erörtert die Krankheit zuerst im allgemeinen, anschließend spezifisch an der Patientin. Die Melancholie sei eine Geisteskrankheit, die realistische und differenzierende Wahrnehmungen verdränge und in eine Fixierung ausarte:

> Die Melancholici haben ihre general Idee, daß sie Ketten, Bande und Gefängnisse fürchten. Daher wenn fremde Leute kommen, fürchten sie sich und meynen, man werde sie greiffen, kriegen darbey propter moralem hunc metum zugleich in corpore anxietates & palpationem cordis, als wenn sie ersticken wolten. [...] Die Art und Weise dieser Furcht verhält sich nach der Beschaffenheit und gewohnten Umständen eines jeden Patientens; was sie vorher gefürchtet bleibt ihnen nun desto fester im Gedächtnis; Daß sie meynen, die Leute seyen ihnen nicht gut, meynen es nicht gut mit ihnen. [...] Unter diesen Umständen sind sie ohne Ruhe, den der Schlaf ist ein Indicium der Sicherheit, und so lange sich ein Mensch fürchtet, so schläfft er nicht, denn das Gemüth ist allezeit darauf bedacht, das Übel von sich abzuwenden.[42]

Das Zitat entstammt einer studentischen Mitschrift und ist deswegen weitläufig. Im Kern aber geht es um das seelische Heraufbeschwören des Bildes einer Gefangenen und Bedrückten. Furcht bindet sich an das irreale Bild, das die Handlungen der Frau bestimmt, obwohl ihre reale Lage eine andere Bedrohung oder Befürchtung

---

40 Ebd., S. 46.

41 Stahl, Georg Ernst, *Collegium Casuale Magnum, oder 76 practische Casus, welche er von anno 1705 bis 1707 als Prof. Ord. auf der Universität Halle einem gewissen numero studiosorum mit gründlicher resolution und treuer Eröffnung vieler besondern praktischen Cautelen lateinisch in die Feder dictirt*, nunmehro ins Teutsche übers. v. Johann Storchen. Leipzig 1733, Casus LXXXIII, S. 755.

42 Ebd., S. 757.

enthält. Ihre Abwehr ist durch Schlaflosigkeit noch gesteigert. Stahls Behandlungsmethode wird am spezifischen Fall erläutert:

> Nun hielte ich vor allen Dingen nöthig die Patientin selbsten zu sehen, wie sie sich aufführete, und fand sie bey der ersten Besuchung im bloßen Hemd sitzend. Da aber ohngefähr der Pfarr desselben Orts zugleich mit mir hinein gieng, ließ ich ihn voraus gehen, damit beym Eintritt in die Stube Gelegenheit haben möchte die Patientin desto genauer zu betrachten; Anfangs sah ich sie eine ziemliche Zeitlang stillschweigend an, endlich sprach ich ihr zu und bate, daß sie meine Besuchung nicht übel deuten möchte, da sie denn mit vieler Danckbarkeit bezeugete, daß mein Zuspruch ihr angenehm sey: [...] Inzwischen klage sie viele Trangsalen, welche ihr die Ihrigen und Hausgenossen anthäten, und daß es niemand mit ihr [gut – J. G.-K.] meyne oder sonst in keiner Sache für sie sorgete.

Stahl verschrieb nur Nitrium, das mit Bier eingenommen werden sollte. Nitrium ist Salpeter oder Salpetersäure – hier wahrscheinlich eine stark verdünnte medizinische Verabreichung. Stahl verschrieb vorzugsweise Medikamente, die keine starke Wirkung hatten. Er war Gegner der ‚heroischen' Kuren vieler seiner Zeitgenossen. Dann heißt es in der Fallbeschreibung weiter:

> [...] darauf folgte bald Schlaff und in kurzer Zeit eine Stille Ruh und Gelassenheit, status tranquillior. Die Haupt=Beschwerung oder Fehler aber war die Gantz verkehrte moralisatio der Umstehenden gegen sie, weshalber ich ihnen anriethe, daß sie ihr nachgeben und ihr nicht allemal vergeblich widersprechen möchten. Ich machte ihr zuweilen etwas vor, darüber sie sich erfreuen oder das Gemüth erquicken konte.[43]

Stahl versucht, seinen Studenten bzw. durch die Drucklegung des Falles seinen Kollegen nahezulegen, die Behandlung von Furcht und ‚Trangsalen' durch Behutsamkeit und Einfühlung sowie durch das Verabreichen harmloser Medikamente durchzuführen. Sein Tadel gilt dem psychologischen Fehlverhalten der Familienmitglieder. Deren eindringliches Moralisieren habe die Abwehr, die der Gefühlswelt der Patientin entstammte, nur verschlimmert.

Christian Friedrich Richter hat in seinen Büchern ebenfalls viel Gewicht auf Fallbeschreibungen gelegt. Bei ihm war der Bezug zur religiösen Seelenführung deutlicher ausgeprägt. So schildert eine Patientin ihre Leiden, die sie zur öfteren ärztlichen Behandlung zwangen, welche jedoch keine Besserung brachte. Die ausführliche Erzählung geht ins leibliche und seelische Detail, wie es auch bei Stahls Krankengeschichten üblich war. Dadurch entsteht sowohl in Richters popularmedizinischem Buch als auch in der Fachliteratur Stahls eine spezielle Gattung von Fallbeschreibungen, in deren Mittelpunkt die seelische Diagnostik steht. Diese Fallbeschreibungen bilden den Ausgangspunkt der psychologischen Erzählung und finden Niederschlag auch in Romanen oder in der späteren Experimentalseelenkunde. In ihnen finden sich Erklärungen zum inneren Wirken der Gefühle, d.h. ihren verführerischen, gefährlichen oder beglückenden Eigenarten. Richter verbindet die Behandlung durch die *essentia dulcis* mit der Krankengeschichte,

---

[43] Ebd., S. 761.

wobei die medizinische Heilung im seelischen ‚happy end' mündet. Für die fromme Seele bedeutete das psychische Ausharren und die Erduldung der Welt die Annäherung an den ersehnten Gott.

Die Behandlungsmethoden der ‚Praxis Stahliana' wurden zum Vorbild, und zwar sowohl in den radikal-protestantischen Gemeinden als auch im weltlichen Bereich medizinischer ‚Curen'. Tugend (virtus) schöpft aus der Kraft (vis). Der Umgang mit der eigenen Seele war durch Krankengeschichte und Fallbeschreibung zugänglich gemacht worden. Diese literarischen Formen boten einen Lesestoff an, der Unterricht in der Psychologie der Affekte sowie der Disziplin ihrer Unterdrükkung vermittelte. In diesem Sinne warnte Richter:

> Es muß sich der Mensch noch heutigen Tages auch nach dem natürlichen Leben in Acht nehmen, daß er keine Bewegung in seinem Leibe erwecket, welche er nicht continuiret und fortgesetzt wissen will, weil sich selbige, nachdem sie einmal erwecket und geübet worden, sonderlich wenn sie böse und irrig gewesen, leichtlich wieder ereignen.[44]

III.

Christian Thomasius (1655–1728) hingegen benutzte medizinische Erkenntnisse, um dem Willen den Vorrang vor der Vernunft im sittlichen Bildungsprozeß einzuräumen. Die naturwissenschaftliche Begründung half ihm, gegen den philosophischen Rationalismus anzugehen. Thomasius zielte insbesondere in seiner pietismusfreundlichen Zeit darauf, die Bewegung des Gemüts durch Anleitung aus der Psychomedizin sozial nutzbar zu machen. Er sah im Temperament und im Gefühlshaushalt den Schlüssel zum Einüben sittlichen Verhaltens:

> Denn es ist gewiss/daß wir nichts wollen können/daß wir nicht zugleich empfinden solten/daß wir dasselbige wollen. Und obwohl in Ansehen unserer das Wollen ein Thun der Seele ist/so kann man doch auch sagen/daß in derselben eine Leidenschaft sey/wenn sie empfindet/daß sie etwas will. Dieweil aber dieses Empfinden und dieser Wille wahrhaftig ein Ding ist/so benennet man es nach dem edelsten/und also nennet man es nicht eine Leidenschaft/sondern eine Thätigkeit/welches auch ebenmäsig von denen Einbildungen und anderen Gedancken/die von der Seele formiret werden/gesaget werden muß.[45]

Auch wenn hier Descartes' Abhandlung *Les Passions de l'âme* (1649) durch den Text Thomasius' durchscheinen mag, und zwar insbesondere im Kategorisieren seelischer ‚Tätigkeiten' und willensmäßigem ‚Erleiden', kehrt er doch diesen Dualismus um und profiliert den Holismus eines auf Gefühlsregungen und Willen bezogenen Gestaltungsprozesses. Thomasius arbeitete an seinen Schriften zur Sittenlehre zwischen 1692 und 1696. Stahl kam 1694 nach Halle. Er war jedoch schon früher in Quedlinburg und in Gotha in pietistischen Kreisen zu Hause und

---

44 Richter, *Die höchst-nöthige Erkenntniß*, (wie Anm. 19), S. 51.

45 Thomasius, Christian, *Von der Artzeney Wieder die unvernünfftige Liebe, und der zuvor nöthigen Erkäntniß Sein Selbst Oder: Ausübung Der Sitten Lehre* [...]. Halle 1696, S. 59.

stand womöglich bereits in dieser Zeit in Kontakt mit Thomasius, der in Erfurt August Hermann Francke verteidigte.[46] Thomasius beschäftigte sich intensiv mit psychologischen Fragen erst in der Zeit der öffentlichen Verfolgung der als radikal empfundenen pietistischen Bewegung. Seine 1689 publizierte Schrift *Rechtliches Bedencken* bot eine Verteidigung des Pietismus. Das Konventikelverbot gegen die pietistische Erweckungsbewegung wurde 1690 erlassen und bereits 1691 wurde August Hermann Francke aus Erfurt vertrieben und kam nach Halle.

In der *Einleitung zur Sitten-Lehre* (1696) ist Thomasius' Bekenntnis zur Leib-Seele-Einheit nachzulesen. Das Leben des Menschen „ist nichts anders als die Dauerung des menschlichen Wesens/und begreifft zugleich die Bewegungen des Geblüts/und der Bewegungs=Geister wie nicht weniger der Seelen und die Ganzheit derer Theile des Menschlichen Coerpers/darinnen diese Bewegungen vorgehen/in sich."[47] Die Sittenlehre von Thomasius unterscheidet sich jedoch vom Anliegen der Pietisten, insofern darin das Hauptgewicht von der persönlichen Seelenführung auf die Psychologie des gesellschaftlichen Umgangs verschoben wird. Dieser frühe Beitrag zur „Grössten Glückseligkeit des Menschen",[48] wie es in einer Kapitelüberschrift heißt, entwirft ein Grundkonzept, in dem das Ineinanderwirken von Verstand, Verlangen (Wille) und Gefühl (Gemütsbewegungen und Leidenschaften) systematisiert wird. Thomasius, der eine Theorie der Empfindungen entwickelt, und Stahl, der mit seiner medizinischen Theorie neue Wege betritt, arbeiten jeweils an Konzepten, die auf die Umsetzung komplexer Erkenntnisse in der Praxis zielen.

Stahl hatte seinerseits in den Werken über Gemütsbewegungen und Temperamentenlehre Anleitungen ausgearbeitet, die – Thomasius vergleichbar – den Umgang mit psychischen Prozessen entschlüsseln sollten. Seine Schüler, wie Richter und Gohl, nahmen ebenfalls darauf Bezug. In diesen programmatischen Schriften werden die oben beschriebenen Einsichten schematisiert und nochmals erläutert. Die Methode der Stahlianischen Psychomedizin bestand darin, die ‚Bewegungen' der Seele zu klassifizieren und bot dadurch eine Art botanischer oder chemischer Identifikationshilfe. Eine solche Psychologie des gesellschaftlichen Betragens im alten Schema der Temperamente machte schnell Schule. Tatsächlich konnte sich jedoch die Psychomedizin auf mehr als nur die Temperamentenlehre berufen, da sie Gemütslehre, Seelenlehre und Experimentalseelenlehre umfaßte. In dieser Breite stand der medizinische Ansatz Stahls dem gesellschaftlichen Anliegen Thomasius', soziale Besserung durch psychologische Einsicht zu fördern, nahe.

---

[46] Zur Biographie Stahls siehe: Geyer-Kordesch, Johanna, *Pietismus, Medizin und Aufklärung in Preußen im 18. Jahrhundert.* Das Leben und Werk Georg Ernst Stahls, Tübingen 2000, S. 18f. und S. 74–96.

[47] Thomasius, Christian, *Einleitung zur Sittenlehre, oder:* Von der Kunst, vernünftig und tugendhaft zu lieben, als dem einzigen Mittel zu einem glückseligen, galanten und vergnügten Leben zu gelangen. Nebst einer Vorrede. Halle 1692, S. 66.

[48] Ebd., 2. Hauptteil: „Von der größten Glückseligkeit des Menschen", S. 52–115.

Thomasius zielte ebenfalls darauf, die Natur sozial nutzbar zu machen. Revolutionär war sein Ansatz insofern, als er das rationalistische Modell, das bei Descartes schon vorlag und das in Deutschland von Christian Wolff verfochten werden sollte, umgehen wollte. Thomasius teilte offenbar die Stahlianische Ansicht, daß jede Heilungsmöglichkeit auf psychodynamischen Ursachen beruhe und modifizierte sie für den gesellschaftlichen Bereich. Die ‚natürliche Methode' wurde von Thomasius für ein soziales Programm vereinnahmt. Sein Ziel war es, in der *Einleitung* und *Ausübung der Sitten-Lehre* die praktische Anleitung für eine soziale Veränderung zu geben, die auf eine Umwandlung des Benehmens abzweckte – eine Sitten-Revolution ersten Ranges, die nicht auf Vernunft, sondern auf die potentere ‚Bewegungskraft' der Gefühle und des Willens baute. In der Nachfolge Stahls und Thomasius' werden daher gefühlsstarke Begriffe leitend: Glückseligkeit, Anmut, Frohsinn oder Freundschaft sind emotional bestimmte Haltungen, die den ‚ganzen' Menschen umfassen.

Thomasius griff auf die medizinische Theorie des ‚ganzen' Menschen sowie ihre auf einer *vis medicatrix naturae* beruhenden Therapieformen auf, weil er den Menschen nicht erziehen, sondern von innen heraus bekehren wollte. Die Erziehung im Obrigkeitsstaat war ihm möglicherweise suspekt; die Regungen der Natur hingegen versprachen eine kommunale, d.h. ‚natürliche' Basis gesellschaftlicher Veränderung. Die Absicht, die im holistischen Modell erschlossene ‚Natur' des Menschen in den Dienst einer Verbesserung der Menschheit zu stellen, ist schulbildend geworden. Der Rückgriff auf die Temperamentenlehre war ein Weg, die Menschen zu ermahnen, „auf ihre Neigungen Achtung zu geben" und sich des Begehrens zu bedienen, um „gute Freundschafft (die allezeit eine Liebe, diese wiederum eine Begierde oder Verlangen, aus eines andern Vollkommenheit ein Vergnügen zu schöpffen, zum Grunde hat) sich nicht nur zu erwerben, sondern auch immer [zu] unterhalten."[49] Die Kenntnis der Temperamentenlehre, schreibt Johann Heinrich Becker (1698–1774), „der Welt-Weisheit und Arzney-Wissenschaft Doktore", ermöglicht, das in der Welt zu erhalten, was „angenehm ist". Die Betonung des Angenehmen verschiebt den Anwendungsbereich mobilisierter Affekte. Sowohl die Anstrengung, Leidenschaften auszubalancieren, als auch die Aufgabe, durch die Erkenntnis der Gemütsregungen, Einblick in die inneren Motive seelischer Entwicklung (und erhoffter Vollendung) nehmen zu können, werden auf das Heraufbeschwören des Angenehmen umgepolt. Angenehm ist der Umgang mit anderen Menschen. Die Seelenführung des einzelnen wird nun bewußt vereinnahmt, um den zivilisierten Umgang der Menschen untereinander als höchstes Gut anzupreisen.

Thomasius verwendet das Etikett ‚Vernunft', um Liebe zu qualifizieren: „Vernünfftige Liebe ist verschwiegen/iedoch mehr in anderer Leute/als in ihren eigenen

---

49 Becker, Johann Heinrich, *Kurtzer oder gründlicher Unterricht von den Temperamenten*. Bremen 1739, Vorrede (unpag.), [A 6^r].

Dingen. Das judicium lehret ihr solches/weil sie sonst mit unzeitlicher Plauderey leicht ihrem Freunde schaden könte".[50] Freundschaft und Geselligkeit entwickeln sich zu ‚natürlichen' Tugenden, die es zu fördern gelte. Sie ersetzen den emotionalen Bezug zum ‚persönlichen' und ‚lebendigen' Gott, der im Pietismus die christliche Person zu gestalten vermochte. Die Gefühle, die herausgebildet werden sollen, sind von der gleichen ‚Lebendigkeit' wie im religiösen Kontext, doch zielt ihre Erweckung jetzt auf weltliche Dinge. Sie sollen den Umgang ermöglichen und Freude und Harmonie garantieren: „Denn die Liebe zur menschlichen Gesellschaft ist uns angebohren/welche dieser wiederstreben und selbige hassen/die gewöhnen sich insgemein zu viehischen Gebärden und Verichtungen."[51] Liebe wird hier schlechtweg mit Natur gleichgesetzt – eine Behauptung, die zwar jeder Erfahrung entgegenläuft, die aber fortan wirkungsmächtig sein sollte, da die Natur im inneren Haushalt der Gefühle zum Tragen kommt: Im Menschen selbst lebendig, braucht sie nur heraufbeschworen zu werden. Geschult in den Erscheinungsformen der Gemütsbewegungen und Temperamente kann jeder einzelne sich im Probefeld gesellschaftlicher Bewegung bewähren. „Gesellschaften sind vollkommene Affekten-Spiegel. [...] Sie sind der Probier-Stein/wo man gutes und böses unterscheidet."[52] Gegenüber der Liebe wird die Einsamkeit schließlich als Gefahr vorgeführt: „Einsamkeit und Müßiggang bringen keine Gemüths-Ruhe/sondern hecken lauter böse Grillen aus. Die Einsamkeit ist ein wüster Wald/wo nichts als Noth und Gefahr blühet."[53]

In diesen Überlegungen ist der Gedanke der Bildung und Erziehung durch den Umgang mit Menschen schon klar umrissen. Thomasius hält fest, daß Gesellschaft den Menschen vom Tier unterscheidet: „Ein Mensch müste verderben/wenn sich andere Menschen nicht seiner annähmen/da hingegen die Bestien zur Noth alsbald von der Geburt an sich selber forthelfen können."[54] Der Mensch unterscheidet sich vom Tier durch den Umgang mit seinesgleichen. Dieser Umgang jedoch beruht nicht auf Vernunft, sondern auf der Fähigkeit, den natürlichen Gefühlen Raum bieten und sie aufgrund der Einsicht in ihre Natur heran- und ausbilden zu können.

Die mit Stahl und Thomasius bezeichnete Konstellation bereitet den Weg in die Empfindsamkeit. Der ‚mitleidige' Mensch muß die Psychodynamik seiner Bewegungen verstehen, sonst geht die Macht der sinnlichen Empfindung verloren. Entsprechend heißt es z.B. bei Justus Möser (1720–1794):

> Ich will jetzt nicht untersuchen, ob die Liebe zur Gesellschaft ein ursprünglich besonderer Trieb, und Liebe und Hochachtung Anderer zu unserer Glückseligkeit nothwendig sey. Viel-

---

50 Thomasius, *Ausübung der Sittenlehre*, (wie Anm. 45), S. 177.

51 Melissantes [d.i. Gregor, Johann Gottfried], *Curieuser Affecten-Spiegel, oder auserlesene Cautelen und sonderbahre Maximen, die Gemüther der Menschen zu erforschen, und sich darnach vorsichtig und behutsam aufzuführen*. Frankfurt/Leipzig 1715, S. 171.

52 Ebd., S. 172f.

53 Ebd., S. 166.

54 Thomasius, *Einleitung zur Sittenlehre*, (wie Anm. 47), S. 89.

> leicht ist erstere nur ein verdeckter Stolz, die Zahl unserer Anbeter zu vermehren; vielleicht ist leztere ein Gut, daß wir zu theuer bezahlen. Allein so viel ist gewiß, daß wir ein großes Vergnügen in beiden finden, und auf einer wüßten Insel einsam, ungebildet, unbegehrt, und von keinem Freunde bewillkommt, unendlich weniger vergnügt seyn würden.[55]

Ähnliches schreibt Johann Georg Sulzer (1720–1779): „Man sieht [...], daß dieser leichte Genuß des moralischen Vergnügens die größtmögliche Verbindung mit dem menschlichen Geschlechte voraussetzt, und Misanthropie und Einsiedeley ihn aufs äusserste einschränken."[56]

Am Endpunkt dieser langen Entwicklung, die mit Sydenhams und Stahls Bemühungen einsetzt, Natur empirisch zu beobachten und sie synergetisch und autokratisch zu begreifen, steht eine Psychologie, die der Empfindsamkeit, aber auch der klassischen Ästhetik zugrunde liegt. Christoph Meiners (1747–1810) z.B. betont 1767, daß die angenehmen Empfindungen des Menschen aus der Betrachtung des sinnlich Schönen und des moralisch Guten entstünden. Bei deren Betrachtung „strömt das Rührende, das Schreckliche und Erhabene, ohne Aufhören über das empfindsame Herz aus."[57] Dieses Herz ist gebildet und gesellig: „Es ist nicht genug, daß man sein Individuum fühlt: man muß sich schon als Mensch, als Bürger, als einen edleren Theil der Welt kennen, für den eine Gottheit sorgt, und der nicht allein selbst glücklich sein, sondern auch andere beglücken kann".[58]

---

55 Möser, Justus, *Der Wehrt wohlgewogner Neigung und Leidenschaften*. Hannover 1756, S. 31.

56 Sulzer, Johann Georg, Untersuchung über den Ursprung der angenehmen und unangenehmen Empfindungen [1751/1752], in: ders., *Vermischte philosophische Schriften*. Leipzig 1773, S. 1–98, hier S. 97.

57 Meiners, Christoph, Untersuchungen ueber die Frage: Ob die Neigungen der Menschen natürlich sind und folglich vertilgt werden können oder nicht?, in: Cochius, Leonhard, *Untersuchung ueber die Neigungen, welche den von der Königl. Akademie der Wissenschaften in Berlin für d. J. 1767 ausgesetzten Preis erhalten hat*; Nebst andern dahin eingeschlagenen Abhandlungen. Berlin 1769, S. 201.

58 Ebd.

WOLFRAM MAUSER (Freiburg i. Br.)

Johann Gottlob Krüger. Der Weltweise als Arzt – zur Anthropologie der Frühaufklärung in Deutschland

Johannes Cremerius zum 80. Geburtstag

I

Das Wort ‚Anthropologie' hat Konjunktur. Da überrascht es zu sehen, daß der Blick auf die moderne Anthropologie[1] vielfach in eigentümlicher Weise verengt bleibt. Damit ist nicht die ethnographische Anthropologie gemeint, wie etwa Wilhelm E. Mühlmann sie verstand[2] und die auch heute noch Interesse und Verbreitung findet, sondern jene Wissenskunde oder Wissenschaft vom Menschen, die sich vom 17. Jahrhundert an unter bestimmten zeit- und sozialgeschichtlichen Voraussetzungen herausbildete. In ihrem Zeichen löste sich die Schulphilosophie allmählich aus den theologisch-metaphysischen Bindungen. Der Frage nach der Besonderheit des Menschen (physisch und vor allem psychisch) gingen zunächst die Moralistik und die Essayistik nach. An einem genuin anthropologischen Verständnis der menschlichen Natur hatte die Medizin von früh an einen hohen, bis heute zu wenig beachteten Anteil.[3] Im 19. Jahrhundert diente die moderne Anthropologie anderen Wissenschaften immer wieder als Leitdisziplin. Um so mehr überrascht es, daß ihre Frühphase in Deutschland bisher kaum in den Blick kam. So hat sich, jedenfalls in der neueren germanistischen Forschung, so etwas wie ein Konsens darüber gebildet, daß Anthropologie im eigentlichen Sinne und damit als Faktor der Geschichte erst mit dem Erscheinen von Ernst Platners *Anthropologie für Aerzte und Weltweise* (1772)[4] gegeben und faßbar sei. Viele Betrachter haben sich darauf eingestellt, daß die Anthropologie des 18. Jahrhunderts im wesentli-

---

1 Zum Anthropologie-Begriff und dessen Vorgeschichte vor allem: Ritter, Joachim u.a. (Hg.), *Historisches Wörterbuch der Philosophie.* Basel 1971, hier Bd. 1 (1971), Sp. 362–374. Vgl. auch die Studien von Linden, Mareta, *Untersuchungen zum Anthropologiebegriff des 18. Jahrhunderts.* Bern/Frankfurt a.M. 1976, und Moravia, Sergio, *Beobachtende Vernunft.* Philosophie und Anthropologie in der Aufklärung. München 1973.

2 Mühlmann, Wilhelm E., *Geschichte der Anthropologie.* Bonn 1948. Vgl. auch Moravia, (wie Anm. 1), S. 120–208.

3 Dies trifft auch für das *Historische Wörterbuch der Philosophie* von Ritter, (wie Anm. 1), zu.

4 Platner, Ernst, *Anthropologie für Aerzte und Weltweise.* 1. Tl. Leipzig 1772. Zur Einschätzung ihrer historischen Bedeutung und zur These einer ‚Rückdatierung' der anthropologischen Wende vgl. den Beitrag von Carsten Zelle in diesem Band (dort auch weitere Literatur). Bezeichnend für die späte zeitliche Fixierung des Anthropologie-Begriffs sind Sammelbände wie: Barkhoff, Jürgen/Sagarra, Edda (Hg.), *Anthropologie und Literatur um 1800.* München 1992, dessen Beiträge etwa mit dem Jahr 1770 einsetzen.

chen eine Erscheinung des letzten Drittels der Epoche darstelle. Charakteristisch für den reduktionistischen Blick auf die Anthropologie des 18. Jahrhunderts ist Helmut Pfotenhauers Versuch, den Beginn ihrer Wirksamkeit zeitlich festzulegen. In seiner sonst vorzüglichen Studie bleibt er dabei eigentümlich ungenau. Eine Schlüsselrolle spielt für ihn das *Philosophische Lexicon* von Johann Georg Walch. Pfotenhauer zitiert die 4. Auflage von 1775 (die auch als Nachdruck erschien). Danach werde hier, im Gegensatz zu *Zedler*, die Anthropologie als „die Lehre von der doppelten Natur des Menschen" verstanden – „seiner physischen und moralischen". Anthropologie als „Kunde vom ganzen Menschen" habe sich damit etabliert. Pfotenhauer erwähnt auch die 2. Auflage des Lexikons (1733), zieht aus den geringfügigen Veränderungen im Text aber die weitreichende Folgerung, daß sich eine „Konjunktur" der Anthropologie erst in den siebziger Jahren eingestellt habe.[5] Die 1. Auflage (1726) läßt er unberücksichtigt. Sie enthält schon den Eintrag „Anthropologie", der in der 2. Auflage (1733), in der Neuausgabe der 2. Auflage (1740) und in der 3. unverändert blieb.[6] Die zeitliche Nähe und die argumentative Verknüpfung der 4. Auflage von Walchs *Philosophische*[m] *Lexicon* mit Platners *Anthropologie* ist jedenfalls problematisch. Eine Zuordnung, wie Pfotenhauer sie vornimmt, schärft zwar das Wahrnehmungs- und Unterscheidungsvermögen für die Zeit der deutschen Klassik, sie verdeckt zugleich aber die Sicht auf die breite anthropologische Grundeinstellung, die für das Schrifttum der davorliegenden Jahrzehnte so charakteristisch ist. Die Kanonisierung Platners als epochemachenden „philosophischen Arzt", die sich im ganzen nur schwer begründen läßt, mag auch mit der Neigung der historischen Zunft zu tun haben, das Auftreten neuer geschichtlicher ‚Entitäten' durch das Erscheinungsdatum *eines einzigen* Werkes zu markieren.

Vieles spricht dafür, daß die eingeschränkte Perspektive, unter der die Anthropologie des 18. Jahrhunderts gesehen wird, auf eine allgemeine Aporie der Geschichtswissenschaft zurückzuführen ist. Damit ist ein Doppeltes gemeint. Zum einen die Tatsache, daß nichts in der Geschichte voraussetzungslos ist, weder in synchroner noch in diachroner Hinsicht. Gedanken und Konzepte, aber auch Einzelereignisse, die (dem Anschein nach) überraschend eintreten, bereiten sich oft über lange Zeiträume hin vor. Phänomene, die den nachfolgenden Generationen als deutlich konturiert erscheinen, bahnen sich häufig in Zusammenhängen an, die deren Besonderheit noch keineswegs erkennen lassen. Dies mag ebenso an der Begrenztheit unseres Wissensstandes wie an der Komplexität geschichtlicher Prozesse liegen. Zum anderen: „Historische Arbeit ist die Arbeit eines gegenwärtigen

---

5 Pfotenhauer, Helmut, *Literarische Anthropologie.* Selbstbiographie und ihre Geschichte am Leitfaden des Leibes. Stuttgart 1987, S. 4 und 254.

6 Walch, Johann Georg, *Philosophisches Lexicon.* Halle 1726, Sp. 106–107. Heinz Thoma danke ich für Ablichtungen aus dieser Ausgabe.

Bewußtseins."[7] Dazu gehört auch die sich wiederholende Erfahrung, daß der Erkenntnisapparat des Menschen großen Datenmengen gegenüber nur dann zu ‚funktionieren' scheint, wenn es gelingt, das Material in eine *Ordnung* zu bringen, die Übersicht gewährt. Die Ordnungskategorien, die wir dabei benutzen, werden weitgehend von unserem Erkenntnisinteresse und von unseren theoretischen Vorannahmen bestimmt und sind schon erste Elemente einer Interpretation. Dies bedeutet: Die Historiographie kommt ohne die Setzung von Zäsuren, Abgrenzungen und Einschränkungen, ganz allgemein: ohne gliedernde Eingriffe nicht aus. Durch Strukturierungselemente wie Epochengrenzen, die in der geschichtlichen Realität in aller Regel so nicht existieren, gelingt es denn auch, Tatbestände und Zusammenhänge besser sichtbar zu machen oder das Profil von Personen und Ereignissen deutlicher hervortreten zu lassen. Ordnungsmuster, die der Historiker ‚findet', wirken sich aber nicht nur erkenntnisfördernd, sondern auch erkenntnishemmend aus. Indem man die Aufmerksamkeit auf *einen* Sachverhalt lenkt, treten *andere* Aspekte zurück oder verlieren sich ganz aus dem Blickfeld.

Dies sind bekannte, aber meist nur schwer auflösbare Widersprüche, mit denen die historischen Wissenschaften fertig werden müssen, und sei es auch nur dadurch, daß sie die Bedingtheit und Vorläufigkeit aller Einsicht in Geschichte bewußt halten. Bei der Wahrnehmung und Bestimmung der anthropologischen Konzepte des 18. Jahrhunderts zeigte sich bisher jedenfalls eine Zurückhaltung, die nur schwer verständlich ist und über die es nachzudenken gilt. Ich möchte der meist geübten Praxis gegenüber vorschlagen, bei der Beurteilung der Anthropologie des 18. Jahrhunderts prozeßhaft zu verfahren und ihr Aufkommen sowie ihre zunehmende Geltung nicht an der Veröffentlichung eines einzigen oder mehrerer Werke festzumachen, sondern die Ausbreitung *lebensweltlicher Deutungskategorien*, wie sie Autoren von etwa 1690 an benutzten, als Kriterium zugrunde zu legen. Unter *lebensweltlichen Deutungskategorien* verstehe ich Kategorien der Selbstverständigung des Menschen, die sich nicht mehr an seiner heilsgeschichtlichen Verankerung orientieren, sondern vielmehr an seiner Besonderheit im innerweltlichen Zusammenhang. Indem man ernsthaft die Frage zu beantworten suchte, mit welchen Bedürfnissen die Natur den Menschen ausgestattet hat und unter welchen Bedingungen der einzelne diese im Zusammenleben mit anderen sich zu erfüllen vermag, gewann das Nachdenken über den Menschen eine neue Qualität und erlebte die Erforschung seiner ‚Natur' eine bis dahin ungekannte Dynamik. John Locke war nur einer der Denker, die sich in verstärktem Maße an anthropologischen Grundfragen orientierten. Von der Mitte des 17. Jahrhunderts an gewann eine empirisch fundierte Reflexion über Körper und Seele (von Tier und Mensch) zunehmend an Aktualität. Sie löste eine Faszination aus, wie sie nicht selten mit neuen Fragestellungen einhergeht, vor allem dann, wenn diese das herrschende

---

7 Günther, Horst, Historiker ohne Geschichte, in: *Neue Rundschau* 104 (1994), S. 31–40, hier S. 38.

Deutungsmonopol unterlaufen. Der veränderte Blick auf den Menschen führte zu einer Vielfalt von neuen Erkenntnissen und zu bis dahin ungewohnten Bewertungen. Je entschiedener man dabei fortschritt, um so weiter entfernte man sich nicht nur von den Leitideen der christlichen Lehre, sondern auch von Descartes' ‚Modell' des Körper-Seele-Verständnisses. Die Versuche, Art und Qualität des Aufeinandereinwirkens von Körper und Seele auf wissenschaftlich gesicherter Basis zu erklären, und die Bemühungen, die vielfach sich widersprechenden Ergebnisse den interessierten Zeitgenossen zu vermitteln, gehören zu den großen intellektuellen Leistungen der Epoche. Trotz der Tatsache, daß man sich in dieser Auseinandersetzung nicht nur auf die eigene Erfahrung, sondern auch auf Autoritäten früherer Jahrhunderte (vor allem auf Ärzte wie Hippokrates, Paracelsus und Galen) berief, erklären sich das Auftreten und die Entfaltung der modernen Anthropologie als Folge jener epochalen *Blickumkehr*, die im 17. Jahrhundert einsetzte und die den Weg ins moderne Zeitalter in umfassender Weise (Lebensführung, Gesellschaftsstruktur, Politik, Wissenschaft, Kunst) bestimmte. Dies gilt unabhängig von der Frage, wann das sich akkumulierende Wissen über den Menschen und über sein Eingebundensein in der Welt in ein System gefaßt und wann dieses Wissen in einer neuen wissenschaftlichen Disziplin festgeschrieben wurde.[8] Nicht nur in Hinblick auf das Aufkommen der modernen Anthropologie gilt, daß sich Fragestellungen, Verfahrensweisen, Forschungsschwerpunkte, ja selbst Fachdisziplinen ausbilden können, ehe dafür Bezeichnungen und Zuordnungen im Wissenschaftssystem vorhanden sind. Das Auftreten eines Systembegriffes ist dagegen vielfach eher ein Zeichen dafür, daß die Sache den Höhepunkt ihrer Entfaltung erreicht hat, was in der Regel auch dazu führt, daß sich Forderungen nach einer kritischen Überprüfung verstärkt zu Worte melden.

Zur Illustration meiner These ziehe ich die Antrittsvorlesung heran, die der Professor der „Artzneygelahrheit und Weltweisheit" Johann Gottlob Krüger am 18. Oktober 1751 an der Universität Helmstedt hielt. Krüger (1715–1759) war Exponent einer keineswegs kleinen Gruppe von ‚philosophischen Ärzten', die schon in der ersten Hälfte des 18. Jahrhunderts wichtige Universitätspositionen innehatten. In Halle hatte er neben der Medizin vor allem eine naturkundlich und anthropologisch verstandene Philosophie gelehrt. In seiner Helmstedter Antrittsvorlesung formulierte er nun nicht nur eine Studienordnung für angehende Mediziner, sondern auch die Umrisse seines eigenen Erkenntnisinteresses. Krüger faßte dabei die Erfahrungen seines 17jährigen Wirkens an der Universität Halle zusammen. Diese ‚Bilanz' des jungen Gelehrten – ein markantes Zeugnis eklektischer Verarbeitung neuer Betrachtungsweisen – erlaubt einen sonst nicht leicht zu gewinnenden Blick in den Stand der Reflexion über die Frage, auf welche Weise das neu gewonnene Wissen über den Menschen für die ärztliche Praxis, für die medi-

---

[8] Hinweise dazu bei Ritter, (wie Anm. 1), und Linden, (wie Anm. 1).

zinische Ausbildung und für die Patientenbetreuung genutzt werden konnte. Arzt zu werden, bedeutete nun, sich für einen Beruf vorzubereiten, der für den Menschen *als ganzen* zuständig ist (Körper- *und* Seelsorge). Dies ist deshalb bemerkenswert, weil das Studium der Medizin bis in das 18. Jahrhundert hinein vielfach einen überwiegend spekulativen oder einen eingeengt praktischen Charakter trug, wobei die Beiträge der einzelnen Fachdisziplinen häufig unverbunden nebeneinander standen. Krügers Überlegungen sind aber nicht nur von ärztlicher, sondern auch von allgemeiner Bedeutung. Sie spiegeln einen Prozeß wider, der vom ausgehenden 17. Jahrhundert an zunehmend an Dynamik gewann. Dies ist der Grund, warum ich im weiteren einen Blick auf die Dichtung der Frühaufklärung und auf die *Sittenlehre* von Christian Thomasius werfen und zeigen werde, daß etwa von 1690 an die verfügbaren Verstehensmodelle mit dem Ziel einer menschenkundlichen Zentrierung schrittweise umgedacht wurden. Krügers Helmstedter Programmrede liest sich in vielen Punkten wie das Echo auf eine über Jahrzehnte sich vollziehende Anthropologisierung des gesamten Wissens und auf ein sich angesichts dieses Wissens veränderndes Verhalten des einzelnen in Beruf und Leben.

II

Krügers Antrittsvorlesung erschien 1752 als „Zuschrift an seine Zuhörer von der Ordnung, in welcher man die Artzneygelahrheit erlernen müsse".[9] Darin verfolgte er zwei Ziele, zum einen das der Disziplinierung des Denkens, und das hieß auch: der folgerichtigen Organisation des Studiums, und zum anderen – im Sinne einer geistigen Grundlegung und Legitimierung einer solchen Studienordnung – das einer medizinischen Praxis, die den Menschen als ganzen sieht. Hinter den Einzelanweisungen stand die keineswegs selbstverständliche Auffassung, daß die Studienordnung der *Lebensordnung* entsprechen solle. Mit der individualistisch-anthropologischen Wende des Denkens um 1700 hatte der Begriff der Lebensordnung eine überragende Bedeutung gewonnen. In ihren Dienst stellten sich nicht nur die Moralischen Wochenschriften (wie zuvor die Moralistik), sondern auch Dichter wie Brockes, der mit seinen Gedichten einen wesentlichen Beitrag zu einer auf Natur- und Menschenkunde beruhenden Lebensordnung leistete. Den Begriff selbst hatte als erster der Hallenser Arzt Friedrich Hoffmann geprägt. Immer mehr setzte sich der Gedanke durch, daß eine gefestigte Lebensordnung die Voraussetzung

---

[9] Der vollständige Titel lautet: *D. Johann Gottlob Krügers Der Artzneygelahrheit und Weltweisheit ordentlichen Professors auf der Julius Carls Universität, der Römisch=Kayserlichen Academie der Naturforscher, der Königl. Preuß. Academie der Wissenschaften, und der Hertzogl. teutschen Gesellschaft zu Helmstädt Mitgliedes Zuschrift an seine Zuhörer von der Ordnung, in welcher man die Artzneygelahrheit erlernen müsse.* Halle, Verlegt von Carl Herrmann Hemmerde, 1752. Vignette: Hoc erit in votis. Weitere Nachweise in () im Text.

zung von Lebens-Art sei. Knapp vor seiner Berufung nach Helmstedt veröffentlichte Krüger sein weithin beachtetes zweibändiges Werk *Diät oder Lebensordnung* (Halle 1750, 2. Auflage 1763). Mit seinem Anspruch, nun nicht nur eine Handreichung für ein besser organisiertes Medizinstudium, sondern auch ein umfassendes Ordnungsmodell zu präsentieren, stellte sich Krüger nicht ohne Stolz als Mann dar, der es versteht, die *natur*kundlichen Kenntnisse des Arztes und die *menschen*kundigen Einsichten des Weltweisen miteinander zu verbinden. Um diese Engführung auch erreichen zu können, gab er zum Teil detaillierte Hinweise auf die innere Logik eines sozusagen lebensgemäßen Studienplans und auf die dafür geeigneten Lehrbücher. Aber wichtiger als diese praktischen Hinweise war Krüger der *Geist*, der das Studium der jungen Menschen bestimmen sollte, und ‚Geist' bedeutete hier, daß ein anthropologisch vertieftes Verständnis des Patienten und das Verhalten des Arztes einander entsprechen.

In Hinblick auf die medizinische Ausbildung unterscheidet Krüger zwischen Instrumentellem und Essentiellem. Mathematik und Vernunftlehre seien „Hülfs=Mittel", die „die Kunst ordentlich zu dencken" lehrten (7). Ohne sie könne es keine erfolgreiche Ausbildung geben. Beide besäßen aber propädeutischen Charakter. Das eigentliche Fundament, auf dem die Medizin beruhe, sei indessen die *Weltweisheit*. Mit der Benutzung dieses Begriffs und mit der Einschätzung der Sache wies Krüger sich als ‚modernen' Gelehrten aus. Im Unterschied zu einer Wissenschaft, die sich mit Systematisierungen begnügt, gehe es dem Weltweisen darum, „von allen Sachen einen Grund" zu suchen. (17) Es sei die Neugier des Menschen, die diese Wissenschaft der Gründe geboren habe, und diese Neugier beziehe sich vor allem auf den Menschen selbst, auf die Natur seines Körper und seiner Seele sowie auf das Zusammenspiel der natürlichen Gegebenheiten seines Lebens. Da überrascht es zunächst, wenn man in diesem Zusammenhang den Hinweis findet, daß es die *Metaphysik* sei, die zur Weltweisheit führe. Doch Krüger stellt sogleich klar: „Jedermann weiß, daß die Metaphysik aus der Ontologie, Psychologie, Cosmologie und natürlichen Gottesgelahrheit bestehet." (10) Die Bestimmung dessen, was man in Anschluß an Aristoteles Metaphysik nannte (zunächst Ontologie und Gotteslehre), erfuhr im Laufe der Zeit eine Erweiterung um die rationale (nicht empirische) Psychologie (die Seele als einfache Substanz), die Kosmologie (die Welt als natürliches System physischer Substanzen) und die rationale Theologie (Gott als Ursache der Welt). Krüger hielt sich an dieses Modell, setzte aber, wie viele seiner Zeitgenossen, deutlich neue Akzente. Dies galt nicht so sehr für die Ontologie und die Theologie, wohl aber für die Kosmologie, die er der Naturlehre[10] annäherte, und vor allem für die Psychologie. Die Psychologie wurde für ihn zum Hauptteil dessen, was er Metaphysik nannte: „Die Seelenlehre

---

[10] Damit grenzt er sich gegen Maupertuis ab, der die Kosmologie auf „unsere Welt" einschränkt und nicht auch das mit einbezieht, „was alle mögliche Welten mit einander gemein haben." (11) Er wehrt sich aber dagegen, daß sie zum Gottesbeweis verkürzt werde.

beschäftiget sich mit dem edelsten Theil eines Menschen, mit dem Theile, welcher die Triebfeder seiner Bewegung, die Quelle seiner Veränderungen, der Ursprung des Lebens, und kurtz, eben das, was das Wasser bey einer Mühle ist." (11) Entschieden wehrte er die verbreitete Meinung ab, daß der Arzt den Körper und der Seelsorger die Seele zu „curire[n]" habe. Er gebe zu, daß sich in der Seelenlehre „viele Irrthümer und abentheuerliche Grillen" befänden, aber dies treffe nicht für jene Art Seelenlehre zu, die er vertrete und die auf die „Erfahrung" gebaut sei, denn ohne sie tue „die Vernunft selbst unsichere Tritte". (13–14) Eine rationale, d.h. spekulative Seelenlehre lehnte Krüger ab, mit einer solchen würde das Lehrgebäude der Medizin auf einen „schlüpferigen Grund" errichtet. Wenige Jahre nach seiner Antrittsvorlesung brachte Krüger (immer noch in einem Verlag in Halle) seine *Experimental=Seelenlehre* (1756) heraus. Sie ist eine der ersten Seelenlehren dieser Art und hatte Anteil an den Bestrebungen, auf spekulative Systematisierungen, wie Wolff sie angestellt hatte, zu verzichten und sich auf eine „vernünftige" Beobachtung der Lebenserscheinungen des Alltags zu stützen.

Es ist aus heutiger Sicht nicht ohne weiteres erkennbar, was Krüger meinte, wenn er im weiteren von der überragenden Bedeutung spricht, die die *Naturlehre* für die Ausbildung des Arztes besitze. Unter ‚Naturlehre' verstand er jenen Teil der *Metaphysik*, in dem sich *Cosmologie* (die Lehre der Körper) und *Psychologie* (die Lehre der Empfindungen) treffen und einander ergänzen. Seine Vorlesungen über Naturlehre, die er in den vierziger Jahren in Halle hielt, gehörten zu den Starveranstaltungen der Universität. Sie erschienen von 1740 bis 1750 in drei Bänden und erlebten mehrere Auflagen.[11] Krügers *Naturlehre* unterschied sich grundlegend von der großen Zahl von Naturlehren, die in den, wie er schreibt, zurückliegenden „50 Jahren" allenthalben erschienen und von denen er sich eindeutig distanzierte. Im Unterschied zum ‚historischen' und ‚mathematischen' Verständnis der Natur bezeichnete er seinen eigenen Ansatz als einen „philosophischen" (Bd. 1, 15–16). ‚More philosophico' zu verfahren, bedeutete für ihn, nach „den Gründen" zu fragen, d.h. nach den Beweggründen in der Natur, nach den Lebens-Kräften, denen die Körper ihre Bewegung verdanken: „Die Naturlehre ist es, was die Zergliederungs=Kunst [die Anatomie – W.M.] belebt, denn sie lehret uns die Kräfte der Körper erkennen, und zeigt uns, was durch dieselben möglich ist. Sie ist eine Königin, deren Reichthümer unerschöpflich sind, und bey welcher die Artzneygelahrheit zur Lehn gehet." (18)

---

[11] Mir liegt folgende Ausgabe vor: *Naturlehre.* Erster Theil, dritte Auflage, Halle 1750 (Vorrede datiert: Halle 1740); *Naturlehre.* Zweyter Theil, welcher die Physiologie, oder Lehre von dem Leben und der Gesundheit der Menschen in sich fasset. 2., verbesserte Auflage, Halle 1748. (Vorrede datiert: Halle 1745); *Naturlehre.* Dritter Theil, welcher die Pathologie, oder Lehre von den Kranckheiten in sich fasset. Halle 1750. Der Erfolg des Werkes veranlaßte Krüger, eine kurze, gut faßliche Version herauszubringen: *Die ersten Gründe der Naturlehre auf eine leichte und angenehme Art zum Gebrauch der Jugend und Anfänger* [...]. Halle/Helmstädt 1759. Weitere Nachweise in () im Text.

Krügers großes Werk der *Naturlehre* besteht aus einer Theorie der Körper (Bd. 1), einer allgemeinen Gesundheitslehre (Bd. 2) und einer Krankheitslehre (Bd. 3) und stellt im Grunde den Entwurf einer umfassenden Anthropologie aus der Sicht des Mediziners dar. So liegt es nahe, daß er in der Naturlehre, so wie er sie verstand, den „Grundstein des medicinischen Lehrgebäudes" sah (17). Sowohl seine Gesundheits- als auch seine Krankheitslehre enthalten wichtige Abschnitte über die Empfindungen, über die Seele und über jene Lebenskräfte, die dafür sorgen, daß „Bewegung" zustande kommt und sich erhält. Das Konzept einer Erfahrungs-Psychologie, das Krüger dabei zugrunde legt, verbindet sensualistische und synergetische Aspekte[12] mit Elementen der traditionellen Affektenlehre zu einer Theorie der (menschlichen) Natur, wie sie bis dahin nicht formuliert worden war. Alle Überlegungen treffen sich im Kerntheorem einer ‚energetischen Bilanz', eines inneren Ausgleichs der Kräfte, den er so nicht bezeichnet, den er aber als solchen beschreibt. Immer wieder lenkt er den Blick zurück auf das ‚Wasser, das die Mühle treibt'.[13] Chemie und Physiologie waren einer so verstandenen Naturlehre gegenüber für ihn von untergeordneter Bedeutung. Den Maßstab für das richtige Funktionieren[14] sah er im Gesunden: „Gerade Linien sind die Regeln, nach welchen die Krümmungen beurtheilt werden." (20) Es versteht sich von selbst, daß er der Diätetik, der Lebensordnung, dem ungestört-natürlichen Spiel der Kräfte eine hohe Bedeutung beimaß. Es war späteren Generationen vorbehalten, das fast blinde Vertrauen in eine sich selbst regulierende Natur[15] als Ideologie zu entlarven. Im Kampf gegen Vorurteil, Aberglauben und das nicht mehr Zeitgemäße erfüllte es zunächst freilich eine wichtige Funktion.

---

[12] Zur Bedeutung Georg Ernst Stahls für die Entfaltung synergetischen Denkens vgl. Mauser, Wolfram, Glückseligkeit und Melancholie in der deutschen Literatur des frühen 18. Jahrhunderts [Vortrag: Heidelberg 1983], in: *Melancholie in Literatur und Kunst*. Hürtgenwald 1990 (Schriften zu Psychopathologie, Kunst und Literatur), S. 48–88, insb. S. 60–68; sowie die umfangreichen Untersuchungen von Geyer-Kordesch, Johanna, *Pietismus, Medizin und Aufklärung in Preußem im 18. Jahrhundert*. Das Leben und Werk Georg Ernst Stahls. Tübingen 2000 [Habil.-Schr. Münster 1987].

[13] Das hohe Interesse an den Kräften, die die Lebensprozesse in Gang halten, teilte Krüger mit vielen Zeitgenossen. Zum Kraft-Begriff in dem hier interessierenden Zusammenhang vgl. Mauser, Wolfram, Die „Balsam=Kraft" von innen. Dichtung und Diätetik am Beispiel B. H. Brockes, in: Benzendörfer, Udo u.a. (Hg.), *Heilkunde und Krankheitserfahrung in der fühen Neuzeit*. Tübingen 1992, S. 299–329. Allgemein: Ritter, (wie Anm. 1), Bd. 4 (1976), Sp. 1177–1188.

[14] Zur Bedeutung der Kategorie des Funktionierens in der Frühaufklärung vgl. Mauser, Wolfram, Irdisches Vergnügen in Gott – und am Gewinn. Zu B. H. Brockes *Die Elbe*, in: *Lessing Yearbook* 16 (1984), S. 151–178.

[15] Diese Einstellung findet sich besonders bei Carl, Johann Samuel, *Medicina Aulica*. In einigen nötigen täglich vorkommenden Betrachtungen, Vorstellungen und Anschlägen betreffend die Gesundheits=Sorge. Altona 1740. Den Höhepunkt fand diese Entwicklung dann beim Begründer der Homöopathie Samuel Hahnemann (1755–1843) und seiner *Reinen Arzneimittellehre* (1811–1820).

Zur Beglaubigung seiner Thesen bezeichnete Krüger sich selbst als leibhaftiges Beweisstück: Die Übereinstimmung von Konzept und Programm, die er vortrug, werde durch die Übereinstimmung von Körper und Seele in seiner eigenen Person gleichsam gegengezeichnet. Den angehenden „Söhne[n] des Hippocrates" rief er zu, daß die Aufgabe, sie auf diesen Weg zu leiten, für ihn „die Erfüllung einer Schuldigkeit" darstelle, die seiner „Neigung vollkommen gemäß" sei, und also „von der Natur selbst unterstützt" werde. (30) Dies sei auch der Grund, warum er über die ihm übertragenen Bereiche der „Artzneygelahrheit" hinaus auch über jene „Theile der Weltweisheit" selbst Vorlesungen halten werde, die zu einem Gesamtverständnis der „Artzneygelahrheit" gehörten; durch eine solche werde „die Glückseligkeit der Menschen auf keine blos eingebildete Art" befördert. (31) Und er zögerte auch nicht, seine eigenen Schriften als Lehrbücher zu empfehlen. Damit meinte er vor allem die *Naturlehre* (1740–1750) und seine *Diät oder Lebensordnung* (1750). Es schrecke ihn nicht, daß man darin ein Stück Eigenliebe sehen könnte. Mögliche Vorwürfe wehrte er mit dem Hinweis ab, daß die Eigenliebe dem Menschen natürlich sei; man habe auch keine Bedenken getragen, „das gantze Recht der Natur darauf zu gründen." (32) Zugleich räumte er aber, und dies war ihm besonders wichtig, die Möglichkeit des Irrtums ein. Denken lernen, bedeute auch, die Fähigkeit des Prüfens zu entwickeln. Deshalb sei es richtig und wichtig, („durch eignen Fleiß") auch Werke anderer Gelehrter – „selbst dererjenigen, welche wiedriger Meinung sind" (37) – zu lesen. Im ganzen gelte das Prinzip: „Prüfet alles, und das Gute behaltet." (34) Vor diesem Hintergrund formulierte er die Ankündigung seiner Lehrveranstaltung für das Wintersemester 1751/52:

> Daher werde ich auf den künftigen Winter öffentlich die Vernunftlehre und Physiologie, privatim die reine Mathematick, die Naturlehre, die Chemie, die allgemeine und besondere Pathologie erklären, und privatissime in der bereits angefangenen Erläuterung der Gottschedischen Weltweisheit fortfahren. Die übrigen Stunden gedencke ich zur Verfertigung einer Schrift anzuwenden, welche von der Erziehung der Kinder[16] handelt, bey deren Herausgebung die so gewöhnliche Entschuldigung der Schriftsteller einmahl wahr werden wird, daß man solches auf vielfältiges Verlangen gethan habe. (31)

Man kann das Studienmodell Krügers ein integratives nennen. Für die einzelnen Sachgebiete empfahl er Autoren, die die, aus seiner Sicht, jeweils brauchbarsten Lehrbücher geschrieben hatten. Für die *Logik* und *Metaphysik* war das Christian Wolff, für die *Naturlehre* waren es neben seinen eigenen Büchern die „Schriften der englischen, frantzösischen und berlinschen Academien der Wissenschaften". (37) Da diese Bücher aber kostspielig sind, könnten sie Gravesandes[17] und „Mü-

---

[16] Die Schrift erschien tatsächlich wenig später: *Gedancken von der Erziehung der Kinder*. Halle 1752. Der Band enthält zwei Hauptteile („Von der Bildung des Leibes", „Von der Bildung der Seele") und einen Anhang: „Von den Kranckheiten des Kindes".

[17] Wilhelm Jakob Gravesande (1688–1742), Mathematiker und Physiker in Leiden und Kassel. Seine *Philosophiae Newtonianae institutiones* (1723) war weit verbreitet und wurde in viele Sprachen übersetzt.

schenbrocks"[18] Physik neben dem *Hamburgischen Magazin* ersetzen. (37) In der „Artzneygelahrheit" wisse er nichts Vortrefflicheres als die Schriften Boerhaaves, Hallers und Swietens.[19] Für die Anatomie und Chirurgie empfiehlt er den „berühmten Heister",[20] zu Detailfragen Werlhoff[21] und Madai.[22] Und ganz allgemein sollten die Schriften Friedrich Hoffmanns und Georg Ernst Stahls zu Rate gezogen werden.

Aufschlußreich für Krügers medizinisches Konzept sind nicht nur die Studienhinweise und die Literaturempfehlungen, die er aussprach, sondern ist vor allem der Gestus, mit dem er auftrat. Dies betrifft sowohl seine eigene Zeugenschaft als auch die Forderung nach einer Entsprechung von Studienordnung und Lebensordnung. Wenn man bedenkt, daß für den Zuhörer von damals Krügers eigene Schriften (*Naturlehre*, *Diät*, und später auch die *Experimental= Seelenlehre*) mit im Horizont des Gehörten standen, so ergibt sich im ganzen das Bild eines Intellektuellen, dessen Standort in der Zeit durch zwei Faktoren gekennzeichnet war: eine ‚philosophische' Theorie des Menschen, in deren Zentrum die Vorstellung naturhafter Bewegungskräfte steht, und eine Seelenlehre, die sich auf Erfahrung gründet. Naturkunde, Diätetik und Therapie sind für ihn untrennbar miteinander verbunden und bestimmen den ganzheitlich-energetischen Blick auf den Gesunden und den Kranken. Mit einer solchen Orientierung konnte Krüger von sich annehmen, daß er auf der Linie, die von Hippokrates zu Georg Ernst Stahl führte, die zeitgemäße Version des Denkens vertrete. Jedenfalls sah er sich als dem Kreis jener fortschrittlichen Ärzte vor allem in Halle angehörig, deren besondere Leistung von etwa 1690 an darin bestand, nicht nur einer ganzheitlich-diätetisch orientierten Medizin den Weg zu weisen, sondern auch Entscheidendes zur Anthropologisierung des gesamten Denkens beizutragen. Die großen Anthropologen der Zeit waren Ärzte.

---

18 Peter von Muschenbroek (1692–1761) war Professor für Physik und Mathematik in Duisburg, Utrecht und Leiden (ab 1739). Seine *Elementa Physices* waren 1734 erschienen, sie wurden 1747 von Gottsched ins Deutsche übersetzt und waren in mehreren Auflagen verbreitet.

19 Gerard von Swieten (1700–1772) war Leibarzt Maria Theresias. Er las als erster über Physiologie und Pathologie. Die Trennung der Lehrfächer Chirurgie und Anatomie, die er durchführte, wurde vielfach übernommen. Bekannt wurde er auch für seine genauen Anamnesen. Als Begründer der Wiener Schule war er vor allem auf dem Gebiet der Physiologie ein Gegenspieler Hallers.

20 Lorenz (Laurentius) Heister (1683–1758) war Herzoglich Braunschweigischer Lüneburgischer Hofrat und Leibarzt sowie Professor für Medizin, Chirurgie und Botanik in Helmstedt. Seine Chirurgie (1719) fand weite Verbreitung und wurde in viele Sprachen übersetzt. Sein größtes Verdienst liegt in der Rehabilitierung der Wundheilkunst in Deutschland.

21 Paul Gottlieb Werlhof (1699–1767) war Arzt in Hannover. Er beschrieb als erster die nach ihm benannte Blutfleckenkrankheit Morbus maculosus Werlhof.

22 David Samuel von Madai (1709–1780) verfaßte zahlreiche medizinische Schriften. 1739 wurde er Arzt des Waisenhauses in Halle. Von 1738 an war er Leibarzt der Prinzessin von Sachsen-Merseburg-Zörbig.

III

Zur Besonderheit der deutschen Frühaufklärung gehört die ungewöhnliche innere Nähe von Dichtung, Naturkunde und Medizin. Was sie miteinander verband, war der anthropologische Blick. Ein großer Teil des naturkundlichen und medizinischen Schrifttums der Zeit durchbrach die bis dahin geltenden Fachgrenzen und begann, sich für eine ganzheitliche Sicht auf den Menschen zu öffnen.[23] An diesem Prozeß hatten die Dichtung und die Ästhetik[24] entscheidenden Anteil. Autoren wie Brockes, Haller und Hagedorn nahmen von den zwanziger Jahren an naturkundliche und medizinische Themen in ihre Dichtung auf. Zugleich entdeckten sie für sich die diätetisch-therapeutische Funktion der Poesie,[25] den engen Zusammenhang von Naturgesetzhaftem, moralisch Gutem, Gesundem und Schönem.[26] In Horaz sahen sie ihren gemeinsamen Ahnherren, dessen Mustergültigkeit Gottsched zu Unrecht fast nur auf das Poetologisch-Technische reduziert habe.[27] Die unbestreit-

---

[23] Zu den ganzheitlich-anthropologischen Elementen in Schnabels *Insel Felsenburg* (1731), zu Georg Ernst Stahls Theorie des Zusammenspiels von Körper und Seele sowie zum Anticartesianismus der Zeit vgl. Mauser, Wolfram, Glückseligkeit und Melancholie, (wie Anm. 12), insb. S. 48–69.

[24] Dazu vor allem Zelle in diesem Band, (vgl. Anm. 4).

[25] Vgl. dazu Mauser, Wolfram, Anakreon als Therapie? Zur medizinisch-diätetischen Begründung der Rokokodichtung, in: *Lessing Yearbook* 20 (1988), S. 87–120. Jetzt in: Mauser, Wolfram, *Konzepte aufgeklärter Lebensführung*. Würzburg 2000, S. 301–329.

[26] Die Nähe von Poesie, Ästhetik und Heilkunst hat eine lange Tradition. Aufschlußreich im Zusammenhang Krügers ist folgendes Beispiel: Der angesehene holländische Arzt Laevinus Lemnius (1508–1568) veröffentlichte 1559 die umfangreiche medizinische Schrift *Occulta naturae miracula*, die mehrfach überarbeitet (so 1564) in zahlreichen Auflagen herauskam und in viele Sprachen übersetzt wurde. Der deutsche Übersetzer Jakob Horst (1537–1599, er starb als Arzt in Helmstedt) fügte in die erweiterte zweite Ausgabe (1579/1580; die erste war 1572 erschienen) dieses erfolgreichen medizinischen Hausbuches einen Abschnitt über die Poesie ein, in dem er, sich auf Horaz berufend, nicht nur die erzieherische, sondern auch die heilsame Wirkung des „Zierlichen" der Poesie betonte. Lemnius, Levinus, *Occulta naturae miracula*. Wunderbarliche Geheimnisse der Natur in des Menschen Leibe und Seel und auch [...]. Übersetzt von Jakob Horst. Leipzig [3]1588, S. 14f. Im Unterschied zu den Ärzten des frühen 18. Jahrhunderts bezeichnete sich Horst nicht als Weltweisen, sondern als „der freyen Künst vnd Artzney Doctor". Zu Horst und zum gesellschaftlichen Ort von Medizin und Poesie an der Wende zur Barockzeit vgl. Mauser, Wolfram, Opitz und der Beginn der deutschsprachigen Barockliteratur. Ein Versuch, in: Chiarini, Paolo u.a. (Hg.), *Filologia e Critica*. Studi in Onore di Vittorio Santoli. 2 Bde. Rom 1976, hier Bd. 2, S. 281–314, insb. S. 289–300. Zum Thema auch: Kemper, Hans-Georg, *Deutsche Lyrik der frühen Neuzeit*. Bd. 2: *Konfessionalismus*. Tübingen 1987, S. 89–123 („Arzneikunst in Not und Poesie als Medizin").

[27] Johann Christoph Gottsched stellte seiner *Critischen Dichtkunst* ([4]1751) eine mit einem Vorbericht versehene Übersetzung von Horazens *De arte poetica* voran. Horaz galt der Zeit als der große Ratgeber. Die Geschichte seiner Wirkung im 18. Jahrhundert ist noch nicht geschrieben. Neben seiner Bedeutung für die poetologische Reflexion wäre zu zeigen, wie Autoren des 18. Jahrhunderts am Beispiel des römischen Dichters Sinnlichkeit, Lebensnähe, Weltläufigkeit und soziale Sensibilität für sich gewannen. Er wurde zur Instanz, wenn es um Fragen der Klugheit und der Lebensführung ging. So erklärt sich sein überragendes Prestige.

bare Aktualität, die die – aus der Sicht von heute eher ‚vormodern' anmutende – Dichtung der Frühaufklärung auszeichnete, ist auch daran zu erkennen, daß sich die Moralischen Wochenschriften das hohe Ansehen dieser Dichtung dadurch zunutze machten, daß sie in ihren Beiträgen vielfach darauf Bezug nahmen, und daß sie die wöchentlichen Lieferungen häufig mit einem Motto aus dem Werk eines der genannten Autoren versahen.[28] Aber nicht nur dies: Ein nicht unbeträchtlicher Teil des medizinischen Schrifttums der Zeit erkannte die Vorgängigkeit der Dichtung unumwunden an. Dabei war nicht so sehr das Interesse an Theoriebildung gemeint als vielmehr die Fähigkeit der Selbst- und Fremdbeobachtung sowie die Kunst, die gewonnenen Einsichten pointiert und zugleich gefällig und eingängig zu formulieren. So verwies Krüger in seiner *Experimental=Seelenlehre* im Zusammenhang von Überlegungen zur Wechselwirkung von Körper und Seele auf Erkenntnisse, wie Albrecht von Haller sie in seinem Gedicht *Über den Ursprung des Übels* dargelegt hatte:

> Ich weiß nicht, ob man die Frage jemals beßer werde beantworten können, als der Herr von Haller gethan, wenn er schreibt: ‚Ein heimliches Gefühl liegt in uns selbst verborgen, / Das nie dem Uebel schweigt, und immer leicht versehrt / Zur Rache seiner Noth den gantzen Leib empört.[29]

Der Körperzustand des Menschen hatte schon Dichtern des 17. Jahrhunderts als Indiz und Argument gedient, so auch Gryphius in einer Reihe von Gedichten (wie *Ein Mensch*, *Krankheit*, *Vanitas* oder *Kirchhofsgedanken*), in denen er die eschatologisch verstandene Hinfälligkeit des Menschen in drastischen Bildern körperlichen Verfalls vor Augen stellte. Der topische Charakter dieser Bildsprache wird deutlich, wenn man beachtet, daß sie auch in Predigten und Traktaten, häufig in wörtlicher Übereinstimmung mit der Dichtung, benutzt wurde.[30] In der Poesie des frühen 18. Jahrhunderts trat an die Stelle einer eher mechanisch gedachten Körper-

---

Schon in den englischen Moralischen Wochenschriften wurde er mit großer Ehrfurcht zitiert. Zu Horaz auch: Mauser, Wolfram, Horaz in Halle. Johann Peter Uz und die Halleschen Dichterkreise, in: Jerouschek, Günter/Sames, Arno (Hg.), *Aufklärung und Erneuerung*. Beiträge zur Geschichte der Universität Halle im ersten Jahrhundert ihres Bestehens (1694–1806). Hanau/Halle 1994, S. 78–86.

28 Während Gottsched in seinen *Tadlerinnen* neben traditionelleren Autoren (Canitz) vor allem Vertreter seiner Schule zu Wort kommen ließ, beriefen sich die Wochenschriften in der Tradition des *Patrioten* auf die ‚moderneren' Zeitgenossen. Es ist kein Zufall, daß eine nachhaltige Wirkung vom *Patrioten* ausging, dessen thematisches Spektrum und dessen geistigen Zuschnitt Brockes entscheidend bestimmte. In den späteren Wochenschriften wurden häufig auch Gellert, Uz und andere Dichter des Rokoko zitiert.

29 Krüger, Johann Gottlob, *Versuch einer Experimental=Seelenlehre*. Halle/Helmstädt 1756, S. 86. Die Verse stehen in Hallers Gedicht *Über den Ursprung des Übels* (1734), 2. Buch, Verse 162–164. Krügers Version weicht an einer Stelle von den bekannten Vorlagen Hallers ab; in Vers 162 schreibt er: „heimliches" statt (wie wohl im Sinne Hallers): „wachsames". Die Vorlage Krügers konnte nicht ermittelt werden (vgl. Anm. 33).

30 Dazu: Mauser, Wolfram, *Dichtung, Religion und Gesellschaft*. Die Sonnete des Andreas Gryphius. München 1976, insb. S. 139–152.

Affekt-Korrelation eine auf Erfahrung gegründete und naturkundlich verankerte ‚Erforschung' von Körper und Seele sowie der wechselseitigen Einwirkungen aufeinander. Dafür gibt es viele Zeugnisse. Aufschlußreich sind Gedichte von Brockes wie: *Mittel gegen Schwermuth; Bewährtes Mittel, Gemüths-Bewegungen zu stillen* oder *Trost in Traurigkeit*, die in den dreißiger Jahren erschienen und eine Art Körper-Seele-Management beschreiben, das eine ganzheitliche Betrachtung des Menschen als selbstverständlich voraussetzt und an autogenes Training, wie es heute praktiziert wird, erinnert.[31] In dem Werk *Diät oder Lebensordnung* (1751) zog Krüger an vielen Stellen poetische Belege zur Bekräftigung seiner Aussagen heran. Die vielfache Übereinstimmung von Dichtung und medizinisch-diätetischer Anleitungsliteratur läßt erkennen, wie konsequent sich die gebildeten (im wesentlichen bürgerlichen) Schichten der Epoche auf diese Bildungsinhalte eingestellt hatten. Damit trugen sie ihrerseits dazu bei, das anthropologische Denken als etwas Zeitgemäßes zu etablieren.[32]

Dies galt aber nicht nur für das medizinische, sondern auch für Teile des naturkundlichen Schrifttums der Zeit. Die Kompetenz und Autorität der Dichter in allen Fragen, die den Menschen und seine Stellung im Zusammenhang der Natur betreffen, waren damals ohne Einschränkung anerkannt. Es ist bemerkenswert, daß Krüger in seiner *Naturlehre* die medizinischen Schriften Hallers nur an wenigen Stellen erwähnte, daß er sich aber immer wieder auf dessen Dichtungen berief; dem dritten Band stellte er ein Motto aus Hallers Gedicht *An Herrn D. Gessner* (1734) voran:

> So öffnet denn die Wunder-Uhr
> Das Meisterstücke der Natur
> Bewegt von selbst gespannte Federn.
> Kommt, seht des Hertzens Unruh gehen
> Bemerkt sein Eilen und Bestehn
> Und die Vernutzung an den Rädern.[33]

---

[31] Mehr dazu: Mauser, Wolfram, Glückseligkeit und Melancholie, (wie Anm. 12), S. 68–75.

[32] Die genannten Autoren konnten freilich auch in den Dienst von Positionen genommen werden, denen sie wohl kaum Unterstützung gewährt hätten. Ein Beispiel dafür ist Johann Benjamin Wolffrums Schrift ‚Moralität des Geschmacks', Leipzig 1733, in der an vielen Stellen Brockes als Autorität herangezogen wird. Der vollständige Titel lautet: *Von der äusserlichen Sinnlichkeit des Menschen Dem Geschmack, Nebst einer Kurtzen Abhandlung von dessen Aeusserlichen Sinnen überhaupt, Nach den Grund=Sätzen der vernünftigen und offenbarten Moral=Theologie entworffen.* Wolffrum zielte, „nach den Regeln der Vernunfft und Christlicher Klugheit", auf eine „völlige Verbesserung menschlicher Tohrheit". (Vorrede) Auch er ging von der Glückseligkeit als dem „Zweck" des Menschen und von seiner „doppelten Natur" aus, er sieht diese aber (noch) in der „physicalischen" und „moralischen" (5). Unter „Geschmack" verstand Wolffrum die „Sinnesorgane" des Menschen, deren Verführbarkeit er mit allen Mitteln entgegenzuwirken versuchte. Das ‚irdische Vergnügen in Gott' sah er von Gefahren umstellt.

[33] Verse 103–108. Krügers Version weicht nicht unerheblich von Hallers Vorlage ab. Vgl. Haller, Albrecht von, *Gedichte*, hg. v. Ludwig Hirzel, Frauenfeld 1882, S. 131: „Bald suchst du in der

Das untrüglichste Zeichen für die allgemeine Anthropologisierung des Denkens sind Funktions- und Grenzverschiebungen im Bereich der Wissenssysteme. Dies gilt nicht nur für die gelehrte Poesie und die Medizin bzw. Psychologie, sondern auch für die Naturkunde und die Philosophie, insbesondere aber für die Ethik. Nachdem sich Generationen von Gelehrten an die Leitdisziplinen der Theologie und der Philosophie gehalten hatten, stellte Krüger in der Vorrede zu seiner *Experimental=Seelenlehre* die Legitimations-Zuständigkeiten auf den Kopf: „Mein Zweck ist hierbey kein anderer gewesen, als den Philosophen, welche keine Aerzte sind, den Nutzen zu zeigen, welchen ihnen die Artzneygelahrtheit in der Seelenlehre verschaffen kann."[34] Wobei „Seelenlehre" hier nicht nur eine Psychologie meinte, die sich aus den Fesseln der Spekulation zu befreien begann, sondern auch eine Ethik, die die traditionelle Affektenlehre in neue Verstehenszusammenhänge stellte. Da ist es konsequent, wenn Krüger in seinen *Gedancken von der Erziehung der Kinder* (1752) betont, daß er als „Weltweiser" schreibe und daß er glaube, „daß man ein Mensch werden müsse, wenn man ein Christ" werden wolle.[35] Es stand für ihn außer Frage, daß es vor allem Ärzte waren, die diesen Wandel der Blickrichtung vorangetrieben hatten. Dabei dachte Krüger in besonderer Weise an Ärzte in der Nachfolge Georg Ernst Stahls, die mehr als andere die medizinische Tradition in Halle in anthropologisch-diätetischem Sinne weiter entwickelten. Aus den Formulierungen Krügers konnten die Leser von damals freilich auch den Nachhall einer Feststellung heraushören, die Christian Thomasius bereits 1692 in provozierender Weise gemacht hatte: „Ihr [der Verfechter christlicher Liebe] Aergerniß wird bald auffhören/wenn sie betrachten werden/daß ich mir nicht fürgenommen/meine Zuhörer zu Christen/sondern zu Menschen zu machen."[36] Der Frage, ob das von Thomasius ausgelöste Ärgernis wirklich aufgehört habe, will ich hier nicht weiter nachgehen. Ohne Zweifel aber markierte seine Äußerung den sich vollziehenden Paradigmenwechsel vom letzten Drittel des 17. Jahrhunderts an. Wer in der französischen Moralistik, in der neueren Verhaltensliteratur (Gracián) oder in der sensualistischen Philosophie John Lockes die Vorboten einer sich enfaltenden Wissenschaft vom Menschen sah, konnte das Diktum des Halleschen Philosophen jedenfalls als Signal verstehen.

Wunder-Uhr, / Dem Meister-Stücke der Natur, / Bewegt von selbst-gespannten Federn; / Du siehst des Herzens Unruh gehn, / Du kennst ihr eilen und ihr stehn / Und die Vernutzung an den Rändern." In den Ausgaben B (1734) bis J (1762) lauten die Verse 103–104: „Bald öfnest Du die Wunder Uhr / Das Meisterstücke [...]" (S. 157). Krügers Vorlage konnte nicht ermittelt werden; es ist nicht ausgeschlossen, daß Krüger sich frei fühlte, Hallers Verse etwas verändert zu zitieren (vgl. Anm. 29).

34 Krüger, *Versuch einer Experimental=Seelenlehre*, (wie Anm. 29), Vorrede, 3. Blatt.

35 Krüger, *Erziehung der Kinder*, (wie Anm. 16), S. 12.

36 Thomasius, Christian, *Einleitung zur Sittenlehre*, mit einem Vorwort hg. v. Werner Schneiders. Hildesheim 1968 [Nachdruck der Ausgabe Halle 1692], Vorrede, S. bVr.

IV

Es war Thomasius, der um 1700 entscheidend dazu beitrug, der neuen Glückseligkeitslehre eine diesseitige theoretische Basis und eine gewisse Systematisierung zu geben, oder anders gesagt: der an die Stelle einer alles überragenden Christologie Leitlinien einer zeitgemäßen, und das hieß eine auf Natur und Erfahrung gegründete Lebensführung setzte. Diese praktische Absicht erklärt, warum er seine *Sittenlehre*, im Gegensatz zur der damals noch herrschenden Gepflogenheit, in Deutsch abfaßte. Auf diese Weise konnte er über die Welt der Gelehrten hinaus einen breiteren Kreis gebildeter Leser erreichen. Dafür war es aber auch notwendig, dieser neuen Ethik einen lebenspraktischen Zuschnitt zu geben, der bis dahin kaum vorstellbar gewesen war.[37] Er zögerte auch nicht, den Lesern zuzumuten, sich mit Konzepten auseinanderzusetzen, die „vielleicht allen anderen Sitten=Lehren contradiciren".[38] Es komme, so meint er, darauf an, „die Gelahrten und Studirenden [zu] überzeugen/wie alles voll Mist und Unflat in der überall herrschenden Gelahrheit sey/und wie dieser weggeschafft werden solle." (527) Damit begründete Thomasius einen streithaft-polemischen Positionierungsdiskurs, der im 18. Jahrhundert bis weit über Lessing hinaus wirksam blieb.

Im Mittelpunkt seiner als Lebenslehre konzipierten Ethik steht das Theorem einer ‚vernünftigen und tugendhaften Liebe', das er schon im Titel hervorhebt.[39] In dieser weltlichen Form der Liebe, die Thomasius freilich als eine christliche reklamierte, laufen für ihn alle Linien einer sittlichen Lebensführung zusammen. Die sie steuernde Idee ist nicht mehr die Heilsfähigkeit des sündigen, sondern die Glücksfähigkeit des zur Geselligkeit bestimmten Menschen. Indem Thomasius diese Perspektiven seiner Ethik ausbreitete, entwickelte er ein neues Feld von Kategorien. Damit leistete er eine entscheidende Vorarbeit für die Entfaltung einer individualistischen Lebenskunde. Das Neue seines Entwurfs ist auf Schritt und Tritt zu erkennen. Ich erwähne hier nur eine Stelle, die ich für besonders auf-

---

37 Die Tatsache, daß er traditionelle Elemente wie Tugendtabellen mit aufnahm, steht nicht im Gegensatz dazu. Eine bemerkenswerte Vorstufe zur Sittenlehre des Thomasius stellt die Ethik von Justus Georg Schottel (*Ethica.* Die Sittenkunst oder Wollebenskunst. Wolfenbüttel 1669) dar. Schottel fügt der keineswegs schon geläufigen deutschen Terminologie in Klammern die lateinische hinzu. Außerdem schiebt er vor jedem Kapitel eine lateinische Summaria ein, gelegentlich nimmt er in den deutschen Text auch lateinische Definitionen auf.

38 Thomasius, Christian, *Ausübung der Sittenlehre,* mit einem Vorwort hg. von Werner Schneiders. Hildesheim 1968 [Nachdruck der Ausgabe von 1696], S. 526. Weitere Nachweise in () im Text.

39 Der vollständige Titel lautet: *Von der Kunst Vernünfftig und Tugendhafft zu lieben.* Als dem eintzigen Mittel zu einen glückseligen/galanten und vergnügten Leben zu gelangen/Oder Einleitung Zur SittenLehre Nebst einer Vorrede/In welcher unter andern der Verfertiger der curiösen Monatlichen Unterredungen freundlich erinnert und gebeten wird/von Sachen die er nicht verstehet/nicht zu urtheilen/und den Autorem dermahleinst in Ruhe zu lassen. Halle 1692. (Eine lateinische Ausgabe erschien 1706.)

schlußreich halte. Im Zusammenhang der Frage, woran überstarke (gefährdende und deshalb „böse") „Bewegungen" der Sinne zu erkennen seien, schreibt er:

> Woran erkenne ich es aber/ob die Bewegung in denen zur Sinnligkeit gewidmeten Gliedmassen allzustarck/oder der natürlichen Bewegung gleichförmig sey? So kan ich dir disfals keine andere Antwort geben/als daß dir solches deine innerliche Versicherung am besten sagen werde/und daß man disfalls keine allgemeine Regel überhaupt geben könne/weil die ordentliche Bewegung bey einem Menschen nicht in einem Grad ist wie bey dem andern/sondern bey nahe auf so vielfältige Art variret [sic] als Menschen seyn/welche Veränderung theils von dem Alter/theils von der Landes=Art/theils von der Gewohnheit u.s.w. herrühret. Und solcher gestalt darff ein jeder nur auff sich selbst Achtung geben/ob er eine merckliche und zuvorher ungewohnte Alteration bey sich empfindet oder nicht. (21–22)

Mit solchen Überlegungen kommt der Mensch als ganzer in den Blick. Körper und Seele werden hier auf neue Art interessant. Der Begriff der „innerlichen Versicherung" (in der Vorlage fett gedruckt) meint mehr als ein In-sich-Hineinhorchen („auf sich selbst Achtung geben"), er setzt Erfahrungen von Körper und Seele und eine Reflexion darüber voraus, die sich am Wissen über die Natur des Menschen und an naturkundlichen Erkenntnissen allgemeiner Art orientierte. Zu einer solchen Reflexion gehörte auch die Einsicht, daß bestimmte Fragen nicht oder noch nicht auflösbar und Widersprüche unvermeidbar sind. Thomasius nahm diese ebenso ernst wie die Widrigkeiten, mit denen der Mensch im Leben zu kämpfen hat. Dieser Kampf qualifiziere den einzelnen aber nicht nur für die Seligkeit in einer anderen Welt, er konditioniere ihn vor allem auch für einen kreativen Umgang mit dieser Welt, vorausgesetzt freilich, der einzelne hält sich an das Prinzip der ‚vernünftigen Liebe'.

Die traditionellen Darstellungen der Ethik gingen davon aus, daß ihr eine theologisch begründbare Systematik inhärent sei und daß sich diese durch Definition und Syllogismus offenlegen lasse. Anweisungen an den Menschen für ein moralisches Verhalten ergaben sich dabei von selbst, wurden häufig aber auch formuliert. Thomasius hielt an der Notwendigkeit zu definieren und zu systmatisieren fest, näherte die philosophische Disziplin der Ethik aber einer Erfahrungswissenschaft an, für die der wahrnehmende und vernünftig urteilende Mensch die höchste Instanz darstellt. Dabei ergaben sich Perspektiven, die er auch in Schriften wie die *Erfindung der Wissenschaft anderer Menschen Gemüt zu erkennen* (1692)[40] ausführte und die er auf ihren innerweltlich-praktischen Nutzen hin befragte.

Die Nagelprobe auf sein Konzept der Liebesethik[41] ergab sich mit der Beantwortung der umstrittenen Frage, wie das Laster zustandekomme und wie es wirk-

---

40 Abgedr. in: *Aus der Frühzeit der deutschen Aufklärung*, hg. v. Fritz Brüggemann. Darmstadt 1966 [Nachdruck der Ausgabe von 1938], S. 61–79. Ursprünglich hatte die Schrift keinen Sachtitel; sie erschien als Schreiben an Friedrich III., Kurfürsten zu Brandenburg, zu Neujahr 1692.

41 Die Liebesethik des Thomasius steht in der Tradition der Freundschafts-Liebe, wie sie seit Aristoteles immer wieder formuliert und im jeweiligen Zeitzusammenhang akzentuiert wurde. Namen wie der des Augustinus, des Thomas von Aquin, aber auch Bernhards von Clairvaux

sam bekämpft werden könne. Damit setzte sich Thomasius in der *Ausübung der Sittenlehre*, dem zweiten Teil seiner Ethik, auseinander. Sie erschien nach Verzögerungen, die offenbar auf Schwierigkeiten in der Sache zurückgingen, 1696 in Halle. Der ganzheitlich-therapeuthische Ansatz, der seiner Liebesethik inhärent ist, wird hier konsequent weitergedacht; sie kündigt sich schon im Titel des Werkes an: *„Von der Artzeney Wider die unvernünfftige Liebe und der zuvorher nöthigen Erkäntnüß Sein Selbst"*. Die Ursache des „allgemeinen und durchgehenden Unglücks" (1), des Einbruchs des Bösen, führt er nicht auf die Erbsünde oder auf die auch im Übel waltende Weisheit Gottes zurück, sondern auf den „verderbten Verstande" des Menschen, d.h. auf die Vorurteile, die ihn beherrschen. Den Begriff des Vorurteils faßt er sehr weit, er meint damit alle Urteile und Handlungen, die *vor* einer gründlichen Überprüfung durch den Verstand liegen. Durch die „Thorheit" des Vorurteils verfehle der Mensch die „Wahrheit in der Erkäntnüs des guten und bösen" (15). Die Natur habe dem Menschen zwar einen Willen gegeben, doch wenn Vorurteile über ihn herrschten, richte dieser sich nicht auf das Gute, sondern vornehmlich auf das Laster. Diese „Verderbnüs des Willens" (17) sei es, die die vernünftige Liebe unwirksam mache, was eine Vielfalt von bösen „Gemüths= Neigungen" (Affekten) zur Folge habe.

Eine Theorie des Lasters war für Thomasius anders als in Kategorien der Affektenlehre nicht konzipierbar. Er führte die traditionelle Affektenlehre aber nicht einfach fort, sondern schrieb sie nach liebesethischen Vorstellungen bis in die Grundlinien hinein um. Im Zusammenhang der Frage, *wie* das Unmäßige des Begehrens eingeschränkt und gebändigt werden könne, postulierte er – in Analogie zum Konzept der ‚vernünftigen Liebe', die zur Tugend führt – das Theorem der ‚unvernünftigen Liebe', die das Laster nach sich ziehe. Die vielen Formen des Bösen, die sich dabei ergeben, ordnete er drei Hauptlastern zu: der Wollust, dem Ehrgeiz und der Geldgier. Damit sich das Naturprinzip der ‚vernünftigen Liebe' dem Laster entgegenstellen könne, sei es nötig, das Böse in seinen lebensgeschichtlichen Bedingungen und in seinen Wirkungsweisen genau zu kennen. Dies erfordere Selbsterkenntnis. Wie aber stellt Selbsterkenntnis sich her? Thomasius führte dazu ein selbstdiagnostisches Verfahren ein, das den in der Zeit üblichen deduktiven Schlußfolgerungen und Ableitungen radikal entgegenstand. Die ausführlichen und lebensnahen Beschreibungen der vielen Spielarten lasterhaften Verhaltens, die er in der *Ausübung der Sittenlehre* gibt, sollten dem einzelnen helfen, Wesentliches an sich zu erkennen. Schneiders berichtet, daß er darüber hinaus in privaten Sprechstunden und in Übungen, die er mit seinen Studenten

---

und der Vertreter der neuplatonischen Liebeslehre zur Zeit der Renaissance (Marsilio Ficino, Pico della Mirandola) markieren den Weg. In den Freundschaftskult des 18. Jahrhunderts sind Impulse dieser Tradition eingegangen, vor allem aber wirkte die anthropologische Wende, die mit der Liebesethik des Thomasius verbunden war, im Freundschaftsgedanken der Zeit nach.

abhielt, Vorgehensweisen erprobt habe, die man als „moralische Seelendiagnose"[42] bezeichnen kann. Was er auf diesem Weg erreichen wollte, war eine allgemeine Sensibilisierung für den Blick auf sich selbst. Dabei scheint Thomasius aber sehr schnell an zeitbedingte Grenzen geraten zu sein. Er war sich denn auch darüber im klaren, daß sein Modell der Selbstanalyse die Bereitschaft und den Willen des einzelnen voraussetzte, an der eigenen sittlichen Besserung zu arbeiten. Das Problem des Nicht-sich-erkennen- und des Nicht-sich-bessern-*Wollens* eines verstockt „Bösen" war mit dem theoretischen und praktischen Instrumentarium, das ihm zur Verfügung stand, jedenfalls nicht zu lösen:

> Hat er aber diesen Vorsatz nicht/so werden ihm alle weitläufftige und mit denen schönsten Exempeln und Sprüchen angezierte Lehren wenig oder nichts nütze seyn. Denn den Vorsatz sich zu bessern und die Aufmercksamkeit in der Erforschung der Warheit kan weder ich noch ein andrer Mensch ihm geben, sondern er muß dieselbe mitbringen. (486)

Die Wirksamkeit der von ihm empfohlenen „Artzney" ist also begrenzt, aber sie stand für ihn außer Frage. Ausführlich reflektierte er die seit der Antike immer wieder ventilierte Frage, ob das Laster abgetötet werden könne oder ob es vielmehr um eine Dämpfung der Affekte gehen müsse. Seine Entscheidung war klar: Da Naturgegebenes nicht beseitigt werden kann, komme es darauf an, die Folgen des Bösen zu mildern. Im letzten Hauptstück der *Ausübung der Sittenlehre*: „Von der Unzulänglichkeit der vernünfftigen Kunst/die Affecten zu dämpfen/und wie weit selbige zu gebrauchen sey" (488–524) stellte sich Thomasius mit einer Hellsicht und mit einer Illusionslosigkeit den Schwierigkeiten einer naturgesetzhaften Ethik, die in seiner Zeit ihresgleichen suchen: „Die Sitten=Lehre gehet nicht weiter/als daß sie den Stand der Bestialität dem Menschen zu erkennen giebt/und ihn von da[he]r zu dem Stand der Menschheit leitet." (521) Es wäre verfehlt, in der Skepsis des Thomasius eine Art Rücknahme oder gar ein Scheitern der Liebeslehre zu sehen.[43] Thomasius vertraute auf den inneren Gewinn der Selbstanalyse. Dabei fällt auf, daß die Prüfraster, die er dieser Selbstanalyse zugrunde legte, dem Erkundungsverfahren, wie Brockes es benutzte, verblüffend ähnlich sind (oder wurde Brockes während seines Jura-Studiums 1700–1702 in Halle von Thomasius dazu angeregt?). Sehr deutlich ist dies am semantischen Feld der Verben zu erkennen, das Thomasius z.B. in einer „Anleitung" im 14. Hauptstück entfaltet: erwegen – betrachten – überschlagen – reifflich bedencken – sich vornehmen – sich angelegen sein lassen. (483) Im übrigen geht er bei seinem selbstdiagnostischen Verfahren so weit, dem Leser den erkenntnisfördernden ‚Trick' zu empfehlen, die eigene

---

42 Schneiders im Vorwort zur Neuausgabe der *Ausübung der Sittenlehre*, (wie Anm. 38), unpag. Vgl. auch Schneiders, Werner, *Naturrecht und Liebesethik*. Zur Geschichte der praktischen Philosophie im Hinblick auf Christian Thomasius. Hildesheim 1971 (Studien und Materialien zur Geschichte der Philosophie 3).

43 Wozu Schneiders im Vorwort zu der von ihm betreuten Ausgabe der *Ausübung der Sittenlehre*, (wie Anm. 38), neigt.

„Grund=Neigung" zu einem Zeitpunkt zu erforschen, da sie „nicht auf ihrer Hut ist/und da sie nicht vermeinet/daß man achtung auf sie giebet." (471–472) Thomasius scheint nicht daran gezweifelt zu haben, daß es im Erfahrungsbereich der menschlichen Seele Vorgänge gibt, an denen auf eine nicht näher erklärbare Weise die Person als ganze beteiligt ist. Er war der Überzeugung, daß die vernünftige Liebe in einem solchen Umfeld eine besondere Chance habe, wirksam zu werden. Dabei komme es darauf an, daß der Mensch „das Fünckgen seiner vernünfftigen Liebe anzufeuern sich angelegen seyn lasse/wie etwan ein kluger Krancker solche Artzneyen nimmt/die die Kranckheit schwächen und die Natur stärcken." (477) Gesamthistorisch gesehen ist es jedenfalls bemerkenswert, daß Thomasius in seiner *Ausübung der Sittenlehre* darauf bestand, daß die notwendigen Einsichten in psychologische und moralische Vorgänge durch Selbstdiagnose gewonnen werden. Denn nur aufgrund so gewonnener Erkenntnisse kann der Wille des Menschen auf die rechte Bahn geführt werden. Damit bewegte er sich nicht nur auf eine neuartige Sittenlehre, sondern auch auf eine theoretisch fundierte Seelenheilkunde zu.

Wie konsequent Thomasius die *Ausübung der Sittenlehre* dem ‚Realitätsprinzip' unterwarf, zeigt die vermeintliche Wende ins Theologische im letzten Abschnitt des Werkes. Nachdrücklich weist er darauf hin, daß man die „Lehr=Sätze des vorigen Hauptstücks nicht verächtlich halten" dürfe; zwar könnten unsere „Menschlichen Affekten gedämpfft werden", nicht aber unser „natürlich Vermögen", womit er den Willen zum Guten oder zum Bösen meint. In diesem Punkt sei „Trost auf unser Betrübnüs" nur von „einer höhern und heiligern Wissenschafft" zu erwarten. (520) Wo die Sittenlehre aufhört, da fange die Theologie an, aber die Grenzen zwischen beiden seien fließend. (532–533) Die „Defectus der Sitten=Lehre" könne nur die göttliche Gnade „suppliren" (533), aber dies zu lehren, sei nicht seine Sache. Thomasius hält zwar dafür, daß dort, wo die Sittenlehre ihre Grenzen findet, die Bergpredigt gefragt sei, aus dem, was er auf mehr als fünfhundert Seiten aber vorführt, spricht die entschiedene Erwartung, daß sich mit der selbstdiagnostischen Konzentration auf den eigenen seelisch-sittlichen Zustand das Bedürfnis einstellt, sich an die Grundsätze der vernünftigen Liebe zu halten.

Es ist hier nicht der Ort, die *Sittenlehre* des Thomasius im einzelnen zu würdigen. Was im vorliegenden Zusammenhang aber interessiert, ist die Art und Weise der Anthropologisierung, die er vornahm, ohne freilich das Wort zu gebrauchen, das an sich aber zur Verfügung stand.[44] Das Grundmuster des Verstehens, auf das sich Thomasius stützte, durchbrach die Grenzlinien, die die traditionelle Ethik zur Welt der Körper und des Sozialen hin gezogen hatte. Vorsichtig tastete er sich an Fragen der Wechselwirkung zwischen Seele und Körper, aber auch zwischen dem

[44] Zur Vorgeschichte des Begriffs vgl. vor allem: Ritter, (wie Anm. 1), Bd. 1 (1971), Sp. 362–365. Zur Sache: Dilthey, Wilhelm, *Weltanschauung und Analyse des Menschen seit Renaissance und Reformation.* Göttingen [9]1970, darin: „Die Funktion der Anthropologie in der Kultur des 16. und 17. Jahrhunderts", (S. 416–492).

einzelnen und der ihn umgebenden Welt heran. In der klaren Trennung der ‚Zuständigkeiten' von Sittenlehre und Theologie, die er dabei vollzog, sehe ich eine der entscheidenden Voraussetzungen für die sich vollziehende Anthropologisierung des Denkens. Im Laufe der nachfolgenden Jahrzehnte setzten sich ganzheitliche Konzeptionen dann immer wirksamer durch. Unverkennbar ist die Tatsache, daß die Verbreitung anthropologischer Denkansätze und Verstehensmuster schon in der Frühphase des 18. Jahrhunderts fortgeschrittener war, als man gemeinhin annimmt. Jedenfalls ist bemerkenswert, daß Johann Georg Walch in seinem Lexikon-Eintrag „Anthropologie" diese Entwicklung schon 1726 auf den Begriff bringen konnte.[45]

Trotz der weitreichenden anthropologischen Perspektivierung des Denkens in der Zeit des Thomasius vollzog sich der Durchbruch zunächst nicht in der Philosophie oder Theologie, sondern in epistemischen Systemen wie dem der Poesie und der Medizin, und von den dreißiger Jahren an auch der Ästhetik. Mit dem Blick auf ein lebenskundlich-diätetisches Verständnis der menschlichen Natur stellten sich Allianzen neuer Art her. Da ist es nicht verwunderlich, daß Krüger dann in seiner *Naturlehre* ein Paket schnürte, in dem er eine naturkundlich fundierte Theorie des Körpers mit einer solchen der Seele verband und deren Zusammenspiel auf die Voraussetzungen von Gesundheit und Krankheit hin befragte. Was er damit vorlegte, war eine umfassende Anthropologie, für deren Grundeinsichten Ärzte und Poeten, aber auch Philosophen wie John Locke, Thomas Hobbes oder Christian Thomasius wichtige Vorarbeit geleistet hatten. Eine *Naturlehre*, die sich als Anthropologie verstand und die eine Körper- und Seelenheilkunde in einem sein wollte, das war in der Tat etwas aufregend Neues. Daß Krüger sich vorbehielt, diese selbst zu unterrichten, kann nicht überraschen. Auch wenn er sich als Neuerer gab, so steht doch außer Zweifel, daß das, was er mit seinem Programm in die Praxis der Lehre einbrachte, sich über einen Zeitraum von mehr als fünfzig Jahren entwickelt hatte. Natürlich verfügten Krüger sowie seine Vorgänger und Zeitgenossen noch nicht über psychoanalytische Theoreme oder Modelle, auch nicht über Kategorien wie die des Unbewußten oder des innerpsychischen Konflikts, mit ihrem Nachdenken setzten sie aber eine Dynamik des Fragens in Gang, die es geradezu notwendig machte, solche Kategorien zu ‚entdecken'. Die großen Vermittler sind nicht immer die eigentlichen Neuerer. Aber auch die Fähigkeit, Vorbereitetes in ein System und in ein Programm zu fassen, gehört zu den bedeutenden Leistungen, die den geschichtlichen Prozeß voranbringen. Johann Gottlob Krüger war eine dieser Vermittlergestalten, in deren Werk und Wirken sich viele der zukunftsfähigen Ideen wie in einem Strahlenbündel trafen.

---

[45] Vgl. Anm. 6.

FRIEDRICH VOLLHARDT (Gießen)

Christliche und profane Anthropologie im 18. Jahrhundert: Beschreibung einer Problemkonstellation im Ausgang von Siegmund Jacob Baumgarten

„Sollen wir den wahren Menschen in den Wäldern von Nordamerica suchen?"[1] Isaak Iselin zitiert diese im 18. Jahrhundert vielgestellte Frage in seiner *Geschichte der Menschheit* (1764/68), in der er zeigt, wie mit dem umfangreichen, ja kaum mehr überschaubaren Wissen über die Bewohner der neuen Welt umgegangen werden kann. Der Universalhistoriker, dem seine Biographen eine schwächliche Gesundheit nachsagten, begibt sich natürlich nicht selbst auf die Suche nach dem ‚wahren' Menschen, sondern begnügt sich mit der Lektüre von Reisebeschreibungen. Es geht um die Auswertung von Erfahrungswissen im Dienst der Welt- und Menschenkenntnis. Es geht auch um die systematische Anordnung dieses Wissens, das nicht zum bloßen Belegmaterial zurückgestuft werden soll.

Immanuel Kant hat für diese aufklärerische Praxis die passende Formel gefunden, wobei er den Namen einer noch kaum etablierten wissenschaftlichen Disziplin erwähnt: „Zu den Mitteln der Erweiterung der Anthropologie im Umfange gehört das *Reisen*, sei es auch nur das Lesen der Reisebeschreibungen."[2] Seit den neunziger Jahren des 18. Jahrhunderts erlangen auch die Termini Völkerkunde und (als Übersetzung) Ethnographie eigene Bedeutung, wozu die Gründung von Buchreihen, die ausschließlich Reiseliteratur enthielten, wesentlich beigetragen hat. Genannt seien hier nur die Namen von Theophil Friedrich Ehrmann (*Bibliothek der neuesten Länder- und Völkerkunde*, 1791) oder Matthias Christian Sprengel und Georg Forster (*Neue Beiträge zur Völker- und Länderkunde*, 1790).[3] Die aus Reiseberichten schöpfende Disziplin der Völkerkunde führte vor 1800 noch den Titel

---

[1] Iselin, Isaak, *Über die Geschichte der Menschheit*. Bd. 1. Hildesheim 1976 (Nachdruck der 5., verm. Aufl. Basel 1786), S. 117. Zur zeitgenössischen Rezeption Stern, Alfred, Über Isaak Iselins Geschichte der Menschheit, in: *Zeitschrift für Schweizerische Geschichte* 10 (1930), S. 205–253. – Die vorliegende Studie ist im Zusammenhang eines Forschungsprojektes zum Thema „Verweltlichung der Wissenschaft(en). Bedingungen, Muster der Argumentation und typisierte Phasen wissenschaftlicher Säkularisierung" entstanden, das ich gemeinsam mit Lutz Danneberg (Berlin) und Jörg Schönert (Hamburg) leite. Das Projekt wird von der Deutschen Forschungsgemeinschaft im Rahmen des Schwerpunktprogramms *Ideen als gesellschaftliche Gestaltungskraft im Europa der Neuzeit* gefördert.

[2] Kant, Immanuel, *Anthropologie in pragmatischer Hinsicht* [1798], Vorrede BA VIIf.; die Stelle wird angeführt von Lepenies, Wolf, *Soziologische Anthropologie*. München 1971, S. 97. Vgl. auch Osterhammel, Jürgen, Distanzerfahrung. Darstellungsweisen des Fremden im 18. Jahrhundert, in: König, Hans-Joachim (Hg.), *Der europäische Beobachter außereuropäischer Kulturen*. Zur Problematik der Wirklichkeitswahrnehmung. Berlin 1989, S. 9–42, hier S. 12.

[3] Nachweise bei Fischer, Hans, ‚Völkerkunde', ‚Ethnographie', ‚Ethnologie'. Kritische Kontrolle der frühesten Belege, in: *Zeitschrift für Ethnologie* 95 (1970), S. 169–182.

einer ‚moralischen Geographie'[4] – eine treffende Bezeichnung, die unmittelbar verständlich macht, welches Interesse etwa Isaak Iselin an einer Betrachtung der in den „Wäldern von Nordamerica" lebenden Menschen hatte.

Die so reich dokumentierten Reisen um die Welt und in den neuen Kontinent – seien es solche zu missionarischen, kaufmännischen oder wissenschaftlichen Zwecken – waren für die genannten Aufklärer nicht nur Fahrten durch den Raum, sondern „auch eine Reise durch die Zeit": zum Anfang der Menschheitsgeschichte nämlich oder „zu einem vorgesellschaftlichen Zustand,"[5] von dem man sich Aufschluß über die Ursachen und Umstände der menschlichen Vergesellschaftung erwartete. Hier ist der normative Anteil in der von Iselin durchaus kritisch gemeinten Frage zu suchen. Der wahre Mensch ist der primitive, in einem vorzivilisatorischen Zustand lebende Mensch, an dessen Lebensformen sich die widersprechenden Hypothesen über die humane Natur und die daraus abgeleiteten Rechte und Pflichten, kurz: die Annahmen über die Legitimität bestimmter Herrschaftsdoktrinen überprüfen ließen – auch die nach dem Fortschritt der Menschheitsgeschichte, das heißt den notwendig aufeinanderfolgenden Stadien ihrer Entwicklung.

In der scheinbar einfachen Frage Iselins verschränken sich zwei Perspektiven, die bei der angesprochenen anthropologischen Dimension der Reiseliteratur zu berücksichtigen sind und nur schwer voneinander gelöst werden können. Zum einen das Bild vom Menschen, das die Geschichtsphilosophen oder Naturrechtstheoretiker aus den Reiseberichten entnahmen – meist zur Bestätigung ihrer vorweg aufgestellten Konzeptionen –, und zum anderen die Rückwirkung solcher Theorien auf die Wahrnehmung derjenigen, die diese Berichte verfaßten.

Ein prominentes Beispiel liefert Georg Forster. Der scheinbar vorurteilslose Berichterstatter und empirisch forschende Gelehrte hat vor seiner später berühmt gewordenen *Reise um die Welt* die Schrift Iselins rezensiert; dem Entwurf *Über die Geschichte der Menschheit* dürfte er nicht nur bestimmte Annahmen über den ‚Kindheitszustand' von Populationen entnommen haben, die seine Beobachtungen (oder genauer: seine Beschreibungen) anleiteten, sondern auch Argumente, mit denen er etwa gegen Rousseau Stellung nahm. Sein Reisebericht erhielt damit – entgegen den in der Vorrede herausgestellten methodischen Zielen – einen ‚Systemgeist', der es notwendig macht, seinen Bericht in der Wechselwirkung mit

---

4 Ebd., S. 172. Weiteres Material bei Günther, Felix, *Die Wissenschaft vom Menschen.* Ein Beitrag zum deutschen Geistesleben im Zeitalter des Rationalismus mit besonderer Rücksicht auf die Entwickelung der deutschen Geschichtsphilosophie im 18. Jahrhundert. Gotha 1907.

5 Japp, Uwe, Aufgeklärtes Europa und natürliche Südsee. Georg Forsters *Reise um die Welt*, in: Piechotta, Hans Joachim (Hg.), *Reise und Utopie.* Zur Literatur der Spätaufklärung. Frankfurt/M. 1976, S. 10–56, hier S. 17.

den in der Frühen Neuzeit ausgebildeten Theorien über die Bestimmung und den Begriff des Menschen zu lesen.[6]

Iselin, Forster, Rousseau – sie alle haben die in der Reiseliteratur festgehaltenen oder selbst beschriebenen Entdeckungen auf ein Theorem bezogen, das im folgenden aus der Sicht der christlichen Anthropologie Siegmund Jacob Baumgartens und ihres Beitrages zur Hallenser Aufklärung zu betrachten ist: Gemeint ist der Naturzustand des Menschen, dem man normative Richtlinien für das Gemeinschaftsleben abzugewinnen suchte. Das Denkmodell war alt, die Theoretiker des modernen Naturrechts, die selbst bereits ausgiebigen Gebrauch von der Reise- und Missionsliteratur machten,[7] haben ihm im Streit mit der Orthodoxie am Ende des 17. Jahrhunderts zu neuer Aktualität verholfen. In Frage stand hier die Anpassungsfähigkeit der christlichen Lehre von der Schöpfung, der Gottebenbildlichkeit des Menschen und seines Falles.

I.

Was sich im Laufe des 18. Jahrhunderts änderte, war die Einschätzung der Beweiskraft der ethnologischen Belege, die anfangs noch unselbständig (und unvermittelt) neben den Zitaten aus antiken Klassikern und Geschichtsschreibern auftauchten. Zugleich änderte sich der argumentationslogische Wert des empirischen Wissens, das man den Berichten zusprach. Das klingt selbstverständlicher, als es ist; und beschrieben wird damit auch nur ein Teilaspekt der Wandlungsvorgänge im 18. Jahrhundert. Denn wenn sich selbst bei dem Naturforscher Georg Forster ein Systemdenken durchsetzt, das die Beobachtung von Einzelphänomenen in einem vorgedachten Zusammenhang ermöglicht – und zugleich bestimmt –, dann ist unser Begriff des aufklärerischen Empirismus zu überdenken. Vor allem aber ist danach zu fragen, welche durchlaufenden Kategorien des anthropologischen Wissens die ethnohistorische Sichtweise der Reisenden (wie die der Leser ihrer Berichte) dauerhaft geprägt haben.

Das Bild vom Menschen als einem Mängelwesen an Instinkt – hier haben wir eine solche Kategorie[8] – hat das anthropologische Denken der Zeit nachhaltig

---

6 Vgl. dazu Japp, (wie Anm. 5), S. 25f.; Bitterli, Urs, Der Eingeborene im Weltbild der Aufklärungszeit, in: *Archiv für Kulturgeschichte* 53 (1971), S. 249–263, insb. S. 253.

7 Hinweise gibt Michael Seidler in der von ihm übersetzten Schrift Pufendorfs *De statu hominum naturali* (1678): *On the Natural State of Men*. Lewiston, New York 1990, S. 138f.; umfassend jetzt Palladini, Fiammetta (Hg.), *La Biblioteca di Samuel Pufendorf*. Catalogo dell'asta di Berlin del settembre 1697. Wiesbaden 1999, insb. Introduzione, S. LVIII–LX (‚Geografia e letteratura di viaggi') und Indice delle materie, S. 485–491 (s.v.). Vgl. auch Brandon, William, *New Worlds for Old*. Reports from the New World and their effect on the development of social thought in Europe, 1500–1800. Athens, London 1986.

8 Vgl. Schmidt-Biggemann, Wilhelm, *Theodizee und Tatsachen*. Das philosophische Profil der deutschen Aufklärung. Frankfurt/M. 1988, S. 98.

geprägt, wobei die methodische Funktion, die Samuel Pufendorf der imbecillitas-Lehre für die Begründung des natürlichen Rechts zugewiesen hat, allmählich in Vergessenheit geriet. Pufendorf hält sich bei seiner Beschreibung der conditio humana nicht lange auf dieser ersten Stufe auf, da der Mensch für ihn nur als ein in Gesellschaft lebendes Wesen zu denken ist, die socialitas – seine Geselligkeit – folglich zum Spitzensatz der Beweisführung wird. Doch wie sollte man diesen zweideutigen Satz auslegen?[9] Gab es nicht auch ‚primitive' Völker, bei denen es zu einer planvollen Gesellschaftsbildung mehr als nur des Vertrauens in die ordnende Natur des Menschen bedurfte?

Eben diese Frage beschäftigte die Autoren der philosophischen Reiseberichte und ihre Ausleger bis an das Ende des 18. Jahrhunderts, sie formierte noch einen der Leitgedanken für Georg Forsters *Reise um die Welt*.[10] Die Antworten, die man auf sie zu geben wußte, gehörten neben den Vorstellungen der Instinktentbindung, der Mängelhaftigkeit und der natürlichen Gleichheit des Menschen zu den herrschenden Denkfiguren einer pragmatischen Anthropologie.

Die Konzeptionen des Naturzustandes erhielten jedoch bereits früh Konkurrenz durch einen Ansatz, der die reale Geschichte der Menschheit durch die Unterscheidung aufeinanderfolgender Perioden aufzuklären versuchte, wobei das menschliche Zusammenleben bei unzivilisierten Völkern, das man mit Zeugnissen der europäischen Geschichte verglich, eine erste, die ursprüngliche Sequenz bildete. Seit den sechziger Jahren des 18. Jahrhunderts sprach man dabei von der ‚Methode Lafitaus'. Joseph-François Lafitaus Hauptwerk, die *Mœurs des sauvages Américains comparées aux mœurs des premiers temps* (1724), wurde vielfach benutzt, so etwa von Jens Kraft, der sich in seiner 1766 in deutscher Übersetzung erschienenen Schrift über *Die Sitten der Wilden, zur Aufklärung des Ursprungs und Aufnahme der Menschheit* – gerade war Iselins *Geschichte der Menschheit* in der ersten Auflage gedruckt – auf Lafitau und andere Reiseberichterstatter berief, um „den Menschen aus dem Menschen selbst zu erklären [...]; und dieses ist auch der einzige Vorzug, den ich dieser meiner Arbeit weit vor anderen zueigne, die ungefehr diese Materie vor mir bearbeitet haben [...]."[11]

9 Vgl. Vollhardt, Friedrich, Zwischen pragmatischer Alltagsethik und ästhetischer Erziehung. Zur Anthropologie der moraltheoretischen und -praktischen Literatur der Aufklärung in Deutschland, in: Schings, Hans-Jürgen (Hg.), *Der ganze Mensch*. Anthropologie und Literatur im 18. Jahrhundert. Stuttgart/Weimar 1994, S. 112–129, insb. S. 121; ders.: Die Grundregel des Naturrechts. Definitionen und Konzepte in der Unterrichts- und Kommentarliteratur der deutschen Aufklärung, in: Grunert, Frank/Vollhardt, Friedrich (Hg.), *Aufklärung als praktische Philosophie*. Werner Schneiders zum 65. Geburtstag. Tübingen 1998, S. 129–147.

10 Vgl. Neumann, Michael, Philosophische Nachrichten aus der Südsee: Georg Forsters *Reise um die Welt*, in: Schings, (wie Anm. 9), S. 517–544, insb. S. 537 u. 539f.

11 Kraft, Jens, *Die Sitten der Wilden, zur Aufklärung des Ursprungs und Aufnahme der Menschheit*. Kopenhagen 1766, Bl. A3^{r}f.

Der ‚Stand der Wildheit' wird zur neuen historischen Perspektive, mit der man die Geschichte der Menschheit beginnen läßt.[12] Die kulturelle Andersartigkeit wird zu einem Entwicklungsgrad erklärt. Bei Iselin heißt es entsprechend: „Der Stand der Wildheit und der Barbarey [bezogen auf antike Zeugnisse – F.V.]" ist uns nach den Berichten der Reisenden aus der Neuen Welt „nur allzubekannt. Wenn der Stand der Natur nur problematisch ist, so ist dieser gewiß."[13] Die Aufklärungshistoriographie hat, so scheint es, in den sechziger Jahren ihr Paradigma gefunden, wobei die Reiseliteratur eine neue, nun kulturgeschichtlich-ethnologische, eben – im Unterschied zum Naturrecht der Sozialität – empirische Beweisfunktion erhält. Der Feldforscher scheint gegenüber dem Rechtsphilosophen recht zu behalten, wäre da nicht die Kategorie des zivilisatorischen Fortschritts, mit der die zitierten Autoren die von Lafitau gelieferten Rohstoffe verarbeiteten.

Das erste Kapitel des Buches von Jens Kraft liefert bei genauerer Betrachtung nur Anschauungsmaterial für die Theorie der imbecillitas, das zweite Kapitel ergänzt die Beobachtungen im Hinblick auf die dem Wilden eigene Disposition zur Gesellschaft. Ähnlich verteidigt auch Iselin die naturrechtliche Theorie der socialitas gegen die Kulturkritik Rousseaus, unter Heranziehung ethnographischer Zeugnisse (die auf seine Weise auch Rousseau ausgiebig zu nutzen wußte).

II.

Die Wirkung Lafitaus in den deutschen Territorien ist eng verknüpft mit dem Namen von Siegmund Jacob Baumgarten. Der Hallenser Theologe hat die Übersetzung des Werkes durch Johann Friedrich Schröter angeregt und die 1752 bei Johann Justinus Gebauer erschienene deutsche Edition mit einer Vorrede versehen. Im Kommentar zu dem vorliegenden Neudruck des Textes hat sich Helmut Reim die Frage gestellt, was Baumgarten „am Werk eines französischen Jesuiten, in dem die Sitten der ‚amerikanischen Wilden' mit denen der ‚ersten Zeiten' verglichen werden", so faszinierte, daß er dieses „ohne die mindeste Kürzung ins Deutsche übersetzen und zusammen mit einer [...] *Algemeine[n] Geschichte der Länder und Völker von America* [...] ‚unter seiner Aufsicht herauskommen' ließ"?[14]

---

12 Mit wenigen Zeugnissen auch der deutschen Diskussion Tinland, Franck, *L'homme sauvage.* Homo ferus et homo sylvestris de l'animal à l'homme. Paris 1968; zur Traditionsgeschichte (mit einem Hinweis zur Unterscheidung von theologischer und philosophischer Anthropologie) Koch, Joseph, Sind die Pygmäen Menschen? Ein Kapitel aus der philosophischen Anthropologie der mittelalterlichen Scholastik, in: *Archiv für Geschichte der Philosophie* 40 (1931), S. 194–213.

13 Iselin, *Über die Geschichte der Menschheit.* Bd. 1 (wie Anm. 1), S. 186.

14 Lafitau, Joseph-François, *Die Sitten der amerikanischen Wilden im Vergleich zu den Sitten der Frühzeit,* hg. v. Helmut Reim. Leipzig 1987 [Faksimile der Ausgabe Halle 1752], Kommentar, S. 36 [getr. Pag.]. Bei der Lafitau-Übersetzung Schröters handelt es sich um die Seiten 1 bis 504 des insgesamt 688 Seiten umfassenden 1. Bandes seines in 2 Teilen 1752/53 bei Ge-

Das Zitat deutet bereits an, daß es sich bei der Lafitau-Übersetzung um ein Produkt aus Baumgartens ‚Übersetzungsfabrik' handelte. Seit den vierziger Jahren betreute der Theologe das Monumentalwerk einer *Algemeinen Welthistorie*, die Johann Salomo Semler nach seinem Tod bis zum 30. Teil fortführte, der abschließende 66. Band erschien erst 1813. Das riesige Unternehmen war zugleich ein großer geschäftlicher Erfolg für den Hallenser Verleger Johann Justinus Gebauer.

Doch welches Interesse verband Baumgarten mit der Übersetzung des ethnohistorischen Werkes von Lafitau? Die Antwort des Kommentators lautet so knapp wie vielsagend: ein apologetisches. Ähnlich hat bereits Martin Schloemann die Entwicklung des Theologen vom Wolffianismus zur Historie beschrieben. Die Apologetik mußte in einer „veränderten Situation" die „interkonfessionell-kontroverstheologische ‚Polemik' " der Abwehr einer historisch argumentierenden Bibel- und Religionskritik nachordnen.[15] Walter Sparn hat den erklärungsbedürftigen Wandlungsprozeß des Theologen wie folgt umschrieben:

> [S]eit 1740 [...] beginnt er in großem und bald geradezu lawinenartig anschwellenden Umfang auf allen nur denkbaren, sowohl kirchen- als auch profangeschichtlichen Feldern historische Studien zu treiben, die nicht nur seine reiche literarische Tätigkeit, sondern auch seinen akademischen Unterricht und eben auch seine theologische Position zunehmend bestimmen [...].[16]

---

bauer in Halle gedruckten *Algemeinen Geschichte der Länder und Völker von America*. Zum Werk Lafitaus vgl. den vielzitierten Hinweis bei Meinecke, Friedrich, *Die Entstehung des Historismus*. München ²1946, S. 70–73; herangezogen wurden außerdem: Duchet, Michèle, Discours ethnologique et discours historique: le texte de Lafitau, in: *Studies on Voltaire and the Eighteenth Century* 152 (1976), S. 607–623; Certeau, Michel de, Writing vs. Time: History and Anthropology in the works of Lafitau, in: *Yale French Studies* 59 (1980), S. 37–64; Rohbeck, Johannes, Kulturtheorie und Geschichtsphilosophie. Lafitau und Turgot – Zur aufgeklärten Gegenaufklärung in Frankreich, in: Dippel, Horst/Scheuer, Helmut (Hg.), *Georg-Forster-Studien* Bd. II. Berlin 1998, S. 57–77; Campbell, Mary Baine, *Wonder and Science*. Imagining Worlds in Early Modern Europe. Ithaca, New York 1999, S. 285ff.

15 Schloemann, Martin, *Siegmund Jacob Baumgarten*. System und Geschichte in der Theologie des Überganges zum Neuprotestantismus. Göttingen 1974, S. 159; vgl. auch van der Zande, Johan, Popular Philosophy and the History of Mankind in eighteenth-century Germany, in: *Storia della Storiografia* 22 (1992), S. 37–56, insb. S. 40–45. Zur neueren Baumgarten-Forschung Ehrhardt-Rein, Susanne, Theologie zwischen Vernunftwahrheit und Glaubenslehre – Siegmund Jacob Baumgartens Versuch einer Vermittlung, dargestellt am Beispiel seiner Schöpfungslehre, in: Jerouschek, Günter/Sames, Arno (Hg.), *Aufklärung und Erneuerung*. Beiträge zur Geschichte der Universität Halle im ersten Jahrhundert ihres Bestehens (1694–1806). Hanau/Halle 1994, S. 272–281; Ehrhardt-Rein, Susanne, *Zwischen Glaubenslehre und Vernunftwahrheit*. Natur und Schöpfung bei Hallischen Theologen des 18. Jahrhunderts. Münster 1996, S. 77–127.

16 Sparn, Walter, Auf dem Wege zur theologischen Aufklärung in Halle: Von Johann Franz Budde zu Siegmund Jakob Baumgarten, in: Hinske, Norbert (Hg.): *Zentren der Aufklärung I: Halle*. Aufklärung und Pietismus. Heidelberg 1989, S. 71–89, hier S. 83. Zu Baumgartens historischer Methode und seinem anti-skeptizistischen Optimismus vgl. Völkel, Markus, *‚Pyrrhonismus historicus' und ‚fides historica'*. Die Entwicklung der deutschen historischen Methodologie unter dem Gesichtspunkt der historischen Skepsis. Frankfurt a.M./Bern 1987, S. 229–253. – Die Verdienste Baumgartens im Feld der Historiographie und Ethnologie haben bereits die Zeitgenossen gewürdigt. In Georg Friedrich Meiers und Samuel Gotthold Langes

Am Ende seines der Hallenser Theologie gewidmeten Beitrages geht Sparn dann auf die nicht-intendierten Folgen der neuen, nun profan- und kirchenhistorisch arbeitenden Apologetik ein, auf die am Ende des vorliegenden Beitrages ebenfalls hinzuweisen ist.

Zunächst sollen jedoch einige Beobachtungen zu dem genannten Wandlungsprozeß vorgestellt werden. Zu fragen ist, wie Baumgarten die Grundsätze der christlichen Anthropologie zu bewahren versucht, die er bewußt mit den Ergebnissen der Forschung zu den außereuropäischen und nicht-christlichen Kulturen konfrontiert. Vielleicht ist dies jedoch eine voreilige, die Eigenperspektive der Epoche mißachtende Fragestellung: Um 1750 befand sich die Apologetik noch nicht vollends in der Defensive, der Begriff ‚Anthropologie' dürfte noch vornehmlich im Sinne der *christlichen*, also theologischen Explikation gebraucht worden sein.[17] Da die Literaturgeschichtsschreibung bisher kaum auf diesen Hintergrund der anthropologischen Debatten geachtet hat, erscheint die

> von der Aufklärung initiierte Umpolung von einer theologischen auf eine anthropologische Sichtweise, von einem Ordnungsdenken, das der Empirie sein zeitloses Begriffsraster wie ein Netz überwarf, auf ein Denken, das dem allmählichen Werden der Normen und Fähigkeiten nachzeichnete,[18]

als ein geradliniger, aus einem Konflikt hervorgehender Prozeß der Ablösung, der mit wechselseitiger Nichtbeachtung einherging.

Moralischer Wochenschrift *Das Reich der Natur und der Sitten* (Zweyter Theil. Halle 1757, St. 67, S. 369–384, hier S. 376f.) heißt es in einem Nachruf auf den Hallenser Theologen: „Was Er der Geschichte für Vortheile gebracht, werden die einsehen, die sich seiner vortreflichen Ausgabe der Allgemeinen Welthistorie bedienen. Die Anmerkungen, mit welcher er dieselbe bereichert hat, bestehen nicht blos in trockenen Bemerkungen der Zeitrechnung, sondern sie enthalten einen rechten grossen Schatz von Gelehrsamkeit und Einsichten von vielerley Art." Das ausführliche „Denkmal" wurde sogleich in Baumgartens *Nachrichten von merkwürdigen Büchern* (Bd. 11. Halle 1757) angezeigt (S. 470). Vgl. auch das *Ehrengedächtnis des weiland Hochwürdigen und Hochgelarten Herrn Siegmund Jacob Baumgartens* [...], gesamlet von Johan Salomon Semler. Halle 1758.

17 Bis in die achtziger Jahre des 18. Jahrhunderts ließen sich die Bezeichnungen nebeneinander verwenden, wobei mit einiger Selbstverständlichkeit die Priorität der theologischen Anthropologie betont wurde; vgl. Coners, Gerhard Julius, *Versuch einer Christlichen Anthropologie.* Berlin 1781, Vorrede Bl. *2^r: „D. Balt. Menzer hat im vorigen Jahrhundert Anthropologiam sacram, Wittenb. 1612. und D. E. Platner eine Anthropologie für Aerzte und Weltweise, zu Leipzig herausgegeben: von ihnen entlehne ich den Titel dieses Tractats [...]." Die Lehrbücher des frühen 17. Jahrhunderts waren allerdings weniger präsent, als es dem Zitat nach erscheinen mag: Der Autor der genannten *Anthropologia Sacra* ist Balthasar Meisner (Wittenberg ^{2}1627). Das Ineinander von Genesis-Exegese und einer auf den Bereich der ‚physica' beschränkten Anthropologie gestaltete sich von jeher problematisch, wie sich an mittelalterlichen Traktaten zeigen läßt; vgl. Speer, Andreas, *Die entdeckte Natur.* Untersuchungen zu Begründungsversuchen einer ‚scientia naturalis' im 12. Jahrhundert. Leiden/New York 1995, S. 192–204 („Homo artifex: Der Mensch als Gegenstand einer natürlichen Anthropologie").

18 Wellbery, David E., Die Enden des Menschen. Anthropologie und Einbildungskraft im Bildungsroman (Wieland, Goethe, Novalis), in: Stierle, Karlheinz/Warning, Rainer (Hg.), *Das Ende.* Figuren einer Denkform. München 1996, S. 600–639, hier S. 600.

Daß die Diskussionslage komplizierter war, soll im Blick auf zwei Aspekte gezeigt werden: Zum einen gehörte die theologische Disziplin der Anthropologie noch ganz selbstverständlich zu der den Menschen beschreibenden Wissensordnung, auch was die neue Empirie betraf, die in das anpassungsfähige „Begriffsraster" einzubeziehen war. Zum anderen stellte sie jene Bilder und Vorstellungskomplexe bereit, die am Ende des 18. Jahrhunderts in ihrer Bedeutung umbesetzt werden konnten, wobei – das ist entscheidend – die Autoren auf Einsichten zurückgriffen, die bereits in der von der theologischen Anthropologie mitgetragenen und mitgeprägten Diskussion entwickelt worden waren. Wenn Friedrich Schiller im Zusammenhang seiner berühmten Jenaer Antrittsvorlesung aus dem Jahr 1789 *Etwas über die erste Menschengesellschaft nach dem Leitfaden der mosaischen Urkunde* entwickelt, dann bildet die Erzählung des Sündenfalls offenbar nur die Vorlage zu einer kontrafaktischen Deutung der humanen Erkenntnisfähigkeit: Die Übertretung des göttlichen Gebotes wird als Abfall vom Instinkt und damit als „die glücklichste und größte Begebenheit in der Menschengeschichte" gefeiert. Gleichzeitig entwirft Schiller ein Bild von dieser entwickelten ‚Humanität' im Verweis auf die unterschiedlichen Stufen der Zivilisation bei Naturvölkern, über welche die Ethnographen berichten: „Menschheitsgeschichte also als Temporalisat von Menschheitsdeskription";[19] eine im 18. Jahrhundert längst vorbereitete Argumentationsfigur, bei der – wie gezeigt – auch auf Lafitau zu verweisen ist.[20]

Bei genauerer Betrachtung läßt sich der Aufsatz Schillers fast ganz auf vorhandene Formeln der Aufklärungsphilosophie zurückführen.[21] Im folgenden soll die anthropologische, zur Geschichtsphilosophie erweiterte Debatte nicht vom Ende her betrachtet werden, sondern in ihrer formativen Phase, in der sich die von der Forschung dann vielfach behandelten Konzeptionen (Herder, Kant, Forster, Schiller, Goethe)[22] allmählich herausbildeten, wobei dem theologischen Modell eine

---

19 Seifert, Arno, ‚Verzeitlichung'. Zur Kritik einer neueren Frühneuzeitkategorie, in: *Zeitschrift für Historische Forschung* 10 (1983), S. 447–477, hier S. 449.

20 Den Nachweis liefert Seifert, ‚Verzeitlichung' (wie Anm. 19), S. 449, Anm. 7.

21 „Was ist hier eigentlich noch Schiller?", lautete der leicht verzweifelte Ausruf von Hans-Jürgen Schings im Anschluß an einen Vortrag von Wolfdietrich Rasch, der den zeitgenössischen Kontext in der angesprochenen Weise behandelte: Schillers Aufsatz über die Anfänge der Menschheitsgeschichte, in: Wittkowski, Wolfgang (Hg.), *Friedrich Schiller*. Kunst, Humanität und Politik in der späten Aufklärung. Tübingen 1982, S. 220–228, hier S. 227. Vgl. auch Karl S. Guthke: Zwischen ‚Wilden' in Übersee und ‚Barbaren' in Europa: Schillers Ethno-Anthropologie, in: Fetz, Reto Luzius/Hagenbüchle, Roland/Schulz, Peter (Hg.), *Geschichte und Vorgeschichte der modernen Subjektivität*. Band 2. Berlin/New York 1998, S. 844–871.

22 Neuerdings Koch, Manfred, Der Sündenfall ins Schöne. Drei Deutungen der Paradiesesgeschichte im 18. Jahrhundert (Kant, Herder, Goethe), in: Braungart, Wolfgang/Fuchs, Gotthard (Hg.), *Ästhetische und religiöse Erfahrungen der Jahrhundertwenden I: um 1800*. Paderborn/München 1998, S. 97–114.

spezifische Bedeutung zukam: „Man könnte geradezu von einem Einbruch der Naturwissenschaft und ihrer Methode in die Theologie sprechen.“[23]

III.

In der Mitte des 18. Jahrhunderts schien „die Vorstellung eines durch die Sünde verlorenen Urzustandes der Gottverbundenheit“ nur dann haltbar zu sein,

> wenn man ihn auch als historischen Anfangszustand der Menschheitsgeschichte zu behaupten vermochte. Die Rede von einem Verlust setzt eben immer einen Zustand voraus, der dem Verlust voranging, und dann muß auch die Frage zugelassen werden, ob es einen solchen Zustand tatsächlich gegeben hat oder nicht.[24]

Wo ist er heute noch, nahe am Ursprung, zu entdecken? Die christliche Anthropologie geriet mit dieser Frage in eine ähnliche Situation der empirischen Prüfung wie die Denkmodelle der profanen Naturrechtslehre.

Bei dieser Problemstellung der Apologetik findet Baumgarten einen Rückhalt in *Den Sitten der amerikanischen Wilden* des Jesuiten Lafitau. Dessen Hauptargument gegen die zunehmende ‚Freigeisterei‘ besteht in dem Nachweis einer bei allen wilden Völkern anzutreffenden urmonotheistischen Religion, die auf „unsre ersten Eltern“, Adam und Eva, zurückzuführen sei:

> Endlich finde ich darinnen noch einen wichtigen Vortheil: daß nemlich auf die Art, wie ich die heidnische Mythologie und symbolische Theologie erkläre, ich alle symbolische und hieroglyphische Bilder auf die Gottheit und Grundwahrheiten unserer Religion, nicht aber auf eine Erklärung der physicalischen Welt, so wie es die heidnischen Weltweisen in den letztern Zeiten des Heidentums wol gemachet haben, als deren Erklärungen der Ungöttlichkeit zu statten kommen, und einen spitzfindigen Gottesleugner in Ansehen bringen können, leite. (S. 8)

Ein hinzugefügtes Argument zeigt, welche Bedeutung dabei dem neuen anthropologischen Wissen für die christliche Dogmatik und speziell für die Lehre von Schöpfung, Urstand und Gottebenbildlichkeit des Menschen zukam:

---

[23] Knothe, Paul, Siegmund Jakob Baumgarten und seine Stellung in der Aufklärungstheologie, in: *Zeitschrift für Kirchengeschichte* 46 (1928), S. 491–536, hier S. 494; im Anschluß hieran Bron, Bernhard, *Das Wunder*. Das theologische Wunderverständnis im Horizont des neuzeitlichen Natur- und Geschichtsbegriffs. Göttingen 1975, S. 33f.

[24] Pannenberg, Wolfhart, *Anthropologie in theologischer Perspektive.* Göttingen 1983, S. 53f.

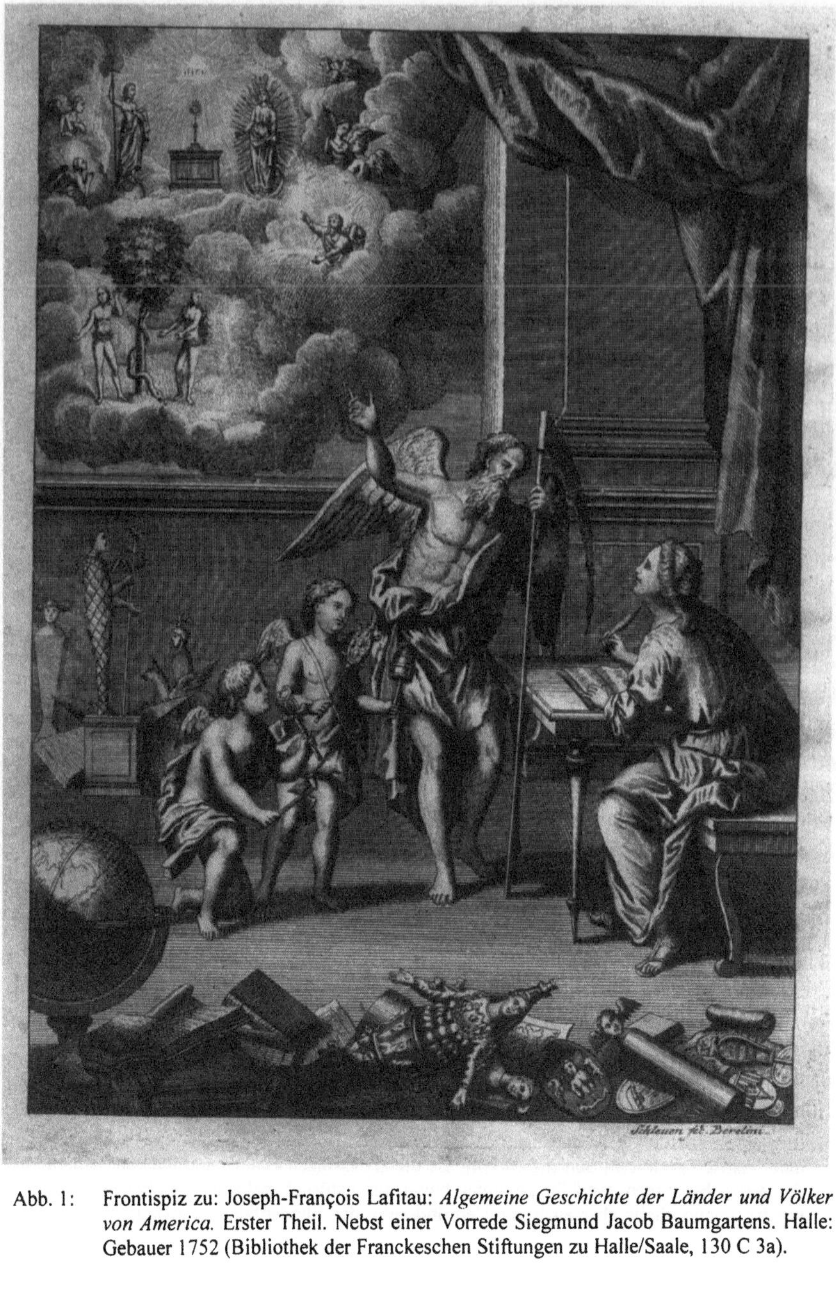

Abb. 1: Frontispiz zu: Joseph-François Lafitau: *Algemeine Geschichte der Länder und Völker von America.* Erster Theil. Nebst einer Vorrede Siegmund Jacob Baumgartens. Halle: Gebauer 1752 (Bibliothek der Franckeschen Stiftungen zu Halle/Saale, 130 C 3a).

Als der Urheber der Natur den Menschen nach seinem Ebenbilde schuf, so legte er so fort den Begrif von ihm selbst [...] in die wildesten Herzen und in die unangebautesten Gemüter. Dieser Begrif wird durch alles das merklich, was in uns einen Beweis von unsrer Schwachheit giebt. [...] Wenn man den Geist fremder Religionen noch mehr erforschen wil, so wird man darinnen emblematische Bilder antreffen, die uns die Hauptpuncte des Glaubens und Offenbarung, die sie von einer alten Ueberlieferung erhalten, obgleich etwas verworren, anzeigen. Man wird darinnen [...] einen Beweis hernemen [...], daß sie sich auf die warhaftige eingepfropfet [...]. (S. 54 und 58f.)

Lafitau (bzw. sein Übersetzer Schröter) spricht ausdrücklich von ‚Beweis', das heißt einem historisch-empirischen Beleg, nicht von einer ‚Demonstration' als einer systematisch-logischen Beweisführung; die Unterscheidung der Verfahren wird bei Baumgarten wiederkehren.

Über die Methode Lafitaus mag man heute aus gewachsener Distanz kritisch urteilen – Jean Dagen bezeichnet sie als „une pêche aux analogies"[25] –, für das 18. Jahrhundert bildete sie eine wichtige Ergänzung zur mosaischen Schöpfungsurkunde, deren Auslegungsschwierigkeiten hinsichtlich der Chronologie Lafitau in seinem historisch-ethnologischen, streng monogenetischen Beweisgang überspringt.

Baumgarten macht das Werk Lafitaus in der deutschen Gelehrtenwelt bekannt, er stellt das neue Wissen zur Verfügung und zur Diskussion, obwohl er selbst auffallend wenig Gebrauch von dem ausgebreiteten Material macht. Die Offenbarungswahrheit steht bei ihm weiterhin im Vordergrund, die ‚natürliche Erweislichkeit' der Grundsätze der christlichen Anthropologie ist für ihn weniger wichtig als die kontroverstheologische Auseinandersetzung über den Schriftbeweis. Immerhin erfüllt sie eine subsidiäre Funktion, von der noch nicht abzusehen war, ob diese zukünftig eine höherrangige Bedeutung erhalten sollte.

Das läßt sich an Baumgartens Lehre von der Gottebenbildlichkeit und dem Sündenfall des Menschen ablesen, wie er sie in der von Semler posthum herausgegebenen *Untersuchung Theologischer Streitigkeiten* entfaltet hat. Ein Abschnitt im zweiten Band (Halle: Gebauer 1763) trägt den Titel: *Der theologischen Streitigkeiten Zweiter Theil, über die Anthropologie* (S. 353). In den sogenannten „Nebenstreitigkeiten" über die Frage der Gottebenbildlichkeit wird hier am Schluß, an siebter Stelle, die Frage „von der natürlichen Erweislichkeit derselben" behandelt. In die bis dahin interkonfessionell geführte Debatte wird ein neuer Gegner eingeführt, der sich an den Differenzen der Schriftauslegung wenig interessiert zeigt. Baumgarten spricht von

naturalistisch gesinte[n] Schriftsteller[n], die theils deswegen eine Unnötigkeit der nähern Offenbarung behaupten, weil ihr gesamter Inhalt aus natürlich bekanten Warheiten dargethan werden könne, theils aber auch zur Verminderung des Sündenfals und daraus entstandenen

---

[25] Dagen, Jean, *L'histoire de l'esprit humain dans la pensée française de Fontenelle à Condorcet*. Paris 1977, S. 322.

natürlichen Verderbens kein anderes Ebenbild GOttes einräumen, als das aus natürlich bekanten Warheiten hergeleitet werden könne [...].[26]

Die Situation der Apologetik hat sich verändert. Der Theologe ist gezwungen, die natürlichen, und darunter nun auch die ethnohistorischen Beweismittel zu berücksichtigen. Baumgarten löst das Problem erwartungsgemäß, indem er die Übereinstimmung der Offenbarung mit den angeführten Argumenten und damit zugleich auch deren Überlegenheit behauptet. Punkt (1):

> Daß der Mensch nicht so zerrüttet und unordentlich oder in einer so mangelhaften Beschaffenheit von GOtt gebildet seyn könne, sondern sich in einem glückseligern Zustande befunden habe, daraus er hernach durch seine Schuld in den jetzigen Zustand verfallen, das kan allerdings aus natürlich bekanten Warheiten auf eine warscheinliche Art gefolgert werden; wie aber der anfängliche bessere Zustand eigentlich beschaffen gewesen, und daß derselbe seine Gewisheit habe, das bleibt eine geoffenbarte Lehre. 2) Ob diese Lehre nicht mit natürlich bekanten Warheiten verknüpfet und daraus erleutert werden könne? Das geben wir auch zu, da man eine geoffenbarte Warheit hernach mit natürlich bekanten illustriren, confirmiren, und in einigen nexum damit bringen kan [...]. (S. 403)

Damit konnte die christliche Anthropologie Anschluß an jene universalgeschichtlichen Fragestellungen gewinnen, die im ersten Teil skizziert wurden.

IV.

Doch wie verhielt es sich mit dem zweiten Teilstück der traditionellen Lehre, mit der „Schuld", von der in der eben zitierten Passage bereits die Rede war? Wie ließ sich der alttestamentarische Bericht vom Sündenfall der ersten Menschen mit dem neuzeitlichen Verständnis seiner natürlichen Anlagen und Eigenschaften verbinden, ohne daß die Erzählung ganz dem Bereich der Poesie zugeschlagen werden mußte? Wie konnte, noch einmal anders gefragt, die Genesisexegese im Sinne der zeitgenössischen, an Naturkonstanten orientierten Anthropologie fortgeführt werden?

Hier bot die Philosophie Wolffs die geeigneten Lösungen. Neben den historischen Beweis tritt die systematische Demonstration: „Ob der Mensch Sinlichkeit gehabt und untere Kräfte besessen, und ob nicht zwischen den obern und untern Kräften der Seele ein Streit entstehen können?" Das ist die Frage, die Baumgarten an die Naturausstattung des Menschen im Unschuldsstand stellt und bejaht: „Das

---

[26] Baumgarten, Siegmund Jacob, *Untersuchung Theologischer Streitigkeiten.* Bd. II, mit einigen Anmerkungen, Vorrede und fortgesetzten Geschichte der christlichen Glaubenslehre herausgegeben von Johann Salomo Semler. Halle 1763, S. 403f. (Th. 2, Art. 1). Auf die mehrbändige *Evangelische Glaubenslehre* (1759/60) wird nicht eingegangen; vgl. zu diesem Text die Studie von Knothe, (wie Anm. 23), der Baumgartens „optimistische[...] Anthropologie" (S. 494) in der *Glaubenslehre* beschreibt.

geben wir zu, indem der Sündenfal die Möglichkeit dieses Streits zur Genüge bestätiget."[27]

Über das auslösende Moment des Falles – die Verführung durch den Teufel bzw. die Schlange – ist damit noch nichts gesagt. „Wir behaupten nur," fährt Baumgarten fort, „daß dieser Streit [zwischen den oberen und unteren Kräften der Seele – F.V.] nicht notwendig gewesen und nicht zum Wesen der Menschen gehöret habe, so wenig als dergleichen im Stande der Vollendung stattfinden wird." Die ursprüngliche Harmonie ist gestört.

Wie die natürliche, postlapsarische „Beschaffenheit eines Menschen" nun genau zu verstehen sei, beschreibt Baumgarten am Beginn seiner 1738 veröffentlichten *Theologischen Moral* unter Zuhilfenahme der Wolffschen Vermögenspsychologie; ihre Rechtfertigung findet sie in der Beantwortung der von Bayle erneuerten Frage Epikurs nach dem Ursprung des Übels – tout est bien![28] In den *Theologischen Streitigkeiten* wird weniger ausführlich demonstriert, dafür aber auf einzelne dogmatische Bestimmungen Rücksicht genommen, etwa auf die Lehre von der iustitia originalis als der Gemeinschaft mit Gott, die zwar nicht allein das Ebenbild ausmache, „ob wirs gleich für das wesentlichste und vorzüglichste Stück desselben halten."[29]

Ihre traditionsstiftende Formulierung hatte diese Lehre gegen Ende des 2. Jahrhunderts bei Irenäus von Lyon gefunden. Irenäus unterschied – platonische Termini aufnehmend – zwischen eikon und homoíosis, zwischen dem Abbild und der Gemeinschaft mit dem Urbild. „Möglichste Angleichung an Gott [...] ist danach Lebensaufgabe und Sehnsucht des Menschen, ein Thema der Ethik."[30] An dieses dynamische Konzept konnte sich der aufklärerische Gedanke einer Selbstvervollkommnung des Menschen anschließen, er ist auch bei Baumgarten im ersten Teil

---

27 Baumgarten, *Untersuchung*, (wie Anm. 26), S. 371.

28 Bei der „Zulassung" der Schuld verfährt Gott wie ein Vertragspartner, das heißt so fürsorglich und vorausschauend wie ein Souverän im absolutistischen Wohlfahrtsstaat: „Denn weil ein Oberherr ohne die geringste Unbilligkeit, seine Gesetze zugleich als Bündnisse einrichten kan, durch Verknüpfung neuer Bewegungs=Gründe aus Verheissung grösserer Glückseligkeit mit seinen Forderungen, die Verbindlichkeit der Unterthanen zu vermehren, und sie eines freywilligern Gehorsams, auch eigentlicher Belohnung, fähig zu machen: [...] so ist GOtt befugt [!] gewesen, mit dem menschlichen Geschlecht einen Bundes=Vertrag aufzurichten, über ihr Verhalten, und dabey den ersten Menschen zum Gevollmächtigten der übrigen zu verordnen [...]; ja es ist eine Güte GOttes, den Fal Adams auf diese erträglichste Weise zuzulassen [...]." Baumgarten, Siegmund Jacob, *Unterricht vom rechtmässigen Verhalten eines Christen oder Theologische Moral zum academischen Vortrag ausgefertiget.* Halle 1738, S. 79.

29 Baumgarten, *Untersuchung*, (wie Anm. 26), S. 372 (Th. 2, Art. 1).

30 Pannenberg, *Anthropologie*, (wie Anm. 24), S. 45; vgl. zum folgenden auch ebd. S. 48 sowie Schumann, Friedrich Karl, Imago Dei, in: Bornkamm, Heinrich (Hg.), *Imago Dei.* Beiträge zur theologischen Anthropologie. Festschrift Gustav Krüger. Gießen 1932, S. 167–180, insb. S. 168f.; Schilling, Hans, *Bildung als Gottesbildlichkeit.* Eine motivgeschichtliche Studie zum Bildungsbegriff. Freiburg 1961; Peters, Albrecht, Bild Gottes IV, in: Krause, Gerhard/Müller, Gerhard, *Theologische Realenzyklopädie.* Berlin, New York 1977ff., Bd. 6 (1980), S. 506–515.

der *Theologischen Streitigkeiten* angelegt, wo sich ein ausführlicher Abschnitt zu Irenäus findet, der mit dem Stichwort ‚Anthropologie' und der „Veränderung unserer Begriffe" derselben schließt.[31] Wieder aufgenommen wird dieser Hinweis im Abschnitt *Von Ausrottung der Erbsünde*, der von der „Volkommenheit" des Menschen handelt.[32]

Dieser Strang der Argumentation, der in bekannte Zusammenhänge führt, wird hier nicht weiter verfolgt, stattdessen soll die Frage nach dem auslösenden Moment des Sündenfalles noch einmal aufgenommen werden, da sich bei der hier angebotenen Erklärung die Leistungsfähigkeit – treffender: die Kommunikationsfähigkeit – der apologetischen Beweisführung Baumgartens untersuchen läßt. Der alttestamentarische Bericht war um 1750 längst zum Gegenstand der Satire geworden, seine Wörtlichkeit ließ sich nur um den Preis der Lächerlichkeit bewahren.

V.

Davon ist in der lehrbuchgerechten Darstellung, die Baumgarten von den „Nebenstreitigkeiten in dieser Lehre"[33] liefert, scheinbar nichts zu spüren. Erst eine genauere Betrachtung der angeführten ‚Streitigkeiten' zeigt, daß die altprotestantischen Vorstellungen vom Menschen im Stand der Unschuld revisionsbedürftig waren. Die biblische Anthropologie wird bei Baumgarten vorsichtig, aber bestimmt auf die „blos natürlich bekanten Warheiten" umgestellt, ablesbar ist dies an der Steigerung der zur Disputation vorgelegten Fragen, deren Problemgehalt im folgenden zu untersuchen ist:

> Die erste [der Nebenstreitigkeiten – F.V.] betrift den Sündenfal, und insonderheit folgende Fragen: 1) ob der Verfürer der ersten Menschen Satan durch das Werkzeug einer wirklichen Schlange gewesen sei: oder ob man dadurch theils den Satan ganz allein, theils in einer blos angenommenen Gestalt einer Schlange, theils eine blos natürliche Schlange ganz allein verstehen könne? 2) ob der Fal der ersten Menschen zuerst bei der Verfürung durch den Satan angegangen, oder schon zeitiger angefangen, durch die geäuserte Begierde einer Fortpflanzung des Geschlechts, nach Art der Thiere? 3) ob die Erzälung vom Sündenfal im buchstäblichen Wortverstande zu nehmen sei, oder in einem uneigentlichen Verstande, entweder von fleischlicher Beiwonung der ersten Menschen, oder von einer nach und nach vorgegangenen Abweichung derselben von Gott, durch Creaturliebe? und 4) ob die Lehre vom Ursprung des Bösen nur aus der näheren Offenbarung Gottes volständig erkant werden könne, oder ob solches auch aus blos natürlich bekanten Warheiten geschehen möge?[34]

---

[31] Baumgarten, *Untersuchung*, (wie Anm. 26), S. 130 (4. Hauptstück).

[32] Baumgarten, *Untersuchung*, (wie Anm. 26), S. 463 (Art. 2).

[33] Baumgarten, Siegmund Jacob, *Kurzer Begrif der theologischen Streitigkeiten, zum academischen Gebrauch ausgefertiget*, [...], hg. v. Johan Philip Christian Bast. Frankfurt/M. 1750, S. 104.

[34] Ebd., S. 104f.

Wer um 1750 noch einen reinen Literalsinn des biblischen Schöpfungsberichtes vertrat, mußte die als überholt erscheinende Position scharfer Kritik aussetzen, nachdem das Motiv der sprechenden Schlange aus der rationalistischen Bibelkritik (Balthasar Bekker) längst in die Gelehrtensatire (Johann Ludwig Liscow) übernommen worden war.[35] Der zweite Streitpunkt, den Baumgarten nennt, schien sich noch eher im Sinne der Tradition und zugleich der neueren, die deistische Religionskritik einbeziehenden Apologetik entscheiden zu lassen:

> Die Weltweisen, sagt Tindal [(*) Christenthum so alt als die Welt. Cap. 14], würden ohne Zweifel grosse Schwierigkeit gefunden haben, sich vorzustellen, wie Eva eine Unterredung mit einer Schlange halten können, da doch dieselbe einer menschlichen Stimme ganz und gar unfähig ist. Es ist wahr, die Zunge einer Schlange ist gar zu spitzig, als daß sie Töne hervorbringen könnte, die mit der menschlichen Sprache einige Aehnlichkeit hätten. [...] Allein wir haben schon sonst gezeiget, daß hier nicht eine natürliche Schlange; sondern der Satan selbst in Schlangengestalt mit Eva geredet habe.[36]

Trotz der abwägenden Formulierung Lilienthals, welche die Macht des Teufels über den Menschen nicht ausdrücklich behauptet, mußte auch dieser Versuch einer Deutung obsolet erscheinen. Nach der Kritik der Hexenprozesse und des christlichen Aberglaubens, wie sie von dem Bekker-Anhänger Christian Thomasius ausgegangen war, konnte der Einfluß Satans nurmehr ‚moralisch' verstanden werden. Der wichtigste Schüler Baumgartens, Johann Salomo Semler, legte eine kommentierte Neuübersetzung von Balthasar Bekkers *Bezauberter Welt* (Leipzig 1781/82) vor, in der die Teufelsproblematik verabschiedet und die mosaische Erzählung entsprechend naturalisiert wurde; in seinen Schriften nahm Semler dabei auch Ergebnisse der neuesten Naturforschung auf, etwa aus den Abhandlungen des Hallenser Medizin- und Physikprofessors Johann Peter Eberhard (1727–1779).[37]

Von entscheidender Bedeutung ist die dritte der „Nebenstreitigkeiten": Wenn die Erzählung nicht „im buchstäblichen Wortverstande zu nehmen" ist – wie dann? Wenn die biblischen Bilder den Vorgang „fleischlicher Beiwonung" (Baumgarten) umschreiben, die Sünde also „in der usurpatio coitus",[38] in der Entdeckung der

---

[35] Nachweise bei Vollhardt, Friedrich, *Selbstliebe und Geselligkeit.* Untersuchungen zum Verhältnis von naturrechtlichem Denken und moraldidaktischer Literatur im 17. und 18. Jahrhundert. Tübingen 2001, S. 65ff. In der Spätaufklärung verwandelt es sich in ein „aphoristisches Diktum"; vgl. Köller, Wilhelm, Die Sprache als Schlange aus dem Paradiese, in: Herwig, Henriette u.a. (Hg.), *Lese-Zeichen.* Semiotik und Hermeneutik in Raum und Zeit. Tübingen, Basel 1999, S. 161–177.

[36] Lilienthal, Theodor Christoph, *Die gute Sache der in der heiligen Schrift alten und neuen Testaments enthaltenen Göttlichen Offenbarung, wider die Feinde derselben erwiesen und gerettet.* Fünfter Theil. Königsberg 1754, S. 31.

[37] Vgl. Pott, Martin, *Aufklärung und Aberglaube.* Die deutsche Frühaufklärung im Spiegel ihrer Aberglaubenskritik. Tübingen 1992, insb. S. 254f.

[38] Metzger, Martin, *Die Paradieseserzählung.* Die Geschichte ihrer Auslegung von J. Clericus bis W. M. L. de Wette. Bonn 1959, S. 33; vgl. auch Schreiner, Klaus, *Si homo non pecasset...* Der Sündenfall Adams und Evas in seiner Bedeutung für die soziale, seelische und körperliche Verfaßtheit des Menschen, in: Schreiner, Klaus/Schnitzler, Norbert (Hg.), *Gepeinigt, begehrt,*

Geschlechtslust besteht, dann ist die kulturgeschichtlich überaus wirksame Verurteilung der menschlichen Libido als Ausdruck sündhafter Konkupiszenz zu erkennen – und zu korrigieren?[39] Baumgarten will mit seiner Andeutung natürlich keine Kritik an den disziplinarischen Auswüchsen christlicher Sexualethik üben, sondern Zustimmung zu einer verbreiteten ‚hieroglyphischen' Lesart – im Sinne Lafitaus (s.o. S. 76) – des alttestamentarischen Berichts signalisieren. Diese Deutung war durch altertumswissenschaftliche Erkenntnisse nahegelegt und bestätigt worden. Die Apologetik hätte sich dieser Funde – oder der im nachreformatorischen Drama seit langem geübten Praxis einer Gleichsetzung von Schlange und Cupido[40] – ohne weiteres bedienen können, wäre nicht im Fahrwasser der gelehrten Bibelauslegung eine Form religionskritischer Schriften aufgetaucht, die sich desselben Materials bediente oder dieses sogar vermehrte, um die Geschichte von Verführung und Fall in einer extrem spöttischen und lasziven Form nachzuerzählen.

Die Rede ist von Hadrian (auch: Adriaan) Beverlands Schrift *Peccatum Originale κατ' ἐξοχὴν* (1678), die in einer mehrfach gedruckten französischen Übersetzung, seit der Mitte des 18. Jahrhunderts auch in deutschen Bearbeitungen verbreitet war. In seinen *Nachrichten von einer hallischen Bibliothek* hat Baumgarten auf den Autor verwiesen[41] und in seiner *Geschichte der Religionspartheyen* vor dem Buch gewarnt, das „nicht nur die Erzählung vom Sündenfall sehr verdrehet und durch unrichtige Auslegung entkräftet [!], sondern auch sehr schmutzige Dinge ausgestreuet" habe.[42] Beverland wurde früh als Atheist verdächtigt,[43] und noch am Ende des 18. Jahrhunderts reagierten die Theologen auf seine in verschiedenen Nationalsprachen bearbeitete, also gefragte Schrift äußerst gereizt: „obscön,

---

vergessen. Symbolik und Sozialbezug des Körpers im späten Mittelalter und in der frühen Neuzeit. München 1992, S. 41–84.

39 Zu der problematischen Standarddeutung, die hier eine Beziehung zu den Schriften Augustinus' herstellt, vgl. Pagels, Elaine, *Adam, Eva und die Schlange.* Die Theologie der Sünde, deutsch v. Kurt Neff. Reinbek 1991, sowie die kritischen Anmerkungen zu dieser Untersuchung von Fögen, Marie Theres und Günther, Klaus, in: *Rechtshistorisches Journal* 11 (1992), S. 72–84 u. 85–94. Vgl. auch Brown, Peter, *The Body and Society.* Men, Women and Sexual Renunciation in Early Christianity. New York 1988, S. 396–408 (für diesen Hinweis danke ich Anette Syndikus).

40 Vgl. Titzmann, Michael, Der Tod als Figur im Drama des deutschsprachigen Gebiets im 16. Jahrhundert: Implikationen und Transformationen, in: Hempfer, Klaus W./Regn, Gerhard (Hg.), *Interpretation.* Das Paradigma der europäischen Renaissance-Literatur. Wiesbaden 1983, S. 352–393, hier S. 366. Hinweise zu der auf die Genesis-Exegese Philons von Alexandrien zurückgehende Deutung, wonach die Schlange allegorisch als *voluptas* zu verstehen sei, gibt Grimm, Reinhold R., *Paradisus coelestis – Paradisus terrestris.* Zur Auslegungsgeschichte des Paradieses im Abendland bis um 1200. München 1977, S. 52.

41 Nachweis bei Smet, Rudolf de, *Hadrianus Beverlandus (1650–1716).* Non unus e multis peccator: studie over het leven en werk van Adriaan Beverland. Brüssel 1988, S. 9 (fehlerhafte Titelangabe).

42 Baumgarten, Siegmund Jacob, *Geschichte der Religionsparteien*, hg. v. Johann Salomon Semler. Hildesheim 1966 [Nachdruck der Ausgabe Halle 1766], S. 71.

43 Vgl. etwa Weber, Immanuel, *Beurtheilung Der Atheisterey / Wie auch derer mehresten deßhalben berüchtigsten Schrifften.* Franckfurt am Mayn 1697, S. 131.

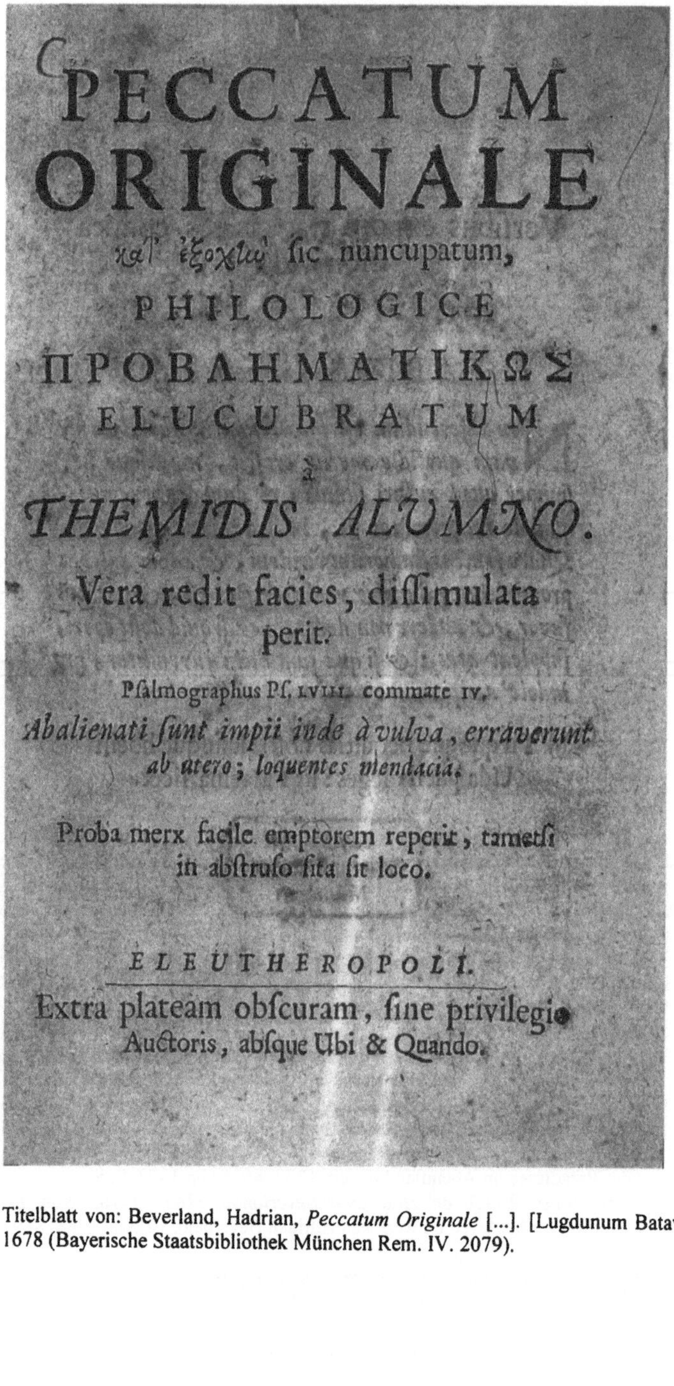
PECCATUM ORIGINALE
κατ' ἐξοχὴν sic nuncupatum,
PHILOLOGICE
ΠΡΟΒΛΗΜΑΤΙΚΩΣ
ELUCUBRATUM
à
THEMIDIS ALUMNO.
Vera redit facies, dissimulata perit.
Psalmographus Ps. LVIII. commate IV.
Abalienati sunt impii inde à vulva, erraverunt ab utero; loquentes mendacia.
Proba merx facile emptorem reperit, tametsi in abstruso sita sit loco.
ELEUTHEROPOLI.
Extra plateam obscuram, sine privilegio Auctoris, absque Ubi & Quando.

Abb. 2: Titelblatt von: Beverland, Hadrian, *Peccatum Originale* [...]. [Lugdunum Batavorum] 1678 (Bayerische Staatsbibliothek München Rem. IV. 2079).

schmutzig, und keiner Widerlegung werth."[44] Die Zeitgenossen haben die Signale verstanden, womit sich die im Gewand einer exegetischen Abhandlung einherkommende Schrift als Satire zu erkennen gibt.[45]

Der deutsche Bearbeiter Beverlands zitiert mehrfach ein Werk des Geologen Thomas Burnet, *Archaeologiae Philosophicae: sive Doctrina Antiqua de Rerum Originibus* (1692), das am Beginn der deistischen Debatten in England erschienen war[46] und das ihm „bey vernünftigen Leuten zur Schuzschrift dienen" soll, denn seine Absicht sei es keineswegs, „daß wir diese heilige Geschichte [Genesis 3, 1–24 – F.V.] in einen Roman und vielleicht in einer [sic] lächerlichen Liebesgeschichte verwandlen wollten."[47] Was folgt, ist eben diese ‚lächerliche Geschichte'. Dabei stellt Beverlands Bearbeiter zunächst die ernste Frage nach dem Ursprung des Übels:

> Gott wollte es oder ließ es zu. Wie und warum dieses geschehen, können wir nicht deutlich sagen. Bey so beschafnen Sachen verfürete er [der Teufel – F.V.] unsere ersten Aeltern zur Sünde. Anfangs versuchte er sein Heyl bey der Eva und ohne Zweifel stellte er ihr die Nothwendigkeit und den Nutzen von demjenigen für, welches la Fontäne *Solution de continuité* nennet. (S. 30)

Die Verführung wird dann als amouröses Abenteuer in wörtlicher Rede geschildert („so erregte er in der Eva eine gefärliche Bewegung der Sinnen", S. 31), der eine philologisch nüchterne Erklärung des biblischen Textes folgt; verwiesen wird auf

---

44 [Thormeyer, Christian Friedrich,] *Kritischer Versuch über die Mosaische Urgeschichte.* Halle 1788, S. 154. Eine Auswahl der „Widerlegungen" nennt Trinius, Johann Anton, *Freydenker=Lexicon, oder Einleitung in die Geschichte der neuern Freygeister ihrer Schriften, und deren Widerlegungen.* Leipzig/Bernburg 1759, S. 96f.

45 In einer neueren kirchenhistorischen Studie sind diese unbegreiflicherweise überlesen worden, Beverland wird hier – ganz ohne Ironie – zu einem Begründer der ‚hieroglyphischen' Auslegungsweise erklärt: Metzger, (wie Anm. 38), S. 31–33. Im historischen Kontext ist an der Intention des Autors naturgemäß seltener vorbeigelesen worden; vgl. die Hinweise bei Mulsow, Martin, Unanständigkeit. Zur Mißachtung und Verteidigung des Decorum in der Gelehrtenrepublik der Frühen Neuzeit, in: *Historische Anthropologie* 8 (2000), S. 98–118, insb. S. 104ff.

46 Ein Werk, das die Schwierigkeiten des modernen Naturforschers mit der biblischen Schöpfungsgeschichte abbildete und damit den Stand der Diskussion am Ende des 17. Jahrhunderts markierte; vgl. Reventlow, Henning Graf, *Bibelautorität und Geist der Moderne.* Die Bedeutung des Bibelverständnisses für die geistesgeschichtliche und politische Entwicklung in England von der Reformation bis zur Aufklärung. Göttingen 1980, S. 473f.; zum Forschungsstand siehe: Bultmann, Christoph, *Die biblische Urgeschichte in der Aufklärung.* Tübingen 1999.

47 [Anonymus], *Philosophische Untersuchung Von dem Zustand Des Menschen In der Erbsünde.* Wo man die Quelle, die Ursachen und die Folgen dieser Sünde in der Welt anzeiget, nach der sechsten verbesserten Französischen Ausgabe übersetzt von M. Franckfurt u. Leipzig 1746, S. 30f., Anm. (*). Der deutsche Bearbeiter bezieht sich auf Beverland in zwei Fußnoten auf den S. 174f. und in der Vorrede Bl. 3^{v}: „Aber eine Sache findet sich, davon der Verfasser nach seinem Gewissen verbunden ist, den Leser zu benachrichtigen. Er hat nämlich mehr denn einmal die Gedanken eines Autors, so von dieser Materie in lateinischer Sprache geschrieben, abcopiret. Dasjenige, was ihm am meisten nach dem heutigen Geschmack in der Dißertation des B*** geschienen, übersetzet und öfters seine Gedanken entweder weiter ausgeführet, paraphrasirt, oder auch dieselbe gelassen, wie er sie gefunden."

den symbolisch-rätselhaften, also hieroglyphischen Charakter der Bilder, die mit Formen antiker Kulte in Verbindung gebracht werden:

> Es scheinet, als ob auch die Heyden in ihren Fabeln und in ihrem Götterdienste einiges Angedenken von der Geschichte der Versuchung der Eva aufbehalten hätten. Z.E. unter dem Bilde eines Drachen der die Hesperides bewahrte; in der Verehrung des Priapus, der ohne Zweifel die alte Schlange ist. Der Priapus wurde bey ihnen so heilig angebetet, als man nur immer konnte. Die Pythia gab die göttlichen Aussprüche durch den untern Teil des Leibes nicht eher von sich, als bis der Teufel in sie gefaren war. Hierin trift man einige dunkle Spuren von der Versuchung an. (S. 50)

In die Abhandlung eingestreut wird diätetisches Wissen über die menschliche Sexualität, oft verbunden mit Anekdoten und Episoden aus der erotischen Literatur – eine anthropologia specialis.

Ein aufschlußreiches Dokument aus der Beverland-Debatte liefern die *Bescheidenen Anmerkungen über den Baum der Erkäntnis des Guten und Bösen*, eine – entgegen der Ankündigung – umfangreiche Abhandlung, die 1760 anonym in den *Beyträgen zur Vertheidigung der practischen Religion Jesu Christi, wider die Einwürfe unserer Zeit* erschienen ist. Mit der bei Christian Mevius in Gotha verlegten Zeitschrift erreichen die theologisch-apologetischen Streitfragen ein breites Publikum.[48] Um dasselbe nicht zu überfordern, vermeidet der Kritiker das direkte Zitat, die Argumentation mündet rasch im Grundsätzlichen. Bei den dogmatischen Inhalten der Anthropologie wird streng auf einer Trennung der Erkenntnisquellen bestanden: „Denn die Lehre von [sic] Ebenbild ist eine blos biblische Lehre, und der Vernunft unbekant. Philosophische Erklärungen können nichts darinne recht aufklären und festsetzen."[49] Wo es bei der Schilderung des Sündenfalls um die satirische „Hauptabsicht" des Libertins („den verbotenen Beyschlaf")[50] geht, fällt die Antwort in der Regel kurz aus, eine Ausnahme bildet der dem Spott besonders ausgesetzte Akt der Verführung durch die – eine allegorische Auslegung erzwingende – Schlange:

> Die Antwort Evae auf den Antrag der Schlange war kein Beweis ihrer Einfalt, sondern einer grossen Weisheit. Denn gleichwie es allemal vor weise erkannt worden ist, wenn man sich um der Regeln der Vernunft willen, vernünftig zu leben, bemühet, und solche Regeln zum Grunde

---

48 Das auf eine Problem- und Bedarfslage reagierende Periodikum wurde in der Jahrhundertmitte gegründet; im *Vorbericht* werden die Adressaten genannt: „Wir schreiben zum Nutzen unserer Mitchristen, und, an statt die Menschen mit einem Geräusch unserer Gelehrsamkeit zu beschweren, sind wir vielmehr bemühet, zu überzeugen, zu bessern, zu erbauen. [...] Man beurtheile uns allezeit nach dieser Absicht, und mercke dabey, daß unser Sinn nicht gerichtet ist, neue Wahrheiten zu entdecken, sondern die alte fünftausendjährige Wahrheit in ihrer Göttlichkeit bekannter zu machen." (*Beyträge zur Vertheidigung der practischen Religion.* Erster Band. Gotha 1752, S. 3.)

49 [Anonymus,] Bescheidene Anmerkungen über das Buch betitelt Baum der Erkentnis des Guten und Bösen mit philosophischen Augen betrachtet von einem Weltbürger, in: *Beyträge zur Vertheidigung der practischen Religion Jesu Christi,* [...]. Des achten Bandes Erstes Stück. Gotha 1760, S. 685–777, hier S. 718.

50 Ebd., S. 766.

der Weigerung gegen die Verführer angiebt: oder wenn ein Unterthan sich weigert den Rebellen beyzutreten, darum weil es wider das Ansehen und Gebot seiner Obrigkeit ist; also muß es eher vor einen Beweis der Klugheit, als der Einfalt gelten, daß sich Eva mit Verbot und Drohung Gottes ganz allein gegen die Reitzungen der Schlange gewehret. Warum sie aber doch endlich dem Verführer Gehör gegeben, ist freylich eine wichtigere Frage, die aber aus der Vernunft nicht kan aufgelöset werden. Denn so viel auch aus derselben hierauf geantwortet wird, so wenig beruhigendes erlangt man doch dabey, sondern geräth nur aus einen Zweifel in den andern, aus einer Verwirrung in die andere, da wirklich, man mag den Fall betrachten, wie man will, nach Pascals Meinung, ein den Verstand recht verwirrendes Uebel kan genennet werden, indem noch Tiefen sich hier vorfinden, die kein menschlicher Witz genug erforschen wird.[51]

Diese Erklärung verbleibt zwar im Rahmen einer rationalen Argumentation, zieht jedoch eine klare Grenze gegenüber weiteren Nachfragen. Bereits am Anfang seiner Schrift stützt sich der Verfasser sicherheitshalber auf den Appell an die Obrigkeit, weniger auf argumentative „Vermahnungsmittel" gegen einen Autor, der „die Lehre unserer Kirche vom göttlichen Ebenbilde und von dem Fall so untergraben" will, daß er „Ahndung von hoher Obrigkeit verdienet."[52]

VI.

Die Zeitgenossen hatten ihre Schwierigkeiten mit dem Schriftsteller Beverland, der dort „blos Allegorie" fand, wo man eine „vernünftige [!] Allegorie"[53] zu etablieren suchte; anders gesagt: eine Erklärung anbieten wollte, die mit dem neuen Wissen von der Natur – auch des Menschen – bestehen konnte. Aus der großen Zahl der späteren Aufklärungstheologen, die sich auf eine solche Fragestellung einließen,[54] können hier nur zwei der am häufigsten zitierten Autoren herausgegriffen werden: Johann Friedrich Wilhelm Jerusalem (1709–1789) und der bereits erwähnte preußische Konsistorialrat Gerhard Julius Coners (1730–1797). Der erste Band von Jerusalems vielgelesenen *Betrachtungen über die vornehmsten Wahrheiten der Religion* erschien 1768, der dritte Band des – nicht abgeschlossenen – Werkes

---

51 Ebd., S. 726f.
52 Ebd., S. 687.
53 [Thormeyer,] (wie Anm. 44), S. 154.
54 Vgl. die bei Christoph Karl Rüdiger Olearius genannten Namen: *Die Umbildung der altprotestantischen Urstandslehre durch die Aufklärungstheologie.* Diss. Bochum 1968, S. 163, Anm. 2.

erschien 1779.[55] Coners konnte in seinem *Versuch einer Christlichen Anthropologie*[56] bereits Gebrauch von der Schrift Jerusalems machen.

Er tut dies gleich zu Beginn, nachdem er die Stellung des Menschen *in* bzw. *zu* den drei Reichen der Natur und innerhalb der Kette der Wesen skizziert hat, worauf sich die Frage nach den verschiedenen Menschengattungen anschließt. Coners beantwortet sie mit Jerusalem und unter Verweis auf Buffon, Blumenbach und die bereits zuvor herangezogenen Reiseberichte ganz im Sinne Lafitaus: „So viel. scheint erweißlich zu seyn, daß nicht wesentlich unterschiedene Gattungen das Geschlecht der Menschen ausmachen, sondern daß es vielmehr ursprünglich aus einer einzigen Art bestehe [...]“ (S. 22 f.). Der monogenetische Beweisgang Lafitaus wird aufgenommen, eine „Bedenklichkeit“[57] gegen die von Moses berichtete Geschichte ausgeräumt. In dieser Linie der Argumentation bewegt sich auch Christian Friedrich Thormeyer, der noch expliziter danach fragt, ob die uns heute bekannten Naturvölker über ein Wissen von den göttlichen Gesetzen und dem möglichen Mißbrauch ihrer Freiheit verfügen, was die Annahme einer urmonotheistischen Religion bestätigen würde; da die „Hrn. Theologen [...] mit ihrem Auskunftgeben über diese und dergleichen Materien ziemlich schüchtern“ seien, empfiehlt Thormeyer die Lektüre von „Geschichtschreibern“ wie Isaak Iselin oder Jens Kraft.[58]

Insgesamt wird die Erzählung von Schöpfung und Sündenfall jedoch zu den „bildlichen Lehrgedichten“ gerechnet, mit denen sich unsere Vorfahren über „die traurigen Wirkungen der unordentlichen und ungezähmten Leidenschaften“[59] verständigten. Coners beruft sich bei seiner Erklärung der „sinnbildlichen Bedeutung der Schlange nach der lebhaften Aegyptischen Hieroglyphik“ auf die altertumswissenschaftlichen Studien von Isaak Vossius, die eine der wichtigsten Quellen Beverlands bildeten:

---

55 Bei der in den Journalen geführten Diskussion wird der Name Jerusalems häufig erwähnt, seine allegorische Erklärung der „Geschichte vom Falle Adams und Evens“ erschien konsensfähig: „Und man darf sagen, daß es ihm darin gelungen ist, diese Hypothese bis zu einem hohen Grad von Wahrscheinlichkeit zu erheben.“ *Allgemeine deutsche Bibliothek* 52/1 (1782), S. 343; die Bemerkung des Rezensenten gilt einer Gegenschrift, die den „buchstäblichen Sinn oberwähnter Geschichte“ verteidigt.

56 Coners, *Versuch*, (wie Anm. 17); die folgenden Seitenverweise im Text beziehen sich auf diese Ausgabe.

57 [Jerusalem, Johann Friedrich Wilhelm,] *Betrachtungen über die vornehmsten Wahrheiten der Religion.* Zweyten Theils zweyter Band, oder viertes Stück. Braunschweig 1779, S. 617. Zu den zwischen Baumgarten und Jerusalem bestehenden Differenzen in der Anthropologie vgl. Müller, Wolfgang Erich, *Johann Friedrich Wilhelm Jerusalem.* Eine Untersuchung zur Theologie der „Betrachtungen über die vornehmsten Wahrheiten der Religion“. Berlin/New York 1984, S. 198ff.

58 [Thormeyer,] (wie Anm. 44), S. 176f., Anm. (*). Der Autor bezieht sich zustimmend auf das Werk von Coners, *Versuch*, (wie Anm. 17), S. 84.

59 [Jerusalem,] *Wahrheiten*, (wie Anm. 52), II/2, S. 674 u. 658.

> Nachdem man in Misverstand sinnlicher Lehrarten und hieroglyphischer Vorstellungsmittel, auch der prophetischen Visionen, unter den Juden Gelegenheit gewonnen hatte, auch den Mosaischen Abris der sittlichen Natur des Menschen, der poetisch war, dies uralte historische Lied, als Prose auszulegen: so ist dessen Sinn sehr verkehret worden. Poetische Bilder der daran insonderheit fruchtbahren Einbildungskraft morgenländischer Philosophen sind zu metaphysischen Wesen geschaffen, und personificirte Abstraktionen, Eigenschaften und allgemeine Verhältniße, als eigentliche Substanzen und Geister angesehen worden. (S. 331f.)

Den „doppelten Fehler" bei der Auslegung glaubt man nun bei Thormeyer darin zu erkennen, daß man „dichterische Fiction" für Grundsätze der Religion ausgab, ohne sich um „psychologische Wahrscheinlichkeit" bemüht zu haben:

> Es ist denn doch wol natürlich, daß das Wesen des Menschen noch das nämliche ist; also die Art zu denken, Begriffe zusammenzusetzen u.s.w. auch noch die nämliche, und damals die nämliche war. Es ist daher sicherer, sich blos auf wenige Bestimmungen einzuschränken, welche Natur des Menschen und Geschichte wahrscheinlich machen: [...] die einzige natürliche Auflösung des Räthsels, woher das moralische Uebel komme, ist in der Natur des Menschen selbst, in dem ihm überlassenen Gebrauch oder Misbrauch seiner Kräfte und in der Verbindung der Sinnlichkeit mit der Vernunft zu suchen. (S. 80 u. 179)

Diese ‚psychologische Wahrscheinlichkeit' herzustellen, ist das Ziel der *Christlichen Anthropologie* von Coners, die streng zweigeteilt ist: Zunächst wird unser Wissen über die Natur des Menschen (Körper, Seele, Seelenkräfte, Sinnlichkeit, Verstandesfähigkeit, Gewissen, Begehrungsvermögen, Freiheit) auf dem aktuellen Stand der ‚weltlichen' Anthropologie referiert.[60] Die christliche Anthropologie soll ihren Anteil am wissenschaftlichen Fortschritt nehmen:

> Wer nur Muße und Vermögen hat, der sollte sich doch die Lust gönnen, sich zur Erkenntniß Gottes auch aus diesen Werken seiner Schöpfung anleiten zu lassen; dazu uns Sulzer, Reimarus, Bonnet [u.a.] die schätzbarsten Bücher gegeben haben. [...] (*) Ich halte es für die äußerste Undankbarkeit gegen die außerordentlich vielen merkwürdigen Entdeckungen in der Natur, wodurch Gott unsre Zeit so sehr über die vorigen Zeiten verherrlicht, wenn man von diesen Beobachtungen weiß, und sich doch darum so wenig bekümmert. (S. 92)

Im zweiten Teil folgt die Anwendung dieser Erkenntnisse in *Betrachtung der ursprünglichen Einrichtung des Menschen*. Die „Fabeln einiger Juden" und „christliche[n] Gelehrten" (S. 216) bei der Erklärung des Alten Testaments werden rasch übergangen, die Verfehlung des Menschen wird – entschiedener noch als bei Baumgarten – zu einem Problem der Psychologie bzw. der Erfahrungsseelenkunde:

> Das mögliche Verderben ist eine Folge der Schranken unsrer Natur; und daß würklich unser Verstand verfinstert wird, wie die Schrift redet, das entsteht aus der Macht der Empfindungen, welche die Vernunft unterdrücken. Diese sind uns freylich natürlich. [...] Bey den Fehlern, die man unsrer Erkenntnis vorwirft, [...] rechnet man erstlich zu wenig auf das, was unsre Natur

---

[60] Wobei Coners, *Versuch*, (wie Anm. 17), ausführlich aus der aufklärerischen Lehrdichtung zitiert: Haller (S. 46, 79, 305 u. 336), Gellert (S. 159f. u. 246f.), Pope (S. 93); mehrfach erwähnt wird Unzers Wochenschrift *Der Arzt* (S. 71 u. 121) sowie die ‚Göttinger Schulen' von Michaelis bis Feder.

> nothwendig mit sich bringt, die, weil sie eingeschränkt ist, nicht ohne diese Mängel seyn kann, welche eben so wenig Gott können zur Last gelegt werden, als sie überhaupt bey uns Fehler heißen können, ob sie gleich, gegen eine höhere mögliche [!] Vollkommenheit zu rechnen, Mängel sind. [...] Man erkennt [...], daß das Uebergewicht der Sinnlichkeit über die obern Kräfte unsrer Seele, das Wesen des kläglichen allgemeinen Verderbens ausmacht. (S. 256f. u. 284)

Die Begriffe von Schuld und Sünde sind (weg-)rationalisiert. Die christliche Anthropologie kann sich einer optimistischen Weltweisheit vom Typ Gottscheds integrieren und dabei auf die Bewahrung und Tradierung der religionsspezifischen Gehalte vertrauen.

VII.

Abschließend bleibt zu fragen, warum die so stringent erscheinenden Entwürfe von Baumgarten, Semler, Thormeyer, Jerusalem oder Coners am Ende des 18. Jahrhunderts die beanspruchte Autorität im Gebiet der Anthropologie (genauer: der christlichen Lehre von der Natur des Menschen) verloren.

Wie ist dieser rasche Wandel zu verstehen? Was hat sich im Verhältnis von Kritik und Apologetik, bezogen auf die anthropologischen Fragestellungen, innerhalb von zwei Generationen verändert? Die durch die Religionskritik zerstörten Dogmen konnten offenbar nicht mehr durch bloße Akkommodation, sondern nurmehr durch den Verweis auf individuelle Glaubensmittel den veränderten Bedingungen angepaßt werden.

Die Baumgarten folgende Generation protestantischer Theologen hat diesen Wandel in der Terminologie einer ‚freieren theologischen Lehrart' zu fassen gesucht; seit Mitte der siebziger Jahre spricht Semler in seinen Schriften von der christlichen Privatreligion.[61] Was sich abzeichnet, ist die Tendenz zur Privatisierung des religiösen Entscheidens, auch in der Lehre von der Gottebenbildlichkeit und Sündhaftigkeit des Menschen, die aus der entstehenden Disziplin der physischen bzw. pragmatischen Anthropologie ausscheiden wird; über die Funktion der ‚schönen Literatur' in diesem Zusammenhang wird an anderer Stelle zu sprechen sein.

---

[61] Vgl. Hornig, Gottfried, Die Freiheit der christlichen Privatreligion. Semlers Begründung des religiösen Individualismus in der protestantischen Aufklärungstheologie, in: *Neue Zeitschrift für Systematische Theologie und Religionsphilosophie* 21 (1979), S. 198–211. Zu den aus dem Spannungsverhältnis von ‚äußerlicher' und ‚innerlicher' Religion entstehenden Begriffsrelationen vgl. Frey, Christofer, Semlers Glaubensbekenntnis, in: Müller, Wolfgang Erich/Schulz, Hartmut H. R. (Hg.), *Theologie und Aufklärung*. Festschrift für Gottfried Hornig zum 65. Geburtstag. Würzburg 1992, S. 165–178.

ANDREAS KLEINERT (Halle)

Christian Gottlieb Kratzensteins Schriften zur psychosomatischen Medizin

Als der 19jährige Christian Gottlieb Kratzenstein aus Wernigerode im Sommersemester 1742 zum Medizinstudium nach Halle kam, standen sich hier „zwei Lehrmeinungen in direkter Konfrontation gegenüber",[1] deren Vertreter man als Mechanisten und Animisten bezeichnen kann. Beide Richtungen konnten sich auf illustre Gelehrte berufen, die seit der Gründung der Universität im Jahre 1694 am Aufbau der medizinischen Fakultät mitgewirkt hatten. Die mechanistische Medizin ging zurück auf Friedrich Hoffmann (1660–1742); er sah den menschlichen Körper in Anlehnung an Descartes als Maschine an, die aufgrund physikalischer Gesetze zu verstehen und zu beeinflussen sei. Die animistische oder psychosomatische Medizin war von Georg Ernst Stahl (1659–1734) begründet worden. Grundlage seiner Lehre war ein konsequenter Vitalismus: Während chemische und physikalische Kräfte die unbelebte Natur beherrschten, seien lebende Organismen durch ihre Seele definiert, die als Ursache der in ihnen ablaufenden Vorgänge und Bewegungen anzusehen sei. Ohne Seele zerfällt nach Stahl jeder Organismus wieder in seine anorganischen Bestandteile.[2]

Zu Beginn von Kratzensteins Studienzeit war die Stahlsche Schule in Halle tonangebend; ihre Verfechter in der medizinischen Fakultät waren Johann Juncker (1679–1759) und Michael Alberti (1682–1757). Als Anhänger der Hoffmannschen Richtung kann allenfalls dessen Schüler Johann Gottlob Krüger (1715–1759) angesehen werden, der jedoch erst 1743 als Extraordinarius in die medizinische Fakultät aufgenommen wurde und in der Kontroverse zwischen Stahlianern und Hoffmannianern eher die Rolle eines Vermittlers gespielt hat.[3] Kratzenstein hat bei ihm Fächer studiert, in denen das Körper-Seele-Problem keine Rolle spielte, nämlich Algebra und Physik. 1744 wurde schließlich mit Andreas Elias Büchner (1701–1769) wieder ein einflußreicher Anhänger der Hoffmannschen Richtung auf einen medizinischen Lehrstuhl in Halle berufen.

Es ist kein Wunder, daß sich der Student Kratzenstein in seinen Arbeiten als engagierter Verteidiger des von seinen akademischen Lehrern vertretenen Systems präsentiert. Deutlich verspürt man den Einfluß Junckers, dem er nach seinen eige-

---

1 Völker, Arina, Christian Gottlieb Kratzenstein (1723–1795) und die Anfänge der Elektrophysiologie, in: Kaiser, Wolfram/Hübner, Hans (Hg.), *Hallesche Physiologie im Werden.* Hallesches Symposium 1981. Halle 1981 (Wissenschaftliche Beiträge der Martin-Luther-Universität Halle-Wittenberg, 1981, 39 [T 41]), S. 55–62, hier S. 58.

2 Zu den Lehren von Hoffmann und Stahl vgl. King, Lester S., Stahl and Hoffmann. A study in eighteenth century animism, in: *Journal of the history of medicine* 19 (1964), S. 118–130.

3 Völker, (wie Anm. 1), S. 60.

nen Worten den größten Teil seines bis dahin erworbenen medizinischen Wissens verdankte: „Physiologiam, pathologiam, chirurgiam, materiam et praxin medicam ex praelectionibus tam publicis quam privatis et privatissimis Experientiss[imi] Junckeri hausi."[4]

Kratzensteins Veröffentlichungen zur psychosomatischen Medizin sind drei akademische Gelegenheitsschriften aus den Jahren 1743 und 1744. Sie sind in Form von Briefen verfaßt, in denen er älteren Freunden zur Promotion gratuliert. Als sie später beim Druck in einem Band zusammengefaßt wurden, änderte Kratzenstein die aus dem Datum hervorgehende Reihenfolge. Die erste Auflage dieser Schriften ist bibliographisch nicht zu ermitteln;[5] ich zitiere im folgenden nach der zweiten Auflage von 1745.[6] Es handelt sich dabei um die folgenden Texte (in chronologischer Folge): 1. *Beweiß, daß die Seele ihren Cörper baue.* In einem Schreiben an D. H. F. D. (31. Oktober 1743); 2. *Abhandlung von dem Nutzen der Electricität in der Arzneywissenschaft.* In einem Schreiben an D. G. F. F. (17. März 1744); 3. *Zweytes Schreiben* (7. Oktober 1744); 4. *Fortsetzung des Beweises: Daß die Seele ihren Cörper baue.* Zweites Schreiben an D. H. F. D. (14. Oktober 1744).

Beweiß, daß die Seele ihren Cörper baue

Der Adressat von Kratzensteins erster Grußadresse ist sein drei Jahre älterer Jugendfreund und Mitschüler aus Wernigerode Heinrich Friedrich Delius (1720–1791), dem damals eine mindestens ebenso glanzvolle Karriere wie Kratzenstein

---

4 Aus einem 1748 verfaßten Lebenslauf Kratzensteins, als Faksimile abgebildet in: Snorrason, Egill, *C. G. Kratzenstein, professor physices experimentalis Petropol. et Havn. and his studies on electricity during the eighteenth century.* Odense 1974, S. 142–145, hier S. 143.

5 Nach Eduard Jakobs war die erste Auflage dieser Schriften in der Fürstlichen Bibliothek zu Wernigerode vorhanden; vgl. Jakobs, Eduard, Christian Gottlieb Kratzenstein, der Naturforscher, in: *Zeitschrift des Harz-Vereins für Geschichte und Alterthumskunde* 14 (1881), S. 133–160, hier S. 157. Snorrason (wie Anm. 4, S. 22) berichtet ausführlich über seine vergeblichen Versuche, Exemplare dieser Auflage zu ermitteln. Ein Teil der Bücher aus der Fürstlichen Bibliothek Wernigerode wurde 1945 „durch die Besatzungsmacht sichergestellt" (Auskunft des Direktors des Feudalmuseums Schloß Wernigerode an Snorrason vom 21. Aug. 1967, ebd., S. 140); dazu gehören vermutlich auch die bei Jakobs erwähnten Exemplare.

6 Kratzenstein, Christian Gottlieb, *Abhandlung von dem Nutzen der Electricität in der Arzneywissenschaft.* In einem Schreiben an D. G. F. F. [Dr. Georg Friedrich Faber]. Halle ^{2}1745. Die im Titel genannte Schrift umfaßt die Seiten 1–18 (Datum: 17. März 1744). Es folgen eine als *„Zweytes Schreiben"* bezeichnete Schrift vom 7. Oktober 1744 (S. 19–26); der *„Beweiß, Daß die Seele ihren Cörper baue.* In einem Schreiben an D. H. F. D. [Dr. Heinrich Friedrich Delius]" (Datum: 31. Oktober 1743, S. 27–50); und die *„Fortsetzung des Beweises: Daß die Seele ihren Cörper baue.* Zweites Schreiben an D. H. F. D." (Datum: 14. Oktober 1744, S. 51–62). Die dritte Auflage erschien unter dem Titel *Physicalische Briefe*, Halle 1746. Sie enthält zusätzlich (S. 64–80) das von Delius verfaßte *Antwortschreiben auf den Beweiß: Daß die Seele ihren Cörper baue* (Datum: 15. Dezember 1744). Eine vierte Auflage erschien 1772, wieder unter dem Titel *Physicalische Briefe*, ebenfalls in Halle.

bevorstand: 1749 wurde er Ordinarius für Medizin in Erlangen, 1788 außerdem Präsident der Leopoldina, deren Mitglied er schon 1746 geworden war.[7]

Ob Delius zur Zeit seiner Promotion der Hoffmannschen oder der Stahlschen Lehre anhing, ist schwer zu entscheiden. Nach Auskunft der *Allgemeinen Deutschen Biographie* war er nach seinem Wechsel nach Erlangen einer der eifrigsten Anhänger Stahls, wovon freilich nach Gessinger zur Zeit seiner Promotion nichts zu spüren gewesen sei.[8] Aber war er deswegen ein Anhänger Hoffmanns? Kaiser findet in Delius' Dissertation *De consensu pectoris cum abdomine* „eine Thematik, die das Stahlsche Primat der Seele in Frage stellt",[9] und deutet Kratzensteins Grußadresse dementsprechend als eine in höfliche Form gekleidete Polemik gegen einen „für das Jahr 1743 in Halle kaum vorstellbaren Angriff auf eine sich in der Folge noch über Jahrzehnte haltende Lehrmeinung".[10] Wenn das zutrifft, war die höfliche Verkleidung perfekt, denn in Kratzensteins Abhandlung findet man nicht die Spur einer kritischen Anspielung auf Delius' Doktorarbeit. Er schreibt vielmehr, Delius habe sich „des medicinischen Lorbeerkranzes vollkommen würdig gemacht".[11] Auch Delius war ein Schüler des führenden Hallenser Stahlianers Juncker, worin Kratzenstein eine Garantie für eine glanzvolle Zukunft sah: „Der gute Grund, den Sie unter Anführung des unvergleichlichen Herrn Prof. Junckers in der Arzneywissenschaft gelegt haben, lässet niemanden an den guten Fortgange, den Sie bey Ausübung derselben haben werden, zweifeln."[12] Im übrigen hätte Juncker Delius' Dissertation wohl schwerlich „als sein teilweise geistiges Eigentum betrachtet",[13] wäre sie tatsächlich eine massive Kritik an der psychosomatischen Medizin gewesen.

Was also wollte Kratzenstein mit seiner Schrift bezwecken? Schon der erste Satz läßt erkennen, daß es die Stahlianer nicht immer leicht hatten und sich gegen mancherlei Spott zur Wehr setzen mußten: „Warum suchet man doch die stahlianischen Arzneygelehrten durch den Vorwurf der Seelencur lächerlich zu machen? Ist dieses etwa eine so ungereimte Sache von welcher man noch keine Erfahrung hätte?"[14] Bevor Kratzenstein freilich die Erfahrung bemüht, um den bedrängten Stahlianern zu Hilfe zu kommen, greift er auf die Bibel zurück:

> Habe ich mich doch aus der heiligen Schrift belehren lassen, daß der Wein des Menschen Herz erfreue. Man siehet wohl, daß hierunter die Seele verstanden werden müsse, indem das Herz keiner Freude fähig ist. Heisset nun curiren nichts anders, als den veränderten natürlichen Zu-

---

7 Kaiser, Wolfram, Heinrich Friedrich Delius (1720–1791), in: *Harz-Zeitschrift für den Harz-Verein für Geschichte und Altertumskunde* 31 (1979), S. 65–82.

8 Gessinger, Joachim, *Auge und Ohr*. Studien zur Erforschung der Sprache am Menschen 1700–1850. Berlin/New York 1994, S. 547.

9 Kaiser, Delius, (wie Anm. 7), S. 71.

10 Ebd., S. 72.

11 Kratzenstein, (wie Anm. 6), S. 40.

12 Ebd., S. 41.

13 Kaiser, Delius, (wie Anm. 7), S. 71.

14 Kratzenstein, (wie Anm. 6), S. 29.

stand des Menschen durch Arzneymittel wiederum herstellen, so wird man auch vermöge des obigen Ausspruchs eine traurige Seele durch ein Gläßgen Wein curiren können.[15]

Erst jetzt kommt die Erfahrung zu ihrem Recht; es folgen ein Beispiel für eine seelisch bedingte Krankheit und Anweisungen, wie eine erfolgversprechende „Seelencur" in diesem Fall aussehen müßte. Die „Kranckheit, welche man das Heimwehe nennt", ist nach Kratzenstein eine „seltsame Kranckheit der Seele", die oft mit Appetitlosigkeit verbunden ist. Der Magen der Betroffenen sei „ungeschickt die ausländischen Speisen zu verdauen", und zuweilen sei dieses

die Ursache, daß die Ausländer die Nostalgie bekommen, weil sie unsere weichliche Speisen nicht vertragen können. Sie sehnen sich daher nach den Töpfen des Vaterlandes, und werden gar melancholisch darüber. Sie haben schlaflose Nächte, bekommen dickes Blut und der Puls geht unordentlich. Das artigste bei dieser Kranckheit ist, daß durch die Cur der Seele der Cörper zugleich mit curiret wird. Man darf ihnen in den letztern Falle nur einen wohlgeräucherten Schincken mit Sauerkraut vorsetzen, und ich bin gut dafür, sie werden öfters noch unter der Mahlzeit von ihrem Heimwehe und denen damit verknüpften Zufällen befreyet werden.[16]

Um nachzuweisen, daß hier eine echte Heilung der Seele stattgefunden hat, behauptet er noch, eine unmittelbare Heilung des Magens durch Schinken und Sauerkraut sei ausgeschlossen:

Wie geht doch dieses zu? Ist etwa die harte Speise vermögend gewesen, den verderbten Magen wieder gut zu machen? Dieses wird wohl niemand behaupten. Wir fallen daher ganz natürlich darauf, daß die Seele aus Wohlgefallen über die aus Gewohnheit angenehme Speise die Bewegung derer Gedärme und den Kreißlauf des Geblüts vermehrt und dadurch die Verdauung befördert, und das dicke Blut wieder dünne gemacht habe. Es ist also die Seele durch die Speise, der Cörper aber von der Seele wieder curirt worden.[17]

Darf man diese Argumentation ernst nehmen? Gessinger äußert sich eher vorsichtig, wenn er schreibt: „Ob die Stahlianer glücklich darüber gewesen wären, ihre ‚Seelenkur' in Form eines gewöhnlich als schwer verdaulich berüchtigten Nationalgerichts gewürdigt zu sehen, bleibt dahingestellt."[18] An den Reaktionen, die Kratzenstein in der *Fortsetzung des Beweises: Daß die Seele ihren Cörper baue* vom 14. Oktober 1744 erwähnt, werden wir erkennen, daß den Anhängern Stahls diese Art der Verteidigung ihrer Lehre eher peinlich gewesen ist.[19]

Nach Gessingers Interpretation ist das Sauerkraut-Rezept für Heimwehkranke nicht als ernsthafte Verteidigung der Stahlschen Psychosomatik zu verstehen, sondern als Kritik an der von Christian Wolff postulierten Freiheit der Seele. Dazu müssen wir einen Blick auf den an das obige Zitat anschließenden Text werfen:

---

15 Ebd.
16 Ebd., S. 30.
17 Ebd., S. 30–31.
18 Gessinger, (wie Anm. 8), S. 549.
19 Siehe unten (S. 100).

Wir wollen hier nicht untersuchen, ob diese Würckung der Seele in den Cörper nach dem physicalischen Einflusse oder nach der vorher bestimmten Harmonie geschehe; gnug, daß uns auch die Harmonisten eingestehen, daß auf die Vorstellungen der Seele auch eine materielle Idee im Gehirne hervorgebracht werden müsse, wenn anders eine Bewegung im Cörper erfolgen solle. Die Vorstellungen der Seele aber werden durch die Empfindungen ihres Cörpers determinirt.[20]

„Der letzte Satz", so Gessinger, „klingt nun freilich für die Wolffianer reichlich ketzerisch, denn damit sind der Freiheit der Seele Fesseln angelegt, wie sie die Sensualisten nicht strenger formulieren würden."[21]

Um zu beweisen, was er im Titel versprochen hat, daß nämlich die Seele ihren Körper nicht nur kennt, sondern auch baut, argumentiert Kratzenstein im folgenden nicht mehr nur mit Wein, Schinken und Sauerkraut, sondern beruft sich auf ein berühmtes Experiment, das damals großes Aufsehen erregt hat: die Entstehung neuer, intakter Lebewesen aus den Bruchstücken von zerteilten Süßwasserpolypen. Der in den Niederlanden lebende Genfer Naturforscher Abraham Trembley hatte 1740 entsprechende Versuche angestellt und der Pariser Akademie über seinen dortigen Korrespondenten Réaumur darüber berichtet, worauf Réaumur die Versuche erfolgreich wiederholt hat.[22]

Aus Trembleys Beobachtung, daß durch Zerteilen aus einem einzigen Polypen 40 andere entstanden waren, zog Kratzenstein den Schluß: „Der Polypus muß eine hartnäckige Seele haben, welche eine solche Liebe zu ihren Cörper hat, daß sie denselben auch zerstückt nicht einmahl verlassen will." Die Entdeckung Trembleys, so fährt er fort, habe ihn „auf den Einfall gebracht, daß man hieraus den Hauptsatz der stahlianischen Arzneygelahrtheit: Daß die Seele ihren Cörper baue, ohnstreitig erweisen könne".[23]

Im weiteren Verlauf seiner Argumentation verspottet er anhand eines anschaulichen Beispiels die Anhänger Hoffmanns als „Cartesianische Maschinenmachers", die leugnen, daß Tiere ein Gedächtnis haben, und deren Bewegungen auf anziehende und abstoßende Kräfte – Sympathie und Antipathie – zurückführen. Sollte das zutreffen, so schreibt er, dann müßte „auch eine Antipathie zwischen dem Hunde und einem Prügel" bestehen, „wenn man ihn damit zu schlagen drohet, daß er davon läuft". Ein Hund, der niemals einen Prügel gesehen habe, laufe nicht davon, folglich hätten die Hunde ein Gedächtnis.[24] Dieses aber sei ein Vermögen der Seele, deren Existenz bei allen Tieren, einschließlich des Polypen, damit erwiesen sei. Nur die Seele des Polypen könne aus den einzelnen Stücken ein komplet-

---

20 Kratzenstein, (wie Anm. 6), S. 31.

21 Gessinger, (wie Anm. 8), S. 549.

22 Vgl. dazu Dawson, Virginia P., *Nature's enigma.* The problem of the Polyp in the Letters of Bonnet, Trembley and Réaumur. Philadelphia 1987.

23 Kratzenstein, (wie Anm. 6), S. 33f.

24 Ebd., S. 36.

tes Lebewesen bauen: „Der blosse Mechanismus findet hier gar keine Statt; denn derselbe ist ja durch die Zerschneidung des Cörpers unterbrochen."[25]

Am Ende wendet Kratzenstein den von ihm bewiesenen Satz auf seinen Adressaten an: „Ihre eigene Seele, Hochgeschätzter Hr. Doctor, muß ihren Cörper gebauet haben. Denn alle Ihre gelehrte Ideen haben schon längst in Ihrer Seele vergraben gelegen." Die Seele habe dann die Gehirnröhren des frisch promovierten Doktors so eingerichtet, daß die vergrabenen Ideen auch hervorgebracht werden konnten, und dadurch habe sich Freund Delius, wie schon erwähnt, „des medicinischen Lorbeerkranzes vollkommen würdig gemacht".[26]

Die Stelle zeigt deutlich, daß Kratzensteins Schrift als Studentenulk konzipiert ist, in dem Argumente aus einer aktuellen wissenschaftlichen Kontroverse mit humoristischen Zutaten garniert werden. Auch andere Passagen lassen erkennen, daß man die Abhandlung nicht mit allzu strengen Maßstäben messen darf – wenn Kratzenstein z.B. behauptet, er habe den Trembleyschen Versuch nur deswegen nicht angestellt, weil er „aller [s]einer Mühe ohngeachtet bißher noch nicht so glücklich gewesen [sei], in unsrer Saal einen Polypus zu erhaschen",[27] oder wenn er Befürchtungen im Hinblick auf mögliche Konsequenzen aus Trembleys Versuchen äußert: „Wenn dergleichen Versuche bey uns Mode werden solten, so würde man seines Lebens nicht mehr sicher seyn. Man würde einen Arm und Bein abschneiden, und erwarten, daß ein ganzer Mensch wieder daraus werden solte."[28]

Am Ende wird es dann wieder ernst. Gewissermaßen als Nachtrag hat Kratzenstein nämlich seiner Abhandlung noch einen an eine nicht genannte „hohe Standesperson" gerichteten Brief von Christian Wolff beigefügt, von dem er „durch einen gewissen Zufall" eine Abschrift erhalten haben will.[29] Darin geht es um eine, so Wolff, „grosse Schwierigkeit in der Metaphysic", die sich aus den Experimenten von Trembley und Réaumur ergibt, nämlich um die Frage, „woher die Seelen so vieler Thiere kommen, da doch das Thier, welches zerschnitten wird, nur eine Seele hat, hingegen diese sich nicht, wie desselben Leib, zerschneiden lässet, daß aus einem Stück der Seele, wiederum eine gantze Seele würde."[30] Um diese Schwierigkeit wenigstens ansatzweise zu lösen, weist Wolff darauf hin, „daß in dem Saamen des Männleins, wovon die Fruchtbarkeit des Weibleins dependiret, unzählig viele Saamen-Thierlein anzutreffen sind, aus deren einem das Thier per Evolutionem generirt wird".[31] Diese „Saamen-Thierlein", von denen jedes eine Seele habe, seien überall im Blut vorhanden, aus dem sie in den Keimzellen nur

25 Ebd., S. 37f.
26 Ebd., S. 39f.
27 Ebd., S. 35. Nach Gessinger, (wie Anm. 8), S. 550, Anm. 37, hat es damals in der Saale durchaus Polypen gegeben, die demjenigen von Trembley ähnlich waren.
28 Kratzenstein, (wie Anm. 6), S. 34.
29 Ebd., S. 41–50, hier S. 41.
30 Ebd., S. 43f.
31 Ebd, S. 45.

ausgefiltert werden. Wenn man jetzt einen Polypen zerteile, dann könnten die Seelen der neu entstehenden Tiere aus einem der im Blut der abgetrennten Teile enthaltenen „Saamen-Thierlein" stammen. Wolff gibt zu, „daß diese Theoria Generationis noch nicht completa ist"; es würde jedoch „zu weitläufig fallen", an dieser Stelle ausführlicher darauf einzugehen.[32]

Zu Recht weist Gessinger auf zahlreiche Merkwürdigkeiten im Zusammenhang mit diesem angeblichen Brief Wolffs hin, dessen Hintergründe noch genauer erforscht werden müssen. Abgesehen von einer Passage aus dem zu dem Brief gehörenden Postskriptum, deren Inhalt mit der Wolffschen Seelenlehre schwer zu vereinbaren ist[33]: durch welchen „gewissen Zufall" gelangt ein 20jähriger Student in den Besitz eines vom Kanzler seiner Universität geschriebenen Briefes, und wie kann er es wagen, diesen ohne Zustimmung des Verfassers zu veröffentlichen? Möglicherweise ist der Brief fingiert, oder Wolff hat der Veröffentlichung unter Nennung seines Namens zwar zugestimmt, wollte aber den Eindruck entstehen lassen, dies sei hinter seinem Rücken geschehen. Gründe für ein solches Vorgehen kann es in den an Intrigen nicht gerade armen Halleschen Universitätskreisen genug gegeben haben; es bleibt zu hoffen, daß künftige Archivstudien hier weitere Quellen zutage fördern.

Abhandlung von dem Nutzen der Electricität

Seit Beginn seines Studiums der Medizin und der Physik hat sich Kratzenstein mit der selbständigen Lösung wissenschaftlicher Probleme beschäftigt, wobei er schon bald einen außergewöhnlichen Erfolg verbuchen konnte: Er wurde mit dem von der Akademie von Bordeaux ausgeschriebenen Preis für das Jahr 1743 ausgezeichnet, der für eine Erklärung des Aufsteigens der Dünste und Dämpfe ausgesetzt worden war. Die Preisschrift erschien noch im selben Jahr in einer deutschen und einer zweisprachigen französisch-lateinischen Ausgabe.[34]

So ist es nicht überraschend, daß zwei Professoren in Halle schon bald auf den überdurchschnittlich begabten Studenten aus Wernigerode aufmerksam wurden und ihn einluden, an ihren Forschungen teilzunehmen: Johann Joachim Lange (1699–1765) und der schon erwähnte Johann Gottlob Krüger. Gegenstand der gemeinsam durchgeführten Untersuchungen waren die Auswirkungen der Reibungselektrizität auf den menschlichen Körper. Lange, Krüger und Kratzenstein wurden so zu den Begründern der Elektrotherapie und bewirkten, daß die Universität Halle für einige Jahre eine „Spitzenposition auf diesem Forschungssektor"

---

32 Ebd., S. 46.

33 Dazu Gessinger, (wie Anm. 8), S. 552.

34 *Abhandlung von dem Aufsteigen der Dünste und Dämpfe.* Halle 1743. *Théorie de l'élévation des vapeurs et des exhalations, démontrée mathématiquement.* Bordeaux 1743.

einnahm.[35] Im Zusammenhang mit diesen über ein normales Studium weit hinausgehenden Aktivitäten des jungen Kratzenstein ist seine zweite akademische Grußadresse entstanden.

Die auf den 17. März 1744 datierte Abhandlung ist Kratzensteins Freund Georg Friedrich Faber gewidmet, der an diesem Tag die medizinische Doktorprüfung bestanden hat. Über Faber weiß man nur wenig: Er stammte aus Stuttgart, hatte sein Studium in Tübingen begonnen und war nach seiner Promotion als Arzt in Württemberg tätig.[36]

Wie bei der Grußadresse an Delius ist auch bei dieser Schrift der Anlaß ihrer Entstehung deutlich spürbar: Sie sollte vor allem ein witziger und unterhaltsamer Beitrag zur Feier von Fabers Promotion sein, an dem der Adressat sein Vergnügen haben sollte. Schon in den einleitenden Sätzen kommt diese Absicht deutlich zum Ausdruck:

> Hochedler, Hochgelahrter, Hochzuehrender Herr Doctor,
> Werden Sie es auch wohl glauben was ich Ihnen sagen werde. Die Menschen lernen sich jezt so fürchterlich zu machen, daß man sie nicht mehr antasten darf, ohne zu befürchten, daß aus ihnen Feuerflammen fahren, wie aus dem Berge Aetna. Wenn man nicht wüste, daß sie Fleisch und Bein hätten, so solte man gar dencken, man sey unter die Gesellschaft der bösen Geister gerathen. GOtt weiß, was die Menschen endlich noch vor seltsame Dinge erdencken werden.[37]

In der für ihn typischen humoristischen Diktion beschreibt Kratzenstein dann die seit Beginn des 18. Jahrhunderts bekannten „allerhand artige[n] Versuche“, bei denen Menschen so stark elektrisiert werden, daß aus ihnen „Flammen herausfahren, welche auf beyden Seiten einen empfindlichen und durchdringenden Schmertz verursachen“. Brennbare Substanzen lassen sich auf diese Weise leicht entzünden: „Es kan so gar eine electrificirte Person mit ihren Fingern oder einem Stück Eisen einen wohl rectificirten Spiritum vini, wenn er zuvor etwas erwärmet worden, damit anzünden.“ (S. 4f.)

Dann folgt die damals allgemein übliche Erklärung dieser Versuche in Anlehnung an Descartes' Wirbeltheorie: Die Elektrizität entsteht durch ein wirbelndes elektrisches Fluidum, das aus schnell bewegten Feuerteilchen besteht. Die beim Elektrisieren auftretenden Flammen werden durch die Einwirkung der elektrischen Materie auf den im Körper enthaltenen Schwefel zurückgeführt: Der elektrische Wirbel „welcher in die Poros unseres Cörpers hineindringet, [muß] eine grosse Menge schweflichter Theilchen aus uns herausjagen“. (S. 7)

Im Austreiben des Schwefels aus dem Körper soll die Heilwirkung der Elektrizität bestehen; „der unvergleichliche Herr Professor Krüger“ sei als erster „auf die

---

35 Kaiser, Wolfram, Christian Gottlieb Kratzenstein (1723–1795) und die Anfänge der Elektrotherapie, in: *Mitteldeutsches Jahrbuch für Kultur und Geschichte* 2 (1995), S. 41–53, hier S. 43.

36 Snorrason, (wie Anm. 4), S. 23.

37 Kratzenstein, (wie Anm. 6), S. 3. Weitere Nachweise in () im Text.

Gedancken gerathen, daß die Electrification einen Nutzen in der Medicin haben könne". So sei die „Materia medica [...] um ein Capitel vermehret worden, wovon ich Ihnen jetzt den ersten Abriß liefern will". (S. 10f.)

Wie in der Grußadresse an Delius gibt sich Kratzenstein auch in dieser Schrift als engagierter Anhänger Stahls zu erkennen: „Nach unserm stahlianischen Lehrgebäude", so schreibt er, „ist die Vollblütigkeit die Mutter derer mehresten Kranckheiten. Wenn man dieselbe vermindern will, so muß man das überflüßige Blut durch den Schweiß oder Aderlassen herausjagen." Diese Heilmethoden seien jedoch für den Patienten „beschwerlich und [...] fürchterlich", und man könne dasselbe Ziel viel einfacher durch „Electrification" erreichen. Da nämlich das Blut „meistens aus Schwefeltheilchen" bestehe, Schwefel aber durch das elektrische Fluidum ausgetrieben werde, „muß auch die Menge des Blutes nothwendig durch die Electrification vermindert werden". Passend zu der von der animistischen Medizin postulierten engen Verbindung von Körper und Seele schreibt er schließlich, die Elektrotherapie werde „nicht allein bey physicalischen, sondern auch bey moralischen Patienten gute Dienste thun, denen ihr Reichthum, Sorgen und Bekümmerniß die Augen des Nachts nicht zufallen lassen"; auch sei die Elektrizität „bey dem Frauenzimmer [...] wider die hysterischen Beschwerden ein fürtrefliches Mittel". Nach Kratzenstein gibt es kaum eine Krankheit, bei der die neue Heilmethode nicht helfen kann: Kopfschmerzen, Schnupfen und Brustbeschwerden werden damit ebenso erfolgreich behandelt wie Gicht („das verdrießliche Podagra") und gelähmte Glieder. „Auch so gar in Febribus malignis und der Pest muß die Electrification fürtrefliche Dienste leisten." Diese bestehen in allen Fällen darin, daß „die subtilsten schweflichten Theile aus unserm Blut sehr geschwind herausgetrieben werden". (Zitate S. 11–15)

Der Zusammenhang dieser Therapie mit der Psychomedizin ist freilich weit hergeholt und wenig überzeugend: Anders als Schinken und Sauerkraut soll die Elektrizität nicht auf die Seele, sondern unmittelbar auf die „schweflichten Theile" wirken, so wie nach Ansicht der Mechanisten alle Medikamente direkt auf die Materie des Körpers einwirken. Die Seele ist an dieser Therapie höchstens indirekt beteiligt. Wenn nämlich die Elektrizität den Körper von überflüssigem und schädlichem Schwefel befreie, dann werde die Seele, die sonst für dessen Entfernung sorgen müßte, dadurch entlastet: „Wir überheben dabey die Seele der Mühe, daß sie diese subtile Materie nicht erst mit grosser Vorsichtigkeit erschleichen, einwickeln und alsdenn aus unserm Cörper relegiren darf". (S. 15) Wenn Kratzenstein dann noch hinzufügt, es „würde dieses Mittel denen nicht unangenehm seyn, welche vor Pulver und Pillen einen Abscheu haben" (S. 16), so ist das ein Argument, das ebensogut von einem Anhänger der Hoffmannschen Richtung stammen könnte; man muß dazu nur annehmen, daß die „Pulver und Pillen" wie die Elektrizität direkt, d.h. ohne Umweg über die Seele, auf den im Körper enthaltenen Schwefel einwirken, der abgeführt werden soll.

Als letzte Anwendung der Elektrizität wird die Behandlung der dicken Bäuche erörtert, und was wir hier lesen, klingt nicht gerade so, als sei Kratzenstein von seinen Therapievorschlägen besonders überzeugt. Er fällt wieder in den ironisierenden Tonfall zurück, mit dem die Abhandlung begonnen hat: Er will seine Leser zum Lachen bringen, und mit dem folgenden Abschnitt dürfte ihm das zumindest bei seinen Kommilitonen und seinem frisch promovierten Freund auch gelungen sein:

> Den Beschluß will ich machen mit der Cur der dicken Bäuche. Diese haben sich besondere Hülfe von dieser Medicin zu versprechen. Denn weil das Fett meistens aus schweflichten Theilen besteht, so wird der dicke Bauch bald schmeltzen müssen, wenn man dieselben durch die Electrification herausjagt. Allein ich will Ihnen in Vertrauen etwas ins Ohr sagen. Die Electrification wird weit bessere Wirckung verrichten, wenn man das Theatrum umkehrt, und denjenigen, den man electrificiren will, nicht bey die Kugel, sondern bey das grosse Rad zum Umdrehen stellt. Ich bin gut dafür, daß wenn man einen solchen dicken Bauch alle Tage ein paar Stunden drehen läßt, so wird er sich noch weit geschwinder verliehren. Ich selbst bin diesen Abend von der Electrification so müde geworden, daß ich, indem ich dies schreibe, schon darüber eingeschlafen bin. (S. 16)

Fortsetzung des Beweises: Daß die Seele ihren Cörper baue

Am 14. Oktober 1744, also knapp ein Jahr nach der Gratulationsschrift zu Delius' Promotion, schrieb Kratzenstein die ebenfalls an Delius gerichtete *Fortsetzung des Beweises: Daß die Seele ihren Cörper baue*. Darin klagt er darüber, daß sein erstes Schreiben mißverstanden worden sei und bei den meisten Lesern genau das Gegenteil von dem bewirkt habe, was er bezwecken wollte. Was als eine Verteidigung der Stahlschen Seelenlehre gedacht war, „ist von den mehresten als eine Satyre auf die Stahlianer angesehen worden". (S. 51)

Dann setzt er sich mit den Einwänden einiger nicht genannter Kritiker auseinander, die ihn mißverstanden hätten, wobei er für die Vertreter der beiden einander gegenüberstehenden Richtungen das Wortpaar „Organist" und „Mechanist" gebraucht. Er räumt ein, daß auch den Stahlianern noch vieles unbekannt sei; er habe sich nur „vorgenommen zu erweisen: Daß die Seele ihren Cörper baue, nicht aber die Art und Weise, wie solches geschehe, zu erklären". Auch habe er „nur erweisen wollen, daß die Seele des Polypus ihren Cörper baue"; es sei ihm dagegen „nicht in Sin kommen daraus unmittelbar zu erweisen, daß auch die Seele des Kindes ihren Cörper wircklich baue". (S. 56) Man erkennt nur zu deutlich, daß ihm in der Hitze der Polemik die Argumente ausgehen, denn sein erstes Beispiel für den Einfluß der Seele auf den Körper – die heilsame Wirkung von Schinken und Sauerkraut – hatte sich ja keineswegs auf heimwehkranke Polypen bezogen.

In der folgenden Passage wird ganz offensichtlich der Mangel an Argumenten durch die Schärfe der Polemik überspielt, indem den wissenschaftlichen Gegnern, d.h. den Mechanisten, der in medizinischen Debatten nicht eben seltene Vorwurf gemacht wird, sie gefährdeten durch ihre irrigen Ansichten das Leben ihrer Patienten.

> Sehen Sie doch, mein Herr, wie sich ein Mechanist nur mit List behelfen muß, wenn er einen Organisten wiederlegen will. Ich will Ihnen hiervon noch ein artiges Exempel eines gantz neuen Schlusses mittheilen, dessen sich ein Mechanist bedienet den Vorzug ihrer Art zu philosophiren zu erweisen. Er schließt also: Der menschliche Cörper ist eine Maschine. Von einer Maschine muß man mechanisch philosophiren. Folglich muß man auch in der Artzneygelahrtheit mechanisch philosophiren. Ich wolte aber einen solchen, der den blossen menschlichen Cörper vor das Object der Medicin hält, lieber rathen seine Patienten auf der Anatomie als in den Betten zu suchen. Denn weil diese Patienten keinen blossen Cörper, sondern auch eine Seele haben, von welcher es sich nicht mechanisch philosophiren läßt; so wird man wohl in der Medicin nicht bloß mechanisch sondern organisch philosophiren müssen. (S. 58)

Zwei Monate später, am 15. Dezember 1744, verfaßte Delius sein *Antwortschreiben auf den Beweiß: Daß die Seele ihren Cörper baue*. Sehr behutsam, und ohne in den spöttischen Ton Kratzensteins zu verfallen, geht er auf dessen Argumente ein. Er ist zwar bereit, die Existenz einer eng mit dem Körper verbundenen Seele einzuräumen, bestreitet aber, daß diese die Aufgabe habe, die Körperfunktionen zu steuern oder gar den Körper zu bauen. Zu dem Polypen-Argument sagt er, möglicherweise handle es sich bei der Entstehung der neuen Polypen um eine Art Urzeugung, wie sie schon Aristoteles angenommen hat; im übrigen sei die Erscheinung noch zu wenig untersucht, und man müsse erst weitere Resultate abwarten.

Bei der Lektüre dieser Texte gewinnt man den Eindruck, daß vieles von dem, was sich Hoffmannianer und Stahlianer gegenseitig um die Ohren geschlagen haben, reiner Theaterdonner gewesen ist. Es ist mit Recht darauf hingewiesen worden, daß die Unterschiede zwischen den Anhängern der beiden Schulen um so mehr verschwinden, „je mehr man sich [...] aus dem geistigen Höhenflug des Prinzipienstreites den Niederungen der medizinischen Praxis nähert":[38] Dort zeigen sich weit mehr Parallelen als Unterschiede, sobald es um konkrete Behandlungsmethoden geht. Auch Stahl hat ja die Existenz eines Mechanismus im Lebewesen nicht bestritten, und ob man bei einer Therapie glaubt, den Mechanismus direkt oder auf dem Umweg über die Seele zu beeinflussen, spielt im konkreten Fall oft gar keine Rolle.

Ein Beleg dafür, daß organistische und mechanistische Medizin keinen unüberbrückbaren Gegensatz darstellten, ist auch Kratzensteins 1746 verteidigte medizinische Doktorarbeit. Er fügt dort zwar gelegentlich Bemerkungen ein wie die, daß die Kontraktionen und Relaxationen der Nerven keine mechanischen Ursachen

---

[38] Müller, Ingo W., Mechanismus und Seele – Grundzüge der frühen hallensischen Medizinschulen, in: Jerouschek, Günter/Sames, Arno (Hg.), *Aufklärung und Erneuerung*. Beiträge zur Geschichte der Universität Halle im ersten Jahrhundert ihres Bestehens (1694–1806). Hanau/Halle 1994, S. 245–261, hier S. 256.

haben, sondern von der Seele bewirkt werden[39] – auf seine Behandlungsvorschläge wirkt sich das aber nicht aus, denn wenn es um therapeutische Anwendungen seiner Erkenntnisse geht, betrachtet er nur das mechanische Funktionieren des Körpers und versucht, dieses durch Medikamente zu beeinflussen.

In dieses Bild zweier zwar konkurrierender, aber einander doch tolerierender Schulen, deren Anhänger zu einer fruchtbaren Zusammenarbeit fähig waren, paßt all das, was wir den frühen Schriften Kratzensteins entnehmen können. Was ihn veranlaßt, seinem als wissenschaftlichen Gegner angesprochenen Kommilitonen Delius zur Promotion zu gratulieren, ist „die Freundschaft, welche uns seit vielen Jahren mit einander verbunden",[40] und obwohl er sich hier immer wieder als bekennender Stahlianer präsentiert, hat er doch bei seinen elektrotherapeutischen Untersuchungen einträglich mit dem Hoffmann-Anhänger Krüger zusammengearbeitet. Brennendes Interesse an aktuellen wissenschaftlichen Kontroversen, gepaart mit Toleranz und Humor – das ist der Geist, der aus diesen Abhandlungen spricht.

1772 erschien die vierte und letzte Auflage der *Physikalischen Briefe.* Es muß dahingestellt bleiben, ob wir Kratzenstein glauben dürfen, wenn er dort im Vorwort als Beweis für die „gütige Aufnahme dieser Briefe" anführt, er habe sie „sogar in Sibirien und Archangel unter den da eingeführten Kaminbüchern angetroffen".[41] Offenbar hat es ihm Freude gemacht, diese Arbeiten in all ihrer jugendlichen Frische nach beinahe 30 Jahren erneut dem „geneigten Leser" zu präsentieren. Er entschuldigt sich für die darin enthaltenen „ziemlich unreifen Gedancken" und bittet darum, sie als die „ersten Versuche einer nicht an die strenge Denkungsart des Alters gewöhnten Feder [...] nicht strenger zu beurtheilen, als diese Umstände es erlauben".[42] Auch heute, nach über 200 Jahren sollten wir ihm diese Bitte erfüllen, zumal da er selbst in einem Brief an seinen Gönner Leonhard Euler geäußert hat, er habe diese Schriften „mehr im Scherz als Ernst geschrieben".[43]

---

39 „Constrictiones et relaxationes nervorum in corpore vivo non pure mechanice fiunt, sed earum caussa efficiens est anima." Kratzenstein, Christian Gottlieb, *Theoria fluxus diabetici eiusque sanandi methodus, more geometrico explicata.* Halle 1746, S. 18.

40 Kratzenstein, (wie Anm. 6), S. 40.

41 Aufgrund der Fürsprache von Leonhard Euler hatte er eine auf 5 Jahre befristete Stelle an der Petersburger Akademie bekommen und lebte von 1748 bis 1753 in Rußland. Nur in dieser Zeit kann er in Sibirien gewesen sein. Danach folgte er einem Ruf auf eine Professur für Physik an der Universität Kopenhagen; 1763 erhielt er dort zusätzlich einen Lehrstuhl für Medizin. Vgl. Snorrason, (wie Anm 4), S. 74f.

42 Kratzenstein, *Briefe*, (wie Anm. 6), Halle [4]1772, o. S.

43 Kratzenstein an Leonhard Euler, 14. März 1747. Universitätsbibliothek Tartu, ep. ph. II, Nr. 126. Auszugsweise zitiert in: Die Berliner und die Petersburger Akademie der Wissenschaften im Briefwechsel Leonhard Eulers, hg. und eingeleitet von A. P. Juškevič und E. Winter. Band 3, Berlin 1976, S. 177.

II. Die Welt der Einbildungskraft – zwischen Ästhetik und Therapie

Gabriele Dürbeck (Rostock)

Physiologischer Mechanismus und ästhetische Therapie. Ernst Anton Nicolais Schriften zur Psychopathologie

Ernst Anton Nicolai (1722–1802), dessen Name man in heutigen Medizingeschichten so gut wie vergeblich sucht, gehört zu den bedeutenden aufklärerischen Vertretern der Halleschen Medizin um 1750. Mit seinen Zeitgenossen teilt er den Anspruch, medizinische Beobachtungen auf Konzepte der rationalistischen Philosophie zu stützen. Er gilt gemeinhin als treuester Schüler des frühaufklärerischen Arztes Friedrich Hoffmann (1660–1742), der mit den Philosophen Gottfried Wilhelm Leibniz (1646–1716) und Christian Wolff (1679–1754) in Kontakt stand und deren rationalistische Grundsätze auf die Medizin zu übertragen suchte. Nicolai führt diesen Ansatz weiter, indem er Elemente der Newtonischen Lehre und der Philosophie des Wolffianismus in seine medizinischen Abhandlungen einführt. Gleichzeitig schließt er sich, besonders in seinen frühen Schriften der 1740er Jahre, an ‚psychomedizinische' Auffassungen in der Nachfolge Georg Ernst Stahls (1660–1734) an, womit er vorübergehend eine für die Zeit typische unentschiedene Zwischenstellung zwischen animistischen und mechanistischen Positionen einnimmt. Das theoretische Werk Nicolais ist für den Diskussionszusammenhang der Hallenser ‚Psychomediziner' nicht nur deshalb interessant, weil er sich in einer Reihe von Abhandlungen mit dem problematischen Zusammenhang von Seele und Körper beschäftigte, sondern auch, weil er sich erst allmählich zu einem prominenten Vertreter der mechanistischen Medizin entwickelte. Die Zeitspanne zwischen seiner Erstlingsschrift, den *Gedancken von den Würckungen der Einbildungskraft in den menschlichen Körper* von 1744, die er 1751 völlig umgearbeitet hat,[1] und seiner unter veränderten theoretischen Vorzeichen entstandenen Abhandlung, den *Gedancken von der Verwirrung des Verstandes, dem Rasen und Phantasieren* von 1758,[2] markiert einen für diese Übergangszeit charakteristischen Denkprozeß. Er führt von der Bereitschaft, widersprüchliche Auffassungen gleichberechtigt nebeneinander zu stellen, temporäre offene Konzepte wie auch ‚Mischkonzeptionen'[3] zu entwickeln bis zur Festlegung und Verengung der Perspektiven

---

1 Nicolai, Ernst Anton, *Gedancken von der Würckung der Einbildungskraft in den menschlichen Körper*. 2., verm. Aufl. Halle 1751 (Halle [1]1744); diese Ausgabe wird im folgenden unter der Sigle EK mit Angabe von Paragraph und Seitenzahl zitiert.

2 Nicolai, Ernst Anton, *Gedancken von der Verwirrung des Verstandes, dem Rasen und Phantasieren*. Kopenhagen 1758; im folgenden zitiert als PH mit Paragraph und Seitenzahl.

3 Den Terminus des „Mischkonzeptes" hat Wolfram Mauser in die Kolloquiumsdiskussion eingeführt. Damit ist ein offenerer, wenn auch anders gelagerter Begriff als der von den Hallenser ‚Psychomedizinern' gefunden, da er nicht die Dominanz der Seele (die sich den Körper

auf ein schlüssiges Erklärungsschema. So verabschiedet sich Nicolai in der Frage des Einflusses von Körper und Seele allmählich von der Möglichkeit eines ‚Influxus animae', den er in den Schriften bis 1751 propagiert hat, um in den späten 1750er Jahren auf Grundlage iatrochemischer und -mechanischer Konzepte konsequent die Idee des ‚Influxus corporis' auch auf psychologische Phänomene anzuwenden.

Im folgenden sollen anhand der genannten Schriften einige Aspekte der Vielfalt von Anschlußmöglichkeiten und Wechselbeziehungen zwischen Philosophie, Psychologie, Ästhetik und Medizin um 1750 gezeigt werden. Leitend ist dabei die Vorstellung, daß trotz des engen Diskussionsgeflechtes in Halle zu dieser Zeit kein homogenes Konzept zur Erklärung von Krankheiten des Gemütes existiert hat. Vielmehr scheint gerade die Bemühung, andere Wissensgebiete für den eigenen Ansatz fruchtbar zu machen und damit zur Herausbildung neuer Disziplinen wie der Ästhetik und Anthropologie beizutragen,[4] das Signum der Hallenser Wissenschaft der Jahrhundertmitte zu sein. Nicolais konzeptionelle Suche und seine Kehrtwendung scheinen charakteristisch für den genannten Zeitraum zu sein, in dem der mehrfache Wechsel von Positionen ebenso zu beobachten ist wie die vorübergehende Akzeptanz von ‚Mischkonzepten', die heterogene Ansätze aus verschiedenen Wissensgebieten zu verbinden suchen.

Zunächst werden einige Daten zu Person und Werk Nicolais vorangestellt, um in den Kontext der philosophisch orientierten Medizin um 1750 in Halle einzuführen. Nicolai ist 1722 in Sondershausen geboren, wo er zur Schule ging und eine Ausbildung in den klassischen Sprachen genoß, bis er 1740 nach Halle übersiedelte, um dort Logik und Mathematik bei dem Philosophen Johann Friedrich Stiebritz, der auch Lehrer des Arztes Johann August Unzer war, reine und angewandte Mathematik sowie Naturlehre bei Johann Gottlob Krüger, Experimentalphysik bei Christian Wolff und die medizinischen Fächer vornehmlich bei Johann Heinrich Schulze, bei den Anatomen Johann Friedrich Cassebohm und Philipp Adolph Böhmer und schließlich bei dem betagten Friedrich Hoffmann zu studieren.[5] Mit seinem Lehrer Hoffmann, der ihn sogar in sein eigenes Haus aufnahm und an allen beruflichen Tätigkeiten bis hin zu Gutachten und Krankenbesuchen

---

baue) unterstellt, sondern das Nebeneinander von verschiedenen Lösungsansätzen für die fragliche Verbindung von Seele und Körper zum Ausdruck bringt.

4 Zum disziplinären Ausdifferenzierungsprozeß vgl. die Studie von Stichweh, Rudolf, *Zur Entstehung des modernen Systems wissenschaftlicher Disziplinen.* Physik in Deutschland. 1740–1890. Frankfurt/M. 1984.

5 Bei dem Arzt und Philologen Schulze hörte er neben sprachwissenschaftlicher Stilkunde die medizinischen Fächer Physiologie, Pathologie, Materia Medica, Botanik und Chemie, bei Cassebohm und Böhmer Anatomie und Geburtshilfe und bei Hoffmann nahm er im Collegium casuale clinicum teil. Vgl. Börner, Friedrich, *Nachrichten von den vornehmsten Lebensumständen und Schriften Jetztlebender berühmter Ärzte und Naturforscher in und um Deutschland mit Fleiß gesammlet und zum Druck befördert.* 3 Bde. Wolfenbüttel 1749–1753, hier Bd. 2 (1752), S. 373.

seiner Patienten regen Anteil nehmen ließ, verband ihn bald eine enge Freundschaft. So heißt es auch in zwei Biographien, daß er Nicolai „als einen Sohn geliebet" habe.[6] Nach dem Tod Hoffmanns 1742 wurde Nicolai mit einer Abhandlung über den Schmerz promoviert[7] und veröffentlichte anschließend eine Reihe von Schriften meist über psychophysische Gegenstände wie die genannte Schrift über die Einbildungskraft (1744, 1751), über die leibseelische Harmonie von Mutter und Embryo (1746), über das Fieber (1752), über das Lachen (1748) und Weinen (1748) wie über die Verbindung von Musik und ‚Arzneygelahrtheit' (1745). Er war als Arzt und Dozent in Halle tätig, nachdem er eine Stelle als Leibarzt des polnischen Fürsten von Jablonsky ausgeschlagen hatte. 1748 wurde er zum königlich-preußischen Hofrat und zum außerordentlichen Professor der Medizin in Halle ernannt. 1758 übernahm Nicolai in Jena eine ordentliche Professur in Medizin, wo er ab 1759 auch Chirurgie und praktische Medizin lehrte. Als er 1802 starb, hatte er nicht nur den Vorsitz bei einer Vielzahl medizinischer Dissertationen geführt, sondern neben einem neunbändigen pathologischen Lehrbuch (1769–1784) auch Schriften über das Fieber (1752, 1758), über Embryologie (1746, 1749), über die Entstehung von Nieren- und Gallensteinen (1749) oder Entzündungen und Krebs (1786) veröffentlicht. Dabei blieb die Orientierung an der mechanistischen Medizin in der Nachfolge Hoffmanns bestimmend. Der Mediziner Friedrich Börner charakterisiert das Verhältnis Nicolais zu seinem Lehrer folgendermaßen:

> Ich glaube meinen Lesern von vergegenwärtigen Gelehrten [...] kein vortheilhaffter Bild machen zu können, als wenn ich sage, daß er ein ächter Schüler des unsterblichen Hoffmanns sey, eines Gelehrten, der den Ruhm eines Hippocratis unsrer Zeiten mit Recht verdienet. [...] Er [...] bemühte sich jederzeit in die Fußstapfen seines grossen Lehrers zu treten, das ist, die Philosophie mit der Medicin in einem genauern und vollkommeneren Zusammenhang und die Medicin selbst in eine vollkommen systematische Form zu bringen, damit die Dunkelheit, Verwirrung und Ungewißheit aus dieser vortrefflichen Wissenschaft verbannet und mehr und mehr in ihr Licht und Gewißheit eingeführet werde.[8]

Auffallend an dem Zitat des Kollegen Börner ist, daß er in Nicolai bereits 1752 den treuen Nachfolger Hoffmanns sieht und dessen vorübergehende Adaption der Stahlianischen Lehre in den frühen Schriften zwischen 1744–1746 nicht einmal für erwähnenswert hält. Allerdings spielt er durch das Stichwort ‚Hippokrates' auf die Pragmatisierung und ethische Verpflichtung der aufklärerischen Medizin an, die er auch durch seine biographische Dokumentation „Jetztlebender berühmter Ärzte und Naturforscher" zu befördern strebt.[9] Auch wenn Hoffmanns Wirkung um 1750

---

[6] Vgl. Börner, (wie Anm. 5), S. 374, und Fabian, Bernhard (Hg.), *Deutsches Biographisches Archiv*. Microfiche Edition. München 1982–1984, Nr. 897, S. 318.

[7] Vgl. Nicolai, Ernst Anton, *[Disputatio inauguralis medica] de Dolore* [pro Gradu Doct.]. Halle 1745.

[8] Vgl. Börner, (wie Anm. 5), S. 372 und 376.

[9] Vgl. zu Börners Anspruch einer Pragmatisierung und Professionalisierung der aufklärerischen Medizin den Aufsatz von Broman, Thomas, Rethinking professionalization. Theory, practice,

bereits durch die Schülergeneration des Leidener Arztes Herman Boerhaave (1668–1738) abgelöst war,[10] stellt Börner mit Nicolais Zuordnung zum mechanistischen Paradigma die neue Verbindung von medizinischer Theoriebildung mit ärztlicher Praxis heraus, um die sich Hoffmann mit seiner *Medicina Consultoria* (1721–1739) als Seitenstück der *Medicina rationalis systematica* (1718–1740) bemüht hat.[11] Hat die ältere medizinhistorische Forschung die Dichotomisierung der beiden Rivalen Hoffmann und Stahl fortgesetzt, indem Hoffmann das Verdienst zugesprochen wurde, die Medizin gegen die Vertreter des Animismus auf mechanistische Prinzipien gegründet und in ein vernünftiges System gebracht zu haben,[12] betont die neuere Forschung die gemeinsamen Ausgangspunkte und eine ähnliche Ausrichtung auf empirische Fallbeschreibungen bei beiden Medizinern. Insofern müssen hier die einzelnen Argumente, inwiefern Stahl und seine Anhänger den menschlichen Organismus als Wirkung des synergetischen Individuationsprinzips der Seele begreifen,[13] während die mechanistische Medizin, gestützt auf den Cartesianischen Dualismus, physische Veränderungen konsequent aus physikalischen Gesetzen mathematisch herleitet,[14] nicht noch einmal wiederholt werden.[15] Zudem kann auch am Beispiel Nicolais gezeigt werden, daß die ursprüngli-

---

and professional ideology in eighteenth-century german medicine, in: *The Journal of Modern History* 67 (1995), No. 4, S. 835–872.

10 Vgl. zum bestimmenden Einfluß der Schüler Boerhaaves (La Mettrie, van Swieten, von Haller u.a.) in der Medizin seit 1750 die Aufsätze von Toellner, Richard, Medizin in der Mitte des 18. Jahrhunderts, in: Vierhaus, Rudolf (Hg.), *Wissenschaften im Zeitalter der Aufklärung.* Aus Anlaß des 250jährigen Bestehens des Verlagens Vandenhoeck & Ruprecht. Göttingen 1985, S. 194–217, insb. 195–200, und Lammel, Hans-Uwe/Harig, Georg, Zu den therapeutischen Konzeptionen des 18. Jahrhunderts, in: *Zeitschrift für gesamte Hygiene* 34 (1988), H. 3, S. 178–183.

11 Vgl. dazu Geyer-Kordesch, Johanna, Medizinische Fallbeschreibungen und ihre Bedeutung in der Wissensreform des 17. und 18. Jahrhunderts, in: *Medizin, Gesellschaft und Geschichte.* Jahrbuch des Instituts für Geschichte der Medizin der Robert Bosch Stiftung 9 (1990), S. 7–19, hier S. 15.

12 Das Hauptwerk Hoffmanns trägt den programmatischen Titel, *Medicina rationalis systematica* (4 Bde., Halle 1718–1740). Er stand von 1699 bis 1711 mit Leibniz in regem Briefkontakt und schloß sich seit 1707 auch eng an die Philosophie Christian Wolffs an. Vgl. Rothschuh, Karl E., *Geschichte der Physiologie.* Berlin/Göttingen/Heidelberg 1953, S. 73, und ders., *Konzepte der Medizin in Vergangenheit und Gegenwart.* Stuttgart 1978, S. 240–249.

13 Vgl. dazu Geyer-Kordesch, Johanna, *Pietismus, Medizin und Aufklärung in Preußen im 18. Jahrhundert.* Das Leben und Werk Georg Ernst Stahls. Tübingen 2000 [Habil.-Schr. Münster 1987], S. 180–200, und dies., Georg Ernst Stahl's radical Pietist medicine and its influence on the German Enlightenment, in: Cunningham, Andrew/French, Roger (Eds.), *The medical Enlightenment of the eighteenth Century.* Cambridge 1990, S. 67–87.

14 Zu Hoffmann im Kontext der frühaufklärerischen Medizin vgl. Pott, Martin, *Aufklärung und Aberglaube.* Die deutsche Frühaufklärung im Spiegel ihrer Aberglaubenskritik. Tübingen 1992, S. 369ff.

15 Vgl. dazu die beiden Aufsätze von Rather, Lelland J. und John B. Frerichs, The Leibniz-Stahl Controversy – I: Leibniz' Opening Objections to the ‚Theoria medica vera', in: *Clio Medica* 3 (1968), S. 21–40, und dies., The Leibniz-Stahl Controversy – II: Stahl's Survey of the Principal Points of Doubt, in: *Clio Medica* 5 (1970), S. 53–67. In ihrer Habilitationsschrift zeigt Geyer-Kordesch, *Georg Ernst Stahl*, (wie Anm. 13), S. 308, in bezug auf einen Aufsatz von

che Kontroverse zwischen Stahl und Hoffmann in der Schüler-Generation nicht weitergeführt wurde. Dafür spricht das alternative Anknüpfen an beide theoretische Positionen und deren Verbindung mit neuen Ansätzen. Dies gilt ebenso für Nicolai, der in seinen frühen Schriften bis 1751 Elemente der stahlianischen Lehre übernahm, bis er sich an Hoffmann und an den verfügbaren iatromechanischen Modellen orientierte, wie für Nicolais Lehrer Johann Gottlob Krüger oder dessen Schüler Johann August Unzer, die in der Beschreibung von psychophysischen Problemen sowohl auf animistische als auch mechanistische Konzepte zurückgriffen.[16] Insofern kann ein Fortbestehen der beiden konträren Konzepte nebeneinander angenommen werden, das auch bis in die Epoche der Spätaufklärung und Romantik nachweisbar ist.[17]

Für Nicolai sind nun zwei Dinge festzuhalten: zum einen seine Unentschiedenheit zwischen animistischen und mechanistischen Modellen der Medizin, die erst seit seiner Jenaer Zeit aufgehoben wurde, zum anderen die Nähe zur Philosophie des Wolffianismus, worin er seinem Lehrer nachfolgte. Betrachtet man die Titel

---

Karl E. Rothschuh (Leibniz, die prästabilierte Harmonie und die Ärzte seiner Zeit, in: *Studia Leibnitiana Supplementa*, Vol. II, Wiesbaden 1969 [Akten des Internationalen Leibniz-Kongresses, Hannover vom 14.–19. Nov. 1966], S. 231–254, hier S. 241), daß der „Philosoph und der Mediziner aneinander vorbeirede[te]n", weil sie von ganz unterschiedlichen Naturauffassungen ausgingen.

16 Zu Unzer vgl. die Studie von Bilger, Stefan, *Üble Verdauung und Unarten des Herzens*. Hypochondrie bei Johann August Unzer (1727–1799). Würzburg 1990. Ähnliches gilt für den Naturforscher und Arzt Johann Gottlob Krüger (seit 1743 Professor der Medizin in Halle), der in seiner *Naturlehre* (1740–50) die nervenphysiologischen Modelle Hoffmanns wie Stahls verwendete, um die Entstehung von Empfindung und Einbildungskraft zu erklären. Vgl. dazu Dürbeck, Gabriele, *Einbildungskraft und Aufklärung*. Perspektiven der Philosophie, Anthropologie und Ästhetik um 1750. Tübingen 1998, Teil II, Kap. 1.1.

17 Zum Stahlianismus und seiner Rezeption in der literaranthropologischen Literatur seit 1750 vgl. Geyer-Kordesch, Johanna, *Die Psychologie des moralischen Handelns*. Psychologie, Medizin und Dramentheorie bei Lessing, Mendelssohn und Nicolai. Phil. Diss. University of Massachusetts. Amherst 1977 [masch.] und Mauser, Wolfram, Anakreon als Therapie? Zur medizinisch-diätetischen Begründung der Rokokodichtung, in: *Lessing Yearbook* 20 (1988), S. 87–120, sowie auch die Studien im Anschluß an die Arbeiten von Hans-Jürgen Schings: Riedel, Wolfgang, *Die Anthropologie des jungen Schiller*. Zur Ideengeschichte der medizinischen Schriften und der „Philosophischen Briefe". Würzburg 1985, und Košenina, Alexander, *Anthropologie und Schauspielkunst*. Studien zur ‚eloquentia corporis' im 18. Jahrhundert. Tübingen 1995 (Theatron 11). Für die medizinische Seite belegt die Dissertation von Matthias Reiber (*Zum Nutzen und Ergötzen*. Johann August Unzers Wochenschrift „Der Arzt" [1759–1764]. Studie zur Popularisierung von Medizin im Zeitalter der Aufklärung. Tübingen 1996) die aufklärungspragmatische Umsetzung der Stahlianischen Lehre. Die gleichwohl fortbestehende Wirkung von Stahls psychodynamischem Konzept vor allem in Frankreich bis ins 19. Jahrhundert (vgl. Toellner, [wie Anm. 10], S. 201 f.) belegt auch die polemische Aussage Samuel Auguste André David Tissots, der in seinem physiologischen Hauptwerk (*Abhandlung von den Nerven und ihren Krankheiten* [Lausanne/Paris 1778–1780]. Aus dem Franz. übers. v. F. A. Weber. 4. Bde., Winterthur/Leipzig 1781–1783, hier Bd. 1, § 139) konstatiert: „Heut zu Tag ist nun das Stahlische System fast in gänzlichem Verfall [...]." Zur Wirkungsgeschichte Hoffmanns und der mechanistischen Medizin bis ins späte 18. Jahrhundert fehlen neben der genannten Studie von Rothschuh, *Konzepte der Medizin*, (wie Anm. 12), noch detaillierte historiographische Arbeiten, die auch die anthropologischen Debatten einbeziehen.

der frühen Schriften Nicolais, so zeichnet sich hier ein verstärktes Interesse an ‚psychomedizinischen' bzw. anthropologischen Fragestellungen ab. Als Arzt interessierte er sich für Themen wie den Einfluß der Einbildungskraft in den Körper, die physische Grundlage der Affekte oder die Ursachen von Schwärmerei, Phantasterei und Wahnsinn. Selbst in seiner Dissertation über den Schmerz behandelte er einen solchen Gegenstand, der neben medizinischen ebenso psychologische Kenntnisse erfordert.

An der Umarbeitung seiner Schrift *Gedancken von den Würckungen der Einbildungskraft in den menschlichen Körper* zwischen 1744 und 1751 läßt sich die veränderte theoretische Ausrichtung ablesen. Begriff sich Nicolai in deren erster Auflage noch als getreuer Nachfolger der Newtonischen und Wolffschen Philosophie wie der Naturlehre Krügers und der Stahlianischen Medizin,[18] wird in der zweiten Auflage das animistische Bekenntnis[19] an keiner Stelle wiederholt. Statt dessen schließt er sich enger an die Psychologie Georg Friedrich Meiers (1718–1777) an, der seit 1740 als Nachfolger von Alexander Gottlieb Baumgarten (1714–1762) Philosophie und Ästhetik in Halle lehrte. Wenn auch Meier nicht explizit genannt wird, so basieren Nicolais Gedanken zu den Wirkungen der Einbildungskraft in weiten Teilen und bis in die Formulierungen hinein auf Meiers *Anfangsgründen aller schönen Wissenschaften* von 1748 bis 1750. Diese für die Zeit charakteristische Verbindung von medizinischen mit psychologisch-ästhetischen Perspektiven unter der Prämisse der Seele als Wirkungsprinzip gilt es im folgenden an einigen Punkten zu belegen, bevor Nicolais entschiedene Umorientierung zum Konzept des physischen Influxionismus in seiner Abhandlung über die *Verwirrung des Verstandes, dem Rasen und Phantasieren* von 1758 in den Blick gerückt wird.

In der Schrift über die *Würckungen der Einbildungskraft* schließt sich Nicolai in seinem Seelenmodell nahtlos an die Wolffsche Psychologie an, deren Vorstellungshierarchie jedoch in der Adaption durch Baumgarten und Meier umgekehrt worden ist: Die Empfindungen oder dunklen und verworrenen Vorstellungen, die bei Wolff den oberen Erkenntniskräften unterstellt waren, gelten von nun an als unentbehrliche Voraussetzung für die Deutlichkeit des Verstandes.[20] So wird der

---

[18] Vgl. Nicolai, Ernst Anton, *Wirckungen der Einbildungskraft in den menschlichen Cörper aus den Gründen der neueren Weltweißheit hergeleitet*. Halle 1744, Vorwort. Dort weist Nicolai der ‚Arzneigelehrheit' nicht nur die Rolle der „Tochter" der Philosophie zu (S. 9), deren neue Leitbilder notwendig auch zu theoretischen Umorientierungen in der Medizin führen müßten, sondern er hält die Philosophie auch für gänzlich ausreichend, medizinische Probleme zu klären. Entsprechend setzt er seiner Abhandlung das Ziel, „lauter solche Begebenheiten aus den Gründen der neuern Philosophie aufzulösen, welche als unumstößliche Beweißgründe angeführt werden, daß man bey allen in unsern Leibe sich zutragenden Veränderungen weiter nichts nöthig habe, als die Weisheit unserer Seele zu bewundern." (S. 16)

[19] In mehreren Formulierungen findet sich die Auffassung, daß die Seele sich den Körper baue, wie auch die Stahlianer, insbesondere Krüger, positive Erwähnung finden (Nicolai, *Wirckungen der Einbildungskraft*, (wie Anm. 18), S. 11, 18f., 24f., 45 und 96).

[20] Vgl. hierzu Adler, Hans, Fundus Animae – der Grund der Seele. Zur Gnoseologie des Dunklen in der Aufklärung, in: *Deutsche Vierteljahresschrift* 62 (1988), S. 197–220, und Dürbeck, Ga-

Einbildungskraft, die traditionell zu den unteren Erkenntniskräften gehört und eng an die sinnliche Empfindung gekoppelt ist, eine konstitutive Rolle im Erkenntnisapparat zugestanden. In diesem Rahmen definiert Nicolai die Einbildungskraft wie seine Vorgänger als „Vermögen, ehemals gehabte oder vergangene Empfindungen wieder hervorzubringen." (EK § 9, S. 16)[21] Auch die Auffassung von ihrer Assoziationskraft, nämlich Vorstellungen nach Ähnlichkeit und Nachbarschaft zu reproduzieren, übernimmt er aus der Psychologie des Wolffianismus. Doch schon in der starken Abgrenzung der Einbildungs- von der Dichtungskraft wie auch in der genaueren Beschreibung der verschiedenen „Hauptvollkommenheiten der Einbildungskraft" (EK § 22, S. 36) verrät Nicolai seine Übernahme des erweiterten Konzepts, das Meier in seinen *Anfangsgründen aller schönen Wissenschaften* dargelegt hat. Wie dieser unterscheidet er zwischen der Ausdehnung oder Weite, der Stärke und dem anhaltenden Gebrauch der Einbildungskraft (ebd.).[22] Der entscheidende Anschluß an Meier zeigt sich jedoch in der Betonung der Verwechselbarkeit von Empfindung und Einbildung. Dieser Fall liegt vor, wenn die in der Reproduktion gewöhnlich schwächeren Vorstellungen ebenso lebhaft werden wie die realen Empfindungen. Mit Meier hebt Nicolai Phantasten von Verrückten oder Wahnwitzigen ab: während Phantasten nur einige Einbildungen für Empfindungen halten, so verwechseln Wahnwitzige alle ihre Einbildungen mit Sinneseindrücken (EK § 53, S. 107 f.).[23] Die Lebhaftigkeit der Vorstellungen wird durch ihre Verbindung mit den Affekten erzeugt (EK § 19, S. 32). In diesem Punkt konnte Nicolai auch auf Meiers *Lehre von den Gemüthsbewegungen überhaupt* von 1744 zurückgreifen, wo dies schon genauestens ausgeführt ist. Nach Meier entstehen Affekte aus einem Zusammenwirken der unteren Erkenntnisvermögen, die mit dem Begehrungsvermögen verbunden sind.[24] Folglich verstärken sich die Affekte gemäß der Intensität der Vorstellungen, oder anders ausgedrückt: lebhafte Vorstellungen bewirken entsprechend lebhafte „Begierden und Verabscheuungen".[25] Keine Frage, daß sogenannte Phantasten besonders anfällig für derartig lebhafte Vorstel-

---

briele, Fiktion und Wirklichkeit in Philosophie und Ästhetik. Zur Konzeption der Einbildungskraft bei Christian Wolff und Georg Friedrich Meier, in: Fulda, Daniel/Prüfer, Thomas (Hg.), *Faktenglaube und fiktionales Wissen.* Zum Verhältnis von Wissenschaft und Kunst in der Moderne. Bern/Berlin u.a. 1997, S. 25–42.

21 Vgl. Wolff, Christian, *Vernünfftige Gedanken von Gott, der Welt und der Seele des Menschen* [Deutsche Metaphysik]. Halle 1720, § 234, und Meier, Georg Friedrich, *Anfangsgründe aller schönen Wissenschaften.* 3 Theile, Halle ^{2}1754–1759 [^{1}1748–1750], Theil 2, § 372.

22 Meier, *Anfangsgründe*, (wie Anm. 21), §§ 381–385, verwendet auch die lateinischen Termini von „extensio", „intensio" und „protensio".

23 Diese Unterscheidung findet sich bereits bei Meier, Georg Friedrich, *Lehre von den Gemüthsbewegungen überhaupt.* Halle 1744, §§ 129–130.

24 Vgl. Meier, *Lehre von den Gemüthsbewegungen*, (wie Anm. 23), §§ 62–77, insb. § 67; vgl. dazu Dürbeck, *Einbildungskraft und Aufklärung*, (wie Anm. 16), Teil II, Kap. II.1. und III.3. Diese Wolffsche Theorie rekapituliert Nicolai schon in seiner Frühschrift *Die Verbindung der Musik mit der Artzneygelahrheit.* Halle 1745, S. 23.

25 Vgl. Meier, *Lehre von den Gemüthsbewegungen*, (wie Anm. 23), § 70, S. 86.

lungen sind, die ihnen die Realität ersetzen. Nicolais Fallbeispiele wie auch die therapeutischen Maßnahmen sind allerdings großteils aus den von Albrecht v. Haller herausgegebenen *Akademischen Vorlesungen* Herman Boerhaaves (1668–1738) entnommen, worauf noch zurückzukommen ist. Während Nicolai die Übernahme aus Boerhaave anzeigt, macht er die fast wörtliche Zitation aus Meiers Ästhetik jedoch nicht kenntlich.[26] Dieser nennt die Religionsschwärmerei eine Form der ‚ausschweifenden' Einbildungskraft, um vor ihrer Verführung zu warnen. In der Version Nicolais lautet die Passage:

> Man gehe nur in eine Gesellschaft der Schwärmer, der Quäcker, der Enthusiasten, der Inspirirten, so wird man darinnen Leute erblicken, die von einer erhitzten Einbildungskraft als die Cumäischen Sibyllen besessen sind, und sie solche Handlungen vornehmen sehen, durch welche die Einbildungskraft rege gemacht und beweget wird. Ja, man wird zugleich überführet werden, daß das blosse Zuschauen die Einbildungskraft einen erhitzen könne und daß man vom Glücke zu sagen habe, wenn man nicht selbst zu schwärmen anfänget. (EK § 60, S. 125)[27]

In diesem Beispiel wird die Dynamik der Einbildungskraft als ein unwillkürlicher Vorgang angesehen, dem nach Meier nur dadurch beizukommen ist, daß man entsprechende Situationen vermeidet. Während aber der Philosoph zugleich ästhetische Mittel überlegt, die Einbildungskraft zu verbessern und in gewünschter Weise zu habitualisieren, interessieren den Arzt Nicolai die Therapiemöglichkeiten einer in seinen Augen bereits pathologisch gewordenen Einbildungskraft. Bei der Behandlung einer Verwechslung von Empfindung und Einbildung führt er zwei psychologische Interventionen als erfolgsversprechend an: So kann die Fixierung auf irrige Vorstellungen entweder durch Erregung von widerstreitenden Empfindungen kuriert werden oder aber durch die therapeutische Behandlung der eingebildeten Sache selbst, indem man den Patienten zu überzeugen sucht, daß der Anlaß der Krankheit tatsächlich beseitigt ist (EK § 57, S. 118). Nicolai wartet hier mit einer Sequenz von Beispielen von fixen Ideen auf, die er teilweise den *Akademischen Vorlesungen* Boerhaaves entnimmt,[28] die aber auch im Kontext der durch Stahl und Hoffmann neu begründeten, genau dokumentierten empirischen Fallstu-

---

[26] Über die Gründe läßt sich nur spekulieren; vielleicht stützt sich Nicolai auch auf Mitschriften von Meiers Vorlesungen, die er nicht für nötig hält, eigens zu belegen.

[27] Vgl. Meier, *Anfangsgründe*, (wie Anm. 21), § 395, S. 316: „Man gehe nur nur in eine Gesellschaft der Schwärmer, der Quäker, der Enthusiasten, der Inspirirten. Man sieht daselbst Leute, die von einer erhitzten Einbildungskraft, wie Cumäische Sibyllen besessen sind. Das blosse Zusehen kan unsere Einbildungskraft erhitzen, und wir werden von Glück zu sagen haben, wenn wir nicht auch zu schwärmen anfangen." Die anschließende Verhaltensanweisung Meiers, sich von solchem Umgang fernzuhalten, übernimmt Nicolai allerdings nicht.

[28] Vgl. Boerhaave, Hermani, *Praelectiones academicae in proprias institutiones rei medicae*. Ed. et notas add. Albertus [Albrecht von] Haller. 5 Vol. Taurini 1742–1745, hier Vol. V. Diese Beispiele wiederholt Nicolai neben anderen in der Abhandlung von 1758 wörtlich (PH §§ 23–24).

die steht.[29] Allerdings ließe sie auch auf seine Kenntnis der medizinischen Literatur bis zurück zu Galen schließen,[30] womit Nicolai in die Tradition der Kasuistik und der ungeprüften Übernahme von Fallbeispielen zur Ausschmückung der eigenen ‚Theorie' eingereiht würde. Doch können die beiden folgenden Beispiele auch als Zeugnis einer erfahrungsorientierten Medizin gelten, die pragmatische Lösungen für jeden Einzelfall zu finden strebt.

So bildete sich etwa ein gelehrter Jurist ein, daß er beim Urin-Lassen eine Überschwemmung in der ganzen Stadt anrichten würde. Er war solange nicht von seinem Irrtum zu befreien, bis man ihm weismachte, es habe sich über die ganze Stadt eine Feuersbrunst ausgebreitet und sei durch keine menschliche Hilfe mehr zu löschen. Nur mit der Vorstellung des Retters konnte der Patient befreit ‚sein Wasser abschlagen', um an der tatsächlich ausgeschiedenen geringen Menge endlich auch seine fehlgeleitete Einbildungskraft zu erkennen (EK § 55, S. 112 f.). Das zweite Beispiel bezieht sich auf eine beliebte Vorstellung, die auch ein junger Arzt hegte, nämlich daß er Frösche im Bauch hätte, da er „wegen seiner hypochondrischen Beschwerden einiges Kollern im Leibe empfand" (EK § 57, S. 120). Auf der Suche nach einem Arzt ‚im ganzen römischen Reich' fand er keinen, der ihm helfen konnte, bis einer auf die Idee kam, „seine Einbildung durch einige heimlich in seinen Nachtstuhl gebrachte Frösche" zu tilgen (ebd.). Obwohl der junge Arzt den Betrug entdeckte – der in anderen Fällen trotz allem ein erfolgreiches Mittel war –, habe er schließlich doch noch durch vernünftige Vorstellungen von seinem Irrtum befreit werden können.[31]

Diese zwei Therapiearten beziehen sich allein auf die psychologische Seite der Einbildungskraft. Sie verlangen vom Arzt, sich auf die Fiktionen des Patienten einzulassen, so merkwürdig sie auch immer sein mögen, und ihm auf dieser Ebene entgegenzukommen. Mit der Einsicht, daß derartige „närrische Einbildungen" (EK § 57, S. 118) weder durch den Augenschein noch durch vernünftige Gründe zu widerlegen sind, muß das therapeutische Mittel im Rahmen der Fiktion des Patienten gewählt werden, um zu wirken. Von dem Arzt ist also nicht nur psychologische Kenntnis gefordert, sondern auch die Anwendung von Witz, List und Tricks, um die eine Einbildung durch eine andere zu heilen. Weil sich dieses Therapiever-

---

29 Dies hat Geyer-Kordesch, Medizinische Fallbeschreibungen, (wie Anm. 11), S. 11–16, herausgearbeitet.

30 Dies stellt Hans-Jürgen Schings (*Melancholie und Aufklärung*. Melancholiker und ihre Kritiker in Erfahrungsseelenkunde und Literatur des 18. Jahrhunderts. Stuttgart 1977, S. 59f.) bezogen auf das Motiv des gläsernen Menschen fest. Schings' Nachweise für die Tradition weiterer Beispiele Nicolais, wie er sie in seiner Schrift über die *Verwirrung des Verstandes* (PH § 22) anführt, datieren aber – außer Rufus von Ephesus und Thomasius – nach dem Erscheinen dieser Schrift (vgl. Schings, S. 321, Anm. 3), so daß seine Einordnung in den Kontext der ‚modernen' Medizin mit empirisch ausgerichteten Fallbeschreibungen im Sinne von Geyer-Kordesch ebensoviel Plausibilität besitzt.

31 Diese zweite Therapieform bezeichnet Nicolai auch als „Bauren- und Weiber-Philosophie" (EK § 57, S. 118).

fahren rein auf der Ebene der Fiktionen abspielt, und Nicolai sich hierbei an der Affektenlehre und Ästhetik Meiers orientiert,[32] könnte man auch von einer ästhetischen Therapie sprechen. Viel deutlicher trifft dies noch für den Hallenser Kollegen Johann Christian Bolten zu, der in seinen *Gedancken von psychologischen Curen*, ebenfalls von 1751, explizit an die Ästhetik Meiers anschließt und ihre Regeln für hinreichend hält, Krankheiten der Seele zu kurieren.[33]

In dieser Hinsicht läßt sich von einem verbindlichen neuen Wissenskontext in Halle sprechen, in dem Philosophie, Morallehre, psychologische Ästhetik und Medizin eng verbunden waren. Auf der Grundlage eines gemeinsamen theoretischen Mischkonzeptes konnten sowohl philosophische als auch psychopathologische und therapeutische Fragen der Einbildungskraft und ihrer Wirkungen angegangen werden. In jedem Fall ging es dabei um die problematische Verbindung von Seele und Körper, deren Klärung man nicht mehr nur einem Wissensgebiet wie der Psychologie oder der Physiologie überlassen konnte, sondern die Forderung nach Zusammenarbeit verschiedener Wissensbereiche erkannte. Dabei boten Logik und Ästhetik als sich ausdifferenzierende Teilgebiete der Metaphysik zunächst die fruchtbarsten Anschlußmöglichkeiten, selbst zur Beantwortung psychopathologischer Fragen in der Medizin. Dementsprechend läßt sich bei Nicolai beobachten, daß er sein Hauptinteresse auf die Besonderheiten der Einbildungskraft als eines psychologischen Vermögens richtet, wenn er auch im weiteren Verlauf seiner Schrift kurz auf die physischen Ursachen einer wahnhaften Einbildungskraft[34] und deren Auswirkungen auf körperliche Bedürfnisse von Hunger und Durst bis zum Gähnen, Lachen und Weinen eingeht (EK §§, S. 97–104).

Doch diese durch Meiers psychologische Ästhetik geprägte Perspektive ändert Nicolai in seiner späteren Abhandlung, den *Gedancken von der Verwirrung des Verstandes, dem Rasen und Phantasieren* (1758), entscheidend. In dieser Schrift entpuppt er sich nämlich als vorwiegend mechanistisch denkender Mediziner, der die Einbildungskraft fast ausschließlich als physisch bzw. physiologisch determinierbare Funktion betrachtet. Schon im ersten Paragraphen formuliert Nicolai

---

32 Im zweiten Teil seiner *Naturlehre* (Halle 1743) macht Krüger deutlich, daß „die deutlichsten Vernunftschlüsse" den Phantasten nicht von seiner fixen Vorstellung abzubringen vermögen; vielmehr propagiert er, daß man sie „in den Zustand solcher Empfindungen setze, welche gantz offenbar mit ihren Einbildungen streiten" (Th. 2, § 429).

33 So heißt es in dieser schmalen Abhandlung: „Die Ästhetik [...], Logick [...], philosophische Pathologie und Moral [...] sind demnach die Wissenschaften, welche zusammengenommen eine vollständige Wissenschaft aller Regeln ausmachen, welche man zu beobachten hat, alle Kräfte der Seele durchgängig zu verbessern. Alle Kranckheiten der Seele haben ihren Siz in den Erkenntnis- und Begehrungskräften der Seele [...], folglich sind diese Wissenschaften hinreichend, alle Kranckheiten der Seele daraus curieren zu lernen." (Bolten, Johann Christian, *Gedancken von psychologischen Curen*. Halle 1751, § 35, S. 63)

34 So macht er die Beschaffenheit des Gehirns, wenn etwa die Gefäße durch zu dickes Blut verstopft oder von zu viel Flüssigkeit angefüllt sind oder durch andere Hindernisse an ihrer gewöhnlichen Bewegung gehindert werden (EK § 59, S. 123), für die rege Tätigkeit der Einbildungskraft verantwortlich.

seinen veränderten Anspruch, die „Verwirrung oder Verrückung des Verstandes" „nach ihren Ursachen und ihrer Entstehungsart zu erklären" (PH § 1, S. 3 f.). Hierbei geht er auf die iatromechanische Tradition seines Lehrers zurück, in der das Leben bzw. die Phänomene des Lebendigen als Bewegung des Blutes und der Körpersäfte nach mechanischen Regeln erklärt werden.[35] Welche Anwendung findet dies nun auf die ätiologische Untersuchung der Einbildungskraft?

Nicolai beginnt mit der Theorie der Empfindungen, die er rein mechanistisch als Bewegungen des Nervensaftes in den sogenannten Empfindungsnerven und im Gehirn auf einen Sinnesreiz hin auffaßt. Konsequenterweise verzichtet er hier auf die Korrespondenztheorie, nach der bei einer Empfindung die äußeren Gegenstände in der Seele gleich einem Spiegel abgebildet werden, wie er sie noch in seiner überarbeiteten Abhandlung von 1751 vertreten hat (EK § 1, S. 1). Auch Vorstellungen ohne realen Gegenstand erklärt er als physiologische Bewegungen, die im Gehirn oder in den Nerven verursacht werden (PH § 4, S. 8). Um das Spezifische des Phantasierens zu erfassen, bedient sich Nicolai an dieser Stelle der traditionellen Auffassung von den Nerven als hohlen Fasern, die von einer subtilen Materie, dem Nervensaft, durchströmt würden. Nach seiner Ansicht muß bei einer Vorstellung ohne äußeren Sinnesreiz ebenfalls ein materieller Reiz vorhanden sein. Ein solcher Reiz entstehe – und hier zeigt sich die iatromechanische Auffassung im Gefolge von Hoffmann –, wenn bei der verstärkten Bewegung des Blutes zum Gehirn die Materie in den Nerven stockt; die Hemmung werde entweder durch die Ausdehnung der Gefäße oder die Schärfe der stockenden Materie bewirkt.[36] Nicolais vorläufige Zusammenfassung hört sich demnach folgendermaßen an:

> Gesetzt nun, daß durch eine starcke und geschwinde Bewegung der Säfte, durch eine große Ausdehnung derselben in den Gefäßen des Gehirns, oder durch eine Verstopfung oder Entzündung des Gehirns der Nervensaft in eine solche und so starcke Bewegung gesetzt würde [...], so müssen auch nothwendig Vorstellungen von Gegenständen, die nicht vorhanden sind [...] in uns entstehen. (PH § 6, S. 11 f.)

Die Tätigkeit der Einbildungskraft wird als Wirkung einer gestörten Bewegung des Nervensaftes bestimmt, der durch den verstärkten Andrang des Blutes oder die Schwäche des Gehirns ins Stocken gerät. Im weiteren Verlauf versucht Nicolai, die Frage zu klären, was in einem Phantasierenden, der äußere Reize nicht empfindet, vor sich geht. Für diesen Fall schließt der Mechanist, daß die „Bewegung des Nervensaftes" in den Nerven, zwischen Nerven und Gehirn oder im Gehirn selbst nicht geschieht oder gehemmt sein muß (PH § 7, S. 13). Als Gründe nennt er entweder den Mangel an Nervensaft oder eine Verstopfung der Gefäße wegen dickflüssigen Blutes auf dem Weg zum Gehirn. Für den Mangel an Nervensaft macht

---

[35] Vgl. dazu Pott, (wie Anm. 14), S. 372.

[36] Wenn Nicolai hier hinzufügt, daß die Stockung nicht in den Nerven selbst stattfinden müsse, sondern auch außerhalb der Nervengefäße ein Reiz „per consensum" (PH § 5, S. 11) ausreiche, zeigt dies, wie unsicher er sich mit seiner Theorie ist.

der Arzt alle Arten von körperlichen Ausscheidungen wie auch Schlaflosigkeit, Angst, Unruhe und Schmerzen verantwortlich. Umgekehrt kann Fieber eine zu starke Ausdehnung der Gefäße, somit mangelnde Absonderung von Nervensaft und Verstopfung bewirken, was zu Trübung oder Verlust der sinnlichen Empfindung führt.[37] Auf dieser Grundlage leitet Nicolai das Phantasieren „entweder von einer allzustarcken oder allzuschwachen oder gehemmten Bewegung des Nervensafts" ab (PH § 11, S. 20). Da ihm gemäß Hoffmann die Bewegung des Nervensaftes als Voraussetzung für alle Lebensprozesse gilt (PH § 12), kann sowohl das Zuviel als auch das Zuwenig an dessen Bewegung lebensbedrohlich wirken.[38] Nicolai unterscheidet zwischen harmlosen und gefährlichen Formen des Phantasierens. Nur wenn wahnhafte Vorstellungen, die durch Affekte verstärkt werden, mit spezifischen Begleiterscheinungen wie Appetitlosigkeit und anhaltendem Schlafmangel gekoppelt sind, könnten sie einen rapiden Schwund der Kräfte (PH § 2) nach sich ziehen. Unter der Prämisse, daß vom ungestörten Fließen des Nervensaftes die Reinigung der übrigen Säfte abhängig ist, ist jedoch der Mangel desselben schlimmer als dessen Überfluß, da jener bereits das Aufhören bestimmter Lebensprozesse anzeigt (PH § 19).

Nicolai stellt sich in die Tradition der frühneuzeitlichen Medizin, wenn er Melancholie und Manie als die beiden Formen der „Verwirrung des Verstandes" unterscheidet.[39] Die Manie betrachtet er wie Boerhaave und Hoffmann als gesteigerte Form der Melancholie (PH § 47).[40] Während die Melancholie jedoch mit einer Wut gegen sich selbst verbunden sei, richtet sich die Wut in der Raserei oder Manie gegen andere und ist frei von Fieber (PH § 20). Auch die Melancholie wird physiologisch beschrieben. Sie bestehe in einer Stockung des Nervensaftes und der krampfhaften Zusammenziehung der Gefäße und Muskeln, die eine Folge des Widerstandes der dicken, zähen und scharfen Säfte sei (PH §§ 31–32).[41] Die thera-

---

37 Nach Nicolai können nicht nur der Nervensaft in Stockung geraten, sondern auch die übrigen „Säfte" wie das Blut, das Serum und die Lymphe (§ 9, S. 17). In dieser Auffassung, die Krankheit auf Hemmungen und Stockungen im Blut- und Stoffwechselkreislauf zurückführt, steht Nicolai eindeutig in der iatrophysikalischen Tradition. Vgl. dazu etwa Rothschuh, *Konzepte der Medizin*, (wie Anm. 12), Kap. 8.

38 Nach Nicolai bewirkt eine starke Bewegung des Nervensaftes auch einen starken Verlust der Säfte, wie der Mangel an Nervensaft eine „Zähigkeit und Dickheit der Säfte" verursacht (PH § 12, S. 24).

39 Vgl. hierzu den Abschnitt „Geschichte der Psychiatrie", in: Neuburger, Max/Pagel, Julius (Hg.), *Handbuch der Geschichte der Medizin*. Begr. v. Theodor Puschmann. 3 Bde. Hildesheim 1971 [Reprint der Ausgabe Jena 1902–1905], hier Bd. 3, S. 602–619, sowie die Studie von Leibbrand, Werner/Wettley, Annemarie, *Der Wahnsinn*. Geschichte der abendländischen Psychopathologie. Freiburg/München 1961, S. 314–360.

40 Vgl. *Handbuch der Geschichte der Medizin*, (wie Anm. 39), S. 613.

41 An Ursachen für eine solche Beschaffenheit der Säfte nennt Nicolai sowohl psychische als auch körperliche: 1. anhaltende Betrübnis, 2. Verstopfung der monatlichen Reinigung oder der ‚goldenen Ader', 3. eine ererbte Neigung zur Melancholie, 4. wenig Schlaf und dadurch Verlust von Nervensaft, 5. zu starke und anhaltende Erhitzung und anhaltende schwere Arbeit, wenn dabei zu wenig getrunken wird (PH § 56), oder auch Vollblütigkeit (PH § 47).

peutischen Maßnahmen haben folglich das „Diluiren und Resolviren", also das Verflüssigen der Säfte, durch entsprechende Arzneien und ‚mineralische Gesundbrunnen' zum Ziel wie auch die Aufhebung der zu starken Spannung der Gefäße durch Aderlaß und warme Bäder (PH § 35); unterstützt wird dies durch eine strenge Diätetik sowie Reisen, Bewegung und angenehmen sozialen Umgang (PH § 37).[42] Vergleicht man diese Maßnahmen mit der Lehre Hoffmanns, wird deutlich, daß sich Nicolai sowohl in der Diagnose als auch in der Heilmethode eng an seinen Lehrer hält.[43]

Nicht nur dieses Beispiel zeigt, daß sich der ärztliche Blick nun konsequent auf die physischen Ursachen und Folgen der ‚Verwirrungen des Verstandes' richtet. Ohne daß Nicolai ausdrücklich von der früher vertretenen ästhetischen Therapie Abstand nähme,[44] hat sich in dieser Abhandlung das Interesse des erfahrenen Mediziners auf die somatischen Probleme des Phantasierens verschoben. Wenn ihm dabei die Tätigkeit der Einbildungskraft nur als Wirkung eines Mangels, einer Stockung oder auch eines Überflusses des Nervensaftes verifizierbar scheint, spricht das für eine Pathologisierung dieses Vermögens. Hat sich der philosophisch orientierte Arzt Nicolai im Anschluß an Meier und auch Krüger mit einer psychologischen Behandlung der Einbildungskraft begnügt, sieht sich der Arzt Nicolai aufgefordert, die Ätiologie von Geisteskrankheiten mit den ihm zur Verfügung stehenden iatromechanischen Konzepten zu erfassen und auf dieser Grundlage therapeutisch zu behandeln. Festzuhalten ist, daß durch die Übernahme des

---

42 Als eine Form der Melancholie behandelt Nicolai auch das Heimweh (PH §§ 38–45), für das er physische (veränderter Luftdruck) wie auch psychische Ursachen (veränderte Sitten und Lebensart) verantwortlich macht: Vor allem bei den Schweizern aus der Alpenregion sei eine Tendenz zum Heimweh zu beobachten, da die Luftveränderung einen stärkeren Druck auf die Lunge ausübe und deshalb zur Hemmung der Zirkulation der Säfte führe (PH § 40). Als therapeutische Mittel schlägt Nicolai – wenn keine Ortsveränderung möglich ist – Arzneien, die zusammengepreßte Luft enthalten (wie Salpeter oder Schießpulver!) und die innere Luft vermehren, oder eine Verminderung des äußeren Luftdrucks durch Aufenthalt in geschlossenen Räumen (bei Ofenluft), vor (PH § 44).

43 Vgl. etwa Hoffmann, Friedrich, *Gründliche Anweisung Vom Nützlichen Gebrauch und zuverläßiger Wirckung einiger bewährten Medicamenten bey vielerley Arten Kranckheiten, Welche auch zu einer Hauß- und Reise-Apotheck dienlich.* Halle 1734. Dort empfiehlt Hoffmann bei „allen hypochondrischen und krankhaften Zufällen, *Melancholie,* Milz-Mutter-Beschwehrung" die Befreiung des Leibes von Unreinigkeiten (Klistier, Hoffmanns balsamische Pillen, Präzipitierpulver und eröffnendes Salz), Bewegungen durch Fahren, Gehen, Reiten, zusätzlich temperiertes Bier, Sauerbrunnen oder gesundes leichtes Wasser, Aderlaß bei „vollblütigen" Menschen und kalte oder warme Bäder. Vgl. auch ders., *Vollständige Anweisung, Zu Einer sichern, vernünfftigen und in Erfahrung stehenden Praxi Medica,* Auß Hoffmann, Scriptis und Manuskriptis mit grossen Fleiß verfertigt, zur Beförderung deß gemeinen bestens herauß gezogen und in Ordnung gebracht Von Georg Friedrich Reimmann. Ulm 1724. Siehe auch *Handbuch der Geschichte der Medizin,* (wie Anm. 39), S. 613.

44 So zitiert er in den Paragraphen zur Raserei (PH §§ 23–24) wieder dieselben Beispiele aus Boerhaaves *Akademischen Vorlesungen* und anderen Quellen wie in der zweiten Auflage seiner *Gedanken von den Würckungen der Einbildungskraft in den menschlichen Körper* (EK §§ 54–57).

mechanistischen Paradigmas das Interesse auf die physiologische Determinierbarkeit der Einbildungskraft verlagert wird, was mit deren Pathologisierung einhergeht.[45] Die psychophysischen Zusammenhänge wie auch ein positives Verständnis von der Einbildungskraft als kreativem Vermögen geraten insofern aus dem Blick, als ihre abnormen Wirkungen nunmehr als Folge von gestörten physiologischen Prozessen begriffen werden. Die Möglichkeit eines ‚Influxus psychicus', die Nicolai in seinen frühen Schriften noch erwogen hat, ist hier ausgeschlossen. Demnach kann sie auch nicht mehr als therapeutisches Mittel eingesetzt werden, sondern die Behandlung von psychosomatischen Krankheiten der Einbildungskraft wie Melancholie und Manie und deren Sonderformen, das Heimweh und die Nymphomanie,[46] ist auf physiologischem bzw. chemischem Wege anzugehen: Ob Aderlassen, Purgieren oder Schröpfen (PH § 52), das Verabreichen von Eselsmilch (PH § 37), „schwarze[m] Narrentrank" (PH § 59), Kräuter- und Wurzelmischungen oder Opiaten (PH § 61), die Anwendung von „spanischem Fliegenpflaster" (ebd.) oder kühlenden Umschlägen um den Kopf (PH § 57), jede der Kuren und Rezepturen ist auf die Reinigung der Körpersäfte und Harmonisierung des Blutumlaufes angelegt. Bemerkenswert ist, daß Nicolai hier alternativ die Therapiemittel namentlich von Hoffmann und Stahl ebenso wie van Helmont, van Swieten, Boerhaave und vielen anderen, heute weniger bekannten Ärzten anführt (PH §§ 42–62).[47] Damit wird deutlich, daß die wissenschaftlichen Konzepte und die praktische Behandlung individueller Krankheitsfälle durchaus stark voneinander abweichen konnten, wie es auch nicht immer auf das richtige Gesamtkonzept ankommt, um Erfolge in der Praxis verbuchen zu können.

Wie Nicolai in Hinsicht auf die therapeutischen Methoden sich in die Tradition der frühneuzeitlichen Medizin einreiht, so kann er in der ätiologischen Analyse von Manie und Melancholie auch an andere Autoren anknüpfen. Dies mag am Ende ein weiteres Krankheitsbeispiel, nämlich die Tollwut und der Tarantismus,

---

[45] Diese Tendenz zur Pathologisierung zeigt sich bereits in der Schrift von 1751, wenn Nicolai den Vorschlag Meiers für eine ästhetische Verbesserung und entsprechende Habitualisierung der Einbildungskraft übergeht.

[46] Zur Nymphomanie vgl. den Beitrag von Alexander Košenina in diesem Band, S. 120–140. Es soll nicht unerwähnt bleiben, daß Nicolai auch übernatürliche Krankheitsursachen im Kontext des Kapitels zur Nymphomanie in Erwägung zieht. Dieser Gedanke bleibt bei ihm jedoch unausgeführt. Wenn er ausdrücklich den „Teufel und böse Geister, Hexerey und Zauberey" (PH § 66, S. 121) als Quellen von psychosomatischen Krankheiten nicht ausschließen will, da man andernfalls auch die Kraft Gottes anzweifeln müßte, so differenziert er doch nicht wie sein Lehrer Hoffmann zwischen unmittelbaren Ursachen und mittelbar-moralischen Einwirkungen; nur letzere könnten dem Teufel infolge einer ‚gewissen Zurichtung' der menschlichen Einbildungskraft – so Hoffmann – zugesprochen werden. Vgl. zu diesem Thema das luzide Kapitel von Pott, (wie Anm. 14), S. 387–396, mit Bezug auf Hoffmanns *Philosophischer und medizinischer Untersuchung von Gewalt und Würckung des Teuffels in natürlichen Cörpern* (Frankfurt/Leipzig 1704; Latein. Orig. 1703).

[47] Allerdings steht eine detaillierte Erforschung, welche Mittel im 18. Jahrhundert wirklich verwendet wurden und wie sie gewirkt haben, noch aus. Darauf weisen Lammel und Harig (wie Anm. 10), S. 181, hin.

deutlich machen. In ihnen sieht Nicolai Formen der Manie oder Verstandesverwirrung, die allerdings rein somatisch verursacht seien. Derart findet sich schon bei dem französischen Arzt Lazarus Riverius (1589–1665) der Hinweis, daß Tollwut bzw. Hydrophobie und Tarantismus durch Gift, nämlich den Biß tollwütiger Tiere bzw. den Stich der Tarantelspinne, entstünden.[48] Entsprechend ist die Tollwut durch die Beförderung jeder Art von Exkretion zu behandeln (PH §§ 72–84), während es für den Tarantismus (PH §§ 85–87) in den Augen Nicolais nur ein therapeutisches Mittel gibt: die Musik. Denn nur sie kann den Patienten zum unermüdlichen, wilden Tanzen anhalten, was mit kleinen Unterbrechungen für Schlaf und leichte Mahlzeiten drei bis vier Tage fortgesetzt werden muß, bis das Gift mit dem Schweiß aus dem Körper ausgesondert ist.[49] Obwohl es sich hier nicht primär um eine psychologische Intervention handelt, die sich auf die Imagination des gemütskranken Kranken einzustellen hat, um wirksam zu sein, läßt sich doch von einer ästhetischen Therapie in dem Sinne sprechen, daß der musikalische Geschmack des jeweiligen Patienten getroffen werden muß, um ihn überhaupt zum Tanzen zu bringen.

Insofern wird am Ende der Abhandlung, die sich ganz auf die physiologischen Ursachen von einer pathologisch gewordenen Einbildungskraft konzentriert, deutlich, daß Nicolai die psychologische Seite nur um der genaueren Erfassung der physischen Ätiologie willen ausgeblendet hat. Wenn dies Konsequenzen für die Wahl der therapeutischen Mittel hat und zu einer Einschränkung der Möglichkeiten des Mediziners führt, so muß gleichermaßen eingeräumt werden, daß Nicolai implizit von der Auffassung einer psychophysischen Wechselwirkung ausgeht. Daß dies unausgeführt bleibt, mag weniger ein Zeichen für die konzeptionelle Schwäche des Autors sein, als für die allgemein schwierige Aufgabe bei den Hallensern, eine klare Linie und widerspruchsfreie Position in dem engen Diskussionsgeflecht heterogener Ansätze zu gewinnen. Das macht den Zeitraum zwischen 1740 und 1760 so spannend und produktiv, in dem sich die Herausbildung einer Anthropologie avant la lettre verfolgen läßt.

Wenn man sich Nicolais Wechsel der Positionen in der Frage des psychophysischen Zusammenhanges noch einmal vor Augen stellt, zeigt sich, daß er wie viele seiner Zeitgenossen keine eindeutige Stellung bezieht, sich aber auch nicht für ein Wechselwirkungsmodell aussprechen kann, das es ja erst noch auszuarbeiten galt. (1) In der Zeit seiner Ausbildung und der frühen Schriften um 1745 übernimmt er Ansätze des Stahlianismus und vertritt die Auffassung eines Influxus animae. (2) Diese Position modifiziert er in seiner umgearbeiteten Abhandlung über die Wir-

---

[48] Vgl. *Handbuch der Geschichte der Medizin*, (wie Anm. 39), S. 608.

[49] Diese Form der ‚Raserei' und seine Therapie hat Nicolai bereits in seiner Abhandlung von der *Verbindung der Musik mit der Artzneygelahrheit*, (wie Anm. 24), §§ 27–28, S. 54–60, angeführt. Vgl. zu diesem Thema die Ausführungen von Elena Agazzi in diesem Band sowie die themenübergreifende Studie von Kümmel, Werner Friedrich, *Musik und Medizin*. Ihre Wechselbeziehungen in Theorie und Praxis von 800 bis 1800. Freiburg/München 1977.

kungen der Einbildungskraft von 1751, wo er sich näher an die Psychologie des Wolffianismus in der Version Meiers anschließt und diese bereits mit den medizinischen Ansätzen von Hoffmann und Boerhaave verknüpft. (3) Die Jenaer Zeit ab 1758 ist dann bestimmt von seinem engen Anschluß an die iatromechanische Medizin in Verbindung mit der Idee eines physischen Influxus. Für die therapeutische Behandlung von Gemüts- und Geisteskrankheiten bedeutet dies, daß Nicolai anfangs eine psychologische Intervention und ‚ästhetische Therapie' mit Musik für erfolgversprechend hält, während er später ausgehend von der physiologischen Verursachung solcher Krankheiten auch entsprechende Medikationen anempfiehlt.

Nicolai ist insofern repräsentativ für den Hallenser Diskussionskontext um 1750, als er sich als Mediziner zur theoretischen Erfassung psychopathologischer Probleme an den verfügbaren Konzepten der neuen stärker empiristisch gefaßten Philosophie orientiert und sich hierin als Eklektiker erweist. Der vorläufige Ertrag für die Medizin war eine methodische Neuorientierung durch den Anschluß an die Naturforscher Newton und Boyle wie auch an die Philosophie Wolffs, womit eine neuartige Fundierung von Geisteskrankheiten in den großangelegten Modellen zum psychophysischen Zusammenhang möglich wurde. Die Medizin bleibt dabei in der Rolle der „Tochter der Philosophie", wie es Nicolai im Vorwort seiner ersten Abhandlung über die Einbildungskraft formuliert hat.[50] Während aber sein Lehrer Krüger eine vermittelnde Position zwischen den Konzepten von Stahl, Hoffmann und Boerhaave einnimmt, und sein Kollege Unzer zwischen den verschiedenen Konzepten hin- und herschwankt,[51] kehrt sich Nicolai nach anfänglicher Sympathie für den Stahlianismus entschieden davon ab und zeigt damit eine weitere Spielart der spezifischen Halleschen Verbindung von Philosophie und Medizin. Diese Tatsache kann dazu dienen, den wissenschaftshistorischen Blick auf diese Übergangszeit um die bislang zu wenig beachtete Perspektive zu erweitern, daß neben der Tradierung der Stahlschen Lehre gleichermaßen das Festhalten an iatromechanischen Konzepten über die Jahrhundertmitte hinaus bestimmend war und deshalb eine entsprechende Wirkung in den nachfolgenden literaturanthropologischen Debatten angenommen werden muß.[52]

---

[50] Vgl. Nicolai, *Wirckungen der Einbildungskraft*, (wie Anm. 18), S. 9.

[51] Dies hat Bilger, (wie Anm. 16), überzeugend aufgezeigt.

[52] Während die Wirkung des Stahlianismus in Anthropologie und schöner Literatur von der Spätaufklärung bis zur Romantik schon genauer, wenn auch nicht erschöpfend untersucht ist (vgl. die Angaben in Anm. 17), ist über die zahlreiche Hinweise enthaltende Melancholie-Studie von Schings (wie Anm. 30) hinaus noch ein breites Forschungsfeld offen, wo dies für die Rezeption von Hoffmann und Boerhaave und deren Schüler im späten 18. Jahrhundert zu leisten wäre.

Alexander Košenina (Berlin)

„Es leihe [...] Trost der männertollen Dirne". Beiträge über Nymphomanie aus dem Umkreis von Ernst Anton Nicolai

Ernst Anton Nicolais (1722–1802) Psychopathologie *Gedancken von der Verwirrung des Verstandes, dem Rasen und Phantasiren* (1758) glänzt nicht durch Originalität. Das Werk ist deshalb in der Psychiatriegeschichte nicht weiter beachtet worden.[1] Es enthält aber einen längeren Abschnitt über eine besondere Art der Raserei, die Nymphomanie, der meine Aufmerksamkeit erregte. Ich fragte mich, was darüber im 18. Jahrhundert eigentlich bekannt war und wie man dieses Thema behandelte. So begann eine Suche, die über die Grenzen Halles hinausführte, gleichwohl aber mit der Frage nach den Anfängen der Anthropologie in Deutschland eng verbunden blieb. Denn Nymphomanie erweist sich als ein vorzügliches Beispiel für psychophysische Wechselwirkung.

Im wesentlichen sprechen vier Gründe für eine historische Beschäftigung mit der Nymphomanie: Erstens sind im Gegensatz zur Onanie über dieses seit der Antike erwähnte, aber erst ab etwa dem 15. Jahrhundert eingehender behandelte Phänomen bisher kaum Quellen aus der deutschsprachigen medizinischen Literatur des 18. Jahrhunderts bekannt. Zweitens kann die Diskussion über dieses Thema als Indikator für die Modernität der Aufklärungsmedizin dienen, denn disziplinengeschichtlich findet sie zwischen den neuen, erst um 1800 sich institutionell etablierenden Fachrichtungen der Gynäkologie und Psychopathologie statt. Drittens trägt dieses moralisch und gesellschaftlich hoch besetzte und von zahllosen (männlichen) Phantasien umwobene Thema zum öffentlichen Diskurs der Aufklärung über Geschlechterdifferenz bei. Viertens gewinnt in diesem Zusammenhang die darstellerische Präsentation des ‚Befundes' an Gewicht, denn der mißglückte Versuch einer medizinischen Rationalisierung mündet in einen Prozeß der Literarisierung. Die Fallbeschreibungen sollen – im Unterschied zu den gleichzeitig sehr erfolgreichen Erotika – die Einbildungskraft ausschließlich negativ affizieren. Für diese Abschreckungsrhetorik in Fachtexten werden aber Mittel verwandt, die jenen der erotischen Literatur durchaus ähneln.

---

[1] Unerwähnt bleibt das Werk beispielsweise in dem Standardüberblick von Leibbrand, Werner/Wettley, Annemarie, *Der Wahnsinn.* Geschichte der abendländischen Psychopathologie. Freiburg/München 1961. Ebenfalls übergangen wird es von Carus, Friedrich August, *Geschichte der Psychologie* [1808], eingel. v. Rolf Jeschonnek. Berlin u.a. 1990. Gabriele Dürbeck legt mit ihrem Beitrag in diesem Band die erste Studie zu Nicolais Psychopathologie vor. Zu Nicolai vgl. zuletzt Lauer, Heike Elisabeth, *Ernst Anton Nicolai (1722–1802).* Untersuchungen zu Leben und Werk, seiner Zeugungslehre und Auffassung vom Versehen der Schwangeren unter besonderer Berücksichtigung der Entstehung von Mißbildungen. Med. Diss. Tübingen 1996.

Diese vier Aspekte tragen zur Gliederung des folgenden Beitrages bei. Zunächst wird Nicolai kurz als Psychosomatiker und früher Vertreter der Gynäkologie und Psychiatrie vorgestellt, da ihn diese Interessen für die Nymphomaniedebatte besonders qualifizieren (I). Anschließend wird aus Quellen rekonstruiert, was über Nymphomanie im 18. Jahrhundert in Deutschland bekannt ist. Bisher hat sich die spärliche Forschung auf die Diskussion in Frankreich und England beschränkt[2] und Deutschland sogar generell eine Rückständigkeit im Bereich der Gynäkologie unterstellt.[3] Hier ist zu ergänzen und zu korrigieren (II). An die medizinischen Fachdiskurse, die bereits von einer Literarisierung geprägt sind, schließt sich ein kurzer Ausblick auf das Nymphomaniemotiv in der Dichtung an (III).

I

Als Zentralfigur der zukunftsorientierten medizinischen Fakultät in Halle[4] sympathisiert Nicolai schon früh mit der These psychophysischer Wechselwirkung, die den Anthropologiebegriff der Spätaufklärung prägt. Der „unvermeidliche Zusammenhang der Artzneygelahrheit mit der Weltweißheit"[5] wird von ihm weniger als problematische Disziplinenmischung denn als Chance für einen Neuanfang begriffen. Knapp drei Jahrzehnte vor Ernst Platners *Anthropologie für Aerzte und Weltweise* (1772) nimmt er dessen Programm zu einer Liaison von Medizin und Philosophie in jener vielzitierten Anthropologiedefinition im Grundsatz vorweg:

> Soll ich die Wahrheit sagen, so betrachtet man in der Medicin den Menschen immer nur von einer Seite. Man sieht entweder bloß auf den Cörper, oder allein auf die Seele, da sich doch

---

2 Die – auch bibliographisch – jüngste und umfassendste Dokumentation der hauptsächlich engl. und frz. Fachdiskussion im 19. Jahrhundert bietet Groneman, Carol, Nymphomania: The Historical Construction of Female Sexuality, in: *Signs* 19.2 (1994), S. 337–367. Weitere verstreute Forschungsbeiträge werden im folgenden dokumentiert. Erst nach Abschluß vorliegender Studie erschien der Aufsatz von Bösch, Judith, Die Konstruktion der Nymphomanie als Figur der Sexualität im 18. Jahrhundert in Frankreich, in: *Frühneuzeit-Info* 9 (1998), S. 7–26. Bösch beschränkt sich auf Bienville und Diderot.

3 Vgl. Honegger, Claudia, *Die Ordnung der Geschlechter.* Die Wissenschaften vom Menschen und das Weib, 1750–1850. Frankfurt a.M./New York 1991, S. 204. Honegger gründet – meist auf Grundlage späterer Quellen – das „psycho-physiologische Gedankengebäude der deutschen Gynäkologie" fast ausschließlich auf die Einflüsse aus Frankreich (Pierre-Jean-Georges Cabanis, Jacques-Louis Moreau de la Sarthe, Pierre Roussel), über deren Umweg auch der Stahlsche Animismus zu Geltung gekommen sei.

4 Vgl. die Kurzporträts von Kaiser, Wolfram/Krosch, Karl-Heinz, Zur Geschichte der Medizinischen Fakultät der Universität Halle im 18. Jahrhundert (IX: Extraordinarien und Doctores legentes), in: *Wissenschaftliche Zeitschrift der Martin-Luther-Universität Halle-Wittenberg.* Mathematisch-naturwissenschaftliche Reihe 14 (1965), S. 357–396.

5 Nicolai, Ernst Anton, *Wirkungen der Einbildungskraft in den menschlichen Cörper aus den Gründen der neuern Weltweißheit hergeleitet.* Halle 1744, S. 9.

bey einem lebendigen Menschen beydes in der genauesten Verbindung befindet. Jenen kennen wir, von dieser aber ist man kaum im Stande etwas zu errathen.[6]

Die These des *Influxus physicus* wird von Nicolai mehr oder weniger explizit in Betracht gezogen, um die unterschiedlichsten Parallelerscheinungen zwischen Körper und Seele zu erklären. Einige Beispiele mögen dies verdeutlichen. In der *Abhandlung von der Schönheit des menschlichen Körpers* (1746) ruft Nicolai das gängige Argument der Repräsentation seelischer Dispositionen in der Mimik auf. Mit Blick über Disziplinengrenzen hinweg stellt er fest, er habe sich „von den Weltweisen belehren lassen, [...] daß keine Veränderung in der Seele vorgehet, mit der nicht zugleich eine Bewegung des Nervensafts im Gehirne verbunden wäre." Ohne allzuviele akribische Zwischenschritte geht er vom unmittelbaren Einfluß des Nervensaftes auf die Muskelbewegungen aus und zieht den psychophysischen Schluß: „Kurtz, die Gesichtszüge werden nach den Empfindungen gebildet [...]."[7] Deutlich sichtbar wird der Einfluß auch beim Lachen, dem Nicolai im gleichen Jahr eine eigene *Abhandlung* widmet. Darin heißt es: „Nur dieses habe ich vergessen zu erinnern, daß das Lachen in Absicht auf die Seele dem Grade nach verschieden, und bald starck bald geringe seyn kan. Und eben so verhält es sich im Körper, weil alle Veränderungen der Seele und des Körpers der Grösse nach übereinstimmen."[8] Wie diese Parallelität zustandekommt, wird indessen nicht erklärt. Für das Weinen, über das Nicolai seine *Gedancken* 1748 vorlegt, gilt Ähnliches. Wiederum betont er die Übereinstimmung zwischen Vorstellungen in der Seele und Bewegungen des Körpers, lehnt aber zugleich die Bevorzugung eines der konkurrierenden Erklärungsmodelle ab:

Ich nehme dieses als eine Sache an, welche die Erfahrung lehret, und ich bekümmere mich um nichts weniger als darum, was die Ursache von dieser Uebereinstimmung zwischen der Seele und dem Körper sey, ob sie durch einen physicalischen oder idealischen Einfluß, oder durch die gelegentlichen Ursachen oder durch die vorherbestimmte Uebereinstimmung gewürcket und hervorgebracht werde; das alles kan mir hier gleich viel gelten, denn es thut mir eigentlich zur Sache gar nichts, man mag eine von diesen Erklärungsarten annehmen, welche man will.

---

6 Ebd., S. 15. Vgl. Platner, Ernst, *Anthropologie für Aerzte und Weltweise*, mit einem Nachwort hg. v. Alexander Košenina. Hildesheim/New York 1998 [Reprint der Ausgabe Leipzig 1772], S. XV–XVII: „Die Erkenntnis des Menschen wäre, wie mir dünkt, in drey Wissenschaften abzutheilen. Man kann erstlich die Theile und Geschäffte der Maschine allein betrachten [...]; das ist Anatomie und Physiologie. Zweytens kann man auf eben diese Art die Kräfte und Eigenschaften der Seele untersuchen [...]; das wäre Psychologie, oder welches einerley ist, Logik, Aesthetik und ein großer Theil der Moralphilosophie. [...] Endlich kann man Körper und Seele in ihren gegenseitigen Verhältnissen, Einschränkungen und Beziehungen zusammen betrachten, und das ist es, was ich Anthropologie nenne."

7 Nicolai, Ernst Anton, *Abhandlung von der Schönheit des menschlichen Körpers in einem Glückwünschungsschreiben an Herrn Christ. Fried. Truppeln.* Halle 1746, S. 56f. Zur Tradition dieser Vorstellung vgl. Košenina, Alexander, *Anthropologie und Schauspielkunst.* Studien zur ‚eloquentia corporis' im 18. Jahrhundert. Tübingen 1995.

8 Ernst Anton Nicolai, *Abhandlung von dem Lachen in einem Glückwünschungsschreiben an Herrn Christian Gottl. Koetschken.* Halle 1746, S. 26.

Die Wahrheit scheinet mir in diesem Falle an einem viel zu erhöheten Orte zu wohnen, als daß ein jeder ohne Unterschied dieselbe erreichen könnte.[9]

Mit Berufung auf die Erfahrung, also auf das empirisch Beschreibbare, hält sich Nicolai von den eher metaphysischen Streitigkeiten über ein *Commercium mentis et corporis* fern. Deutlich vermeidet er eine Festlegung auf den *Influxus physicus*, die prästabilierte Harmonie oder den Occasionalismus. Er verhält sich damit ähnlich indifferent wie zur gleichen Zeit sein Kollege Johann August Unzer (1727–1799), der sich gelegentlich zwar ausdrücklich zu den „Influxionisten" zählt,[10] den man aber gleichwohl „nicht ohne weiteres einer eindeutig bestimmten Position zwischen Animismus und Mechanismus zuordnen kann".[11] Trotz inhaltlicher Gemeinsamkeiten trennt gerade diese Unentschiedenheit und die damit verbundene Distanz gegenüber der Philosophie die Halleschen Psychomediziner von dem programmatischen Influxionisten Platner und den späteren Anthropologen.

Als Ausgangspunkt für eine historische Erschließung der Nymphomanie in Deutschland wird Nicolai gewählt, weil er sich schon früh für die medizinischen Zukunftsdisziplinen der Frauenheilkunde und der Seelenkrankheiten besonders engagierte. Über die Zeugungslehre und die Entstehung von Mißgeburten legte er 1746 und 1749 zwei Abhandlungen vor, zehn Jahre später folgte seine Psychopathologie. Die Verbindung zwischen diesen beiden Forschungsschwerpunkten Nicolais ergibt sich aus seinem dezidierten Interesse für den Sexualtrieb, dessen wissenschaftliche Erschließung er durch „mehrentheils lächerliche Irrwege"[12] gekennzeichnet sieht. „Unter allen Leidenschaften, welche sich des menschlichen Herzens bemeistern, ist ohne Zweifel die Liebe die allerstärckste, und ihre Wirckungen sind öfters ganz erstaunend."[13] Dieser anthropologische Zentralaffekt ist zwar mit „Vergnügen [...,] Wollust und Entzückung"[14] verbunden und für die Erzeugung neuen Lebens notwendig, kann aber auch in pathologischer Übersteigerung auftreten.

Dazu gehört die „Manntollheit" oder „nymphomania", die Nicolai in seinen *Gedancken von der Verwirrung des Verstandes, dem Rasen und Phantasiren* untersucht. Den eigentlichen „Verrückungen des Verstandes" stellt er eine Reihe von

---

9 Nicolai, Ernst Anton, *Gedancken von Thränen und Weinen.* Halle 1748, S. 85.

10 Vgl. Unzer, Johann August, *Gedancken vom Einfluß der Seele in ihren Körper.* Halle 1746, S. 119: „Die Influxionisten zu denen ich gehöre, behaupten, daß bey Entstehung einer gewissen Veränderung in der Sele theils die Kraft der Sele, theils auch die Kraft des Körpers würcksam sey; mit einem Wort: daß die Würkung theils idealisch, theils physicalisch sey." (§ 47)

11 Bilger, Stefan, *Üble Verdauung und Unarten des Herzens.* Hypochondrie bei Johann August Unzer (1727–1799). Würzburg 1990, S. 59. Unzers theoretische Entwicklung umfaßt drei Phasen: Influxus physicus, Parallelismus und eine „dynamisch-vitalistische Lehre von der Nervenkraft" (S. 60).

12 Nicolai, Ernst Anton, *Gedancken von der Erzeugung des Kindes im Mutterleibe und der Harmonie und Gemeinschaft welche die Mutter während der Schwangerschaft mit demselben hat.* Halle 1746, S. 21.

13 Nicolai, Ernst Anton, *Gedancken von der Erzeugung der Misgeburthen und Mondkälber.* Halle 1749, S. 7.

14 Ebd.

Paragraphen über das Phantasieren voran, das er mechanistisch aus unkontrollierten Bewegungen des Nervensaftes in den Empfindungsnerven erklärt. Mangel oder Überfluß des Nervensaftes, dessen zu schwache oder zu starke Bewegungen, Überreizungen oder Verstopfungen der Nerven sind die wichtigsten Störungen der neurophysischen Balance, die als Ursache für alle psychischen Leiden gelten. Eingeteilt werden die Verwirrungen des Verstandes in solche mit Fieber (*paraphrenesis* oder *phrenitis*) oder ohne Fieber (*Melancholie* oder *Manie*). Dem Zeitverständnis entsprechend wird die Melancholie mit großer Ausführlichkeit – hauptsächlich aus humoralpathologisch-diätetischer Perspektive – behandelt (§ 21–46) und mit den gängigen Beispielen für Zwangsvorstellungen (*idée fixe*) versehen.[15] Die Melancholie kann sich mit Wut verbinden und so in die Raserei (*mania*) übergehen (§ 47–71), zu der auch die Nymphomanie zählt (§ 63–71). Raserei entsteht, „wenn die dicken und scharfen Säfte, oder das dicke und scharfe Blut, welches die Melancholie verursachet [...], einen größern Grad der Schärfe erhält".[16] Wie schon im Falle der Melancholie plädiert Nicolai für sanfte Behandlungsmethoden, die sich von den teilweise grausamen Praktiken der Zeit abheben.[17] Dazu gehört die Heilung durch den fortschrittlichen ‚frommen Betrug', also das scheinbar völlige Einlassen auf die Wahnwelt, um den Kranken aus seiner eigenen Perspektive von der Nichtigkeit seiner Zwangsvorstellungen zu befreien.[18] Damit verbindet sich Nicolais strikte Ablehnung, „rasende und unsinnige Personen in einen Kercker oder Loch einzusperren, und sie von aller menschlichen Gesellschaft zu entfernen"

---

15 In Hans-Jürgen Schings' großer Studie (*Melancholie und Aufklärung*. Melancholiker und ihre Kritiker in Erfahrungsseelenkunde und Literatur des 18. Jahrhunderts. Stuttgart 1977, S. 59ff. und 209) wird Nicolais Melancholiebeitrag wenigstens am Rande einbezogen.

16 Nicolai, Ernst Anton, *Gedancken von der Verwirrung des Verstandes, dem Rasen und Phantasiren.* Kopenhagen 1758, S. 89. Nach dieser Ausgabe wird im folgenden mit nachgestellter Seitenzahl zitiert.

17 Vgl. Foucault, Michel, *Wahnsinn und Gesellschaft.* Eine Geschichte des Wahns im Zeitalter der Vernunft [frz. 1961]. Frankfurt/M. [11]1995; Ziolkowski, Theodore, *Das Amt der Poeten.* Die deutsche Romantik und ihre Institutionen. München 1994, S. 173–276 (Kap. „Das Irrenhaus. Asyl der Phantasie"); Schmiedebach, Heinz-Peter, Die Heilung einer „Melancholie" durch Krätzeinokulation. Zur Theorie und Therapie der Gehirnkrankheiten bei Friedrich Hermann Ludewig Muzell, in: *Medizinhistorisches Journal* 23 (1988), S. 66–79. Johann Christian Bolten strebte mit seinen *Gedancken von psychischen Curen* (1751) in eine ähnliche Richtung wie Nicolai (vgl. dazu den Beitrag von Carsten Zelle im vorliegenden Band, S. 5–24).

18 Nicolai erzählt z.B. den Fall eines Mannes, der sich für einen Hahn hielt. Sein Freund, ein Mathematikprofessor in Leipzig, täuscht vor, daß er den Tag errechnet habe, „an welchem die Hähne vernünftige Menschen werden würden." (46) Das Vertrauen auf diese Prophezeiung befreit den Mann schließlich von seiner Wahnvorstellung. Vgl. Anwendungen dieser Therapie in der Literatur: z.B. in Goethes Singspiel *Lila* (vgl. Reuchlein, Georg, *Die Heilung des Wahnsinns bei Goethe: Orest, Lila, der Harfner und Sperata.* Zum Verhältnis von Literatur, Seelenkunde und Moral im späten 18. Jahrhundert. Frankfurt a.M./Bern/New York 1983), E.T.A. Hoffmanns *Spukgeschichte* (vgl. Auhuber, Friedhelm, *In einem fernen dunklen Spiegel.* Ernst Theodor Amadeus Hoffmanns Poetisierung der Medizin. Opladen 1986, S. 23–27) oder Christian Heinrich Spieß' *Geschichte von Jakob W***r* (vgl. Košenina, Alexander, Gläserne Brust, lesbares Herz. Ein psychopathographischer Topos im Zeichen physiognomischer Tyrannei bei C. H. Spieß und anderen, in: *German Life and Letters* 52 [1999], S. 151–165).

oder sogar mit „Schlägen", „Ketten und Banden" zu traktieren (113). Diese Methode bereitet Johann Christian Reils berühmten *Rhapsodien über die Anwendung der psychischen Curmethode auf Geisteszerrüttungen* (1803) den Weg.[19]

II

Die Struktur von Nicolais Psychopathologie entspricht zeitüblichen Gliederungsvorstellungen, ungewöhnlich ist indes die nosologische Aufnahme der Nymphomanie als Spielart der Raserei. Sie wird als Resultat einer „die Grenzen der Vernunft und Tugend" überschreitenden Liebe interpretiert. Dieser maßlose Affekt, dem ausdrücklich „[b]eyderley Geschlecht [...] unterworfen" sein kann, äußert sich als unnatürliche „Wollust" und „Geilheit" und führt schließlich zur Raserei (117). Daß Nicolai dieses Thema überhaupt aufgreift, ist offensichtlich den aktuellen Diskussionen um die Geschlechterdifferenz geschuldet. Sie führen im letzten Jahrhundertviertel zu einer „Sonderanthropologie" der Frau. Diderot faßt 1772 in *Sur les femmes* die allgemein verbreitete Auffassung zusammen, daß die Frauen Sklaven ihrer Gebärmutter seien, die permanent Sehnsüchte und Begierden im Unterleib erzeuge. Dieses stets lebendige Sinnesfeuer vereitle die Konzentration auf andere Tätigkeiten, von denen der Mann sich durch seine rasche, punktuelle Triebbefriedigung nicht abhalten lasse. Das diffus rezeptive statt gezielt produktive Organ, das die Frau aus dieser Perspektive definiert, wird durch die Nymphomaniedebatte zusätzlich perhorresziert.[20] In seinen Aufzeichnungen *Elemente der Physiologie* (ca. 1774–1780) schreibt Diderot der Gebärmutter sogar eine eigendynamische, subjektunabhängige, instinktive „Macht" zu: „[...] sie gebietet, empört sich, gerät in Wut [furor uterinus; Anm. A.K.], zieht sich zusammen und würgt andere Teile ab, genau wie es ein rasendes Tier tun würde. Die Gebärmutter ist aktiv und empfindet auf ihre Weise [...; sie] besitzt als aktives Organ einen besonderen Trieb oder Instinkt."[21] Diderot verwandelt das ausgrenzende Differenzkriterium, nämlich die männlich verortete bzw. zugeschriebene allgegenwärtige Lustbereitschaft der Frau, in einen pathologischen Befund, der aber nicht der Frau selbst, sondern einem von ihr nicht kontrollierbaren, wilden Organ angelastet wird.

Das aus Diderots Bestandsaufnahme der zeitgenössischen *communis opinio* sich ergebende methodologische Problem liegt auf der Hand. Es gibt keinen eindeutigen Beleg dafür, daß eine Frau ihr eigenes gesteigertes Sexualverlangen beklagt

---

19 Vgl. Dörner, Klaus, *Bürger und Irre*. Zur Sozialgeschichte und Wissenschaftssoziologie der Psychiatrie. Frankfurt/M. 1984, S. 217–225; Ziolkowski, (wie Anm. 17), S. 230–238.

20 Vgl. Honegger, (wie Anm. 3), Kap. 5. Zu Diderot vgl. jetzt ausführlich Bösch, (wie Anm. 2).

21 Diderot, Denis, *Philosophische Schriften*, hg. v. Theodor Lücke. 2 Bde. Westberlin 1984, hier Bd. 1, S. 727.

oder als krankhaft empfunden hätte.[22] Überliefert ist lediglich die männliche, ‚diagnostische' Sicht der Dinge, die sich kaum der unmittelbaren Untersuchung des weiblichen Körpers, sondern aus den akademisch tradierten Ansichten anderer Ärzte oder mündlichen Berichten herleitet. Die Geschichte des von Barbara Duden exemplarisch vorgestellten Eisenacher Frauenarztes Johann Storch zeigt, daß der Heilkundige im gynäkologischen Bereich ausnahmslos nur als Ratgeber und Ferndiagnostiker konsultiert wurde, der auf die schriftlich oder mündlich weitergegebenen Klagen der betroffenen Frauen durch Verschreibungen und praktische Anweisungen einging. Die Untersuchung wie die eigentliche Behandlung übernahmen in diesem dokumentierten Fall hingegen die Frauen selbst, ihre Angehörigen oder Hebammen. In auffälligem Kontrast zu dem extremen Berührungstabu des Leibes steht allerdings die öffentliche Rede über viele Details von Körperfunktionen, die heute vielfach als peinlich gelten würden. „Das Berühren, Betasten, Untersuchen scheint auf einem anderen mentalen Feld zu liegen als das Wissen, Weitersagen, Hören und Erzählen."[23] Diese historisch bedingte Kodierung ist zu bedenken, bevor man Anstoß an den nachstehend zitierten Quellen nimmt und ihre fachliche Ernsthaftigkeit wie den medizinhistorischen Rang ihrer Verfasser pauschal anzweifelt, um so den dokumentierbaren historischen Nymphomaniediskurs als Forschungsgegenstand auszugrenzen.[24]

Im folgenden soll die Nymphomanie in drei Schritten dargestellt werden: als psychophysisch verursachte und zu behandelnde Anomalie (1), die in der medizinischen Literatur mit einem sachlichen Anspruch dargestellt und selbst in großen Lexika öffentlich diskutiert wird (2), was im Sinne einer Dialektik der Aufklärung freilich nicht verhindert, daß die häufig literarisierte Darstellung den Betrachter wie geplant abschreckt, aber auch neugierig macht (3).

Zu 1) Es gibt nur wenige Phänomene, die so einleuchtend die enge Verknüpfung zwischen den emotionalen und körperlichen Dispositionen demonstrieren könnte wie der Geschlechtstrieb. Nicolai hebt gleich zu Beginn der Nymphomaniepassage hervor, daß die „Ursache dieses Zufalls [...] entweder in der Seele, oder i[m] Körper [...] zu suchen" sei (117) und erörtert anschließend die wechselseitigen Einflußmechanismen. Über das Commercium-Problem hinaus trägt dieser „Zufall" zur rege geführten öffentlichen Debatte über Sexualität bei. Theoretisch-

---

[22] Groneman, (wie Anm. 2), S. 357f., fand lediglich ein autobiographisches Dokument aus dem späten 19. Jahrhundert, das freilich selbst als einsichtiges ‚Bekenntnis' unter starkem gesellschaftlichen Druck verstanden werden könnte.

[23] Duden, Barbara, *Geschichte unter der Haut.* Ein Eisenacher Arzt und seine Patientinnen um 1730. Stuttgart 1987, S. 104.

[24] In diese Richtung zielte auf der Tagung der Vorbehalt von Johanna Geyer-Kordesch. Die aus heutiger Perspektive angebrachte Infragestellung des Krankheitsbefundes ‚Nymphomanie' sollte aber m.E. eine Rekonstruktion von dessen historischem Auftreten – wie sie etwa Groneman, (wie Anm. 2), betreibt – nicht ausschließen.

medizinische Argumente werden – ähnlich wie bei der Verstellungskunst[25] – ständig von moralischen überlagert. Die Theologie und die Pädagogik versuchen mit vereinten Kräften, zum einen unsittliche Gedanken und Schriften zu unterbinden und entschärfen, zum anderen gegen alle sexuellen Praktiken zu Felde zu ziehen, die jene für die Ehe und die Fortpflanzung gebilligten Verhaltensweisen überschreiten. Der Geist ist durch die galante Neigung für erotische Texte und Bilder bedroht, der Körper durch ausschweifenden Geschlechtsverkehr und die Onanie. Beide Gefahren sind aber ursächlich miteinander verknüpft, denn die erhitzte Einbildungskraft befeuert die körperlichen Triebe, deren physische Reizung erneut Wünsche und Phantasien erweckt. Eine psychophysische Wechselwirkung liegt also auf der Hand. Nicolai wendet diesen Zusammenhang wie folgt auf die Nymphomanie an:

> Wenn Frauenspersonen ihre Aufmercksamkeit auf solche Gegenstände richten, welche Liebe und Geilheit entzünden, wenn sie verliebten Gedancken nachhängen, und ihre Einbildungskraft mit solchen Bildern und Vorstellungen anfüllen, welche vermögend sind, eine heftige Liebe zu erregen, so können sie sehr leichte in diesen Zufall verfallen, zumahl, wenn sie von Natur verliebt sind, oder in der Einsamkeit leben, welche die Aufmercksamkeit von verliebten Gedancken nicht abziehet, sondern vielmehr darauf richtet. Das fleißige Lesen in Romanen träget hierzu auch vieles bey [...]. / Man würde sich sehr irren, wenn man die Ursache der Manntollheit allemahl in der Seele suchen wollte. Auch in dem Körper kan davon der Grund liegen. Eine Stockung scharfer Säfte in den Geburthsgliedern bey Frauenspersonen, welche diese Theile reitzet, kan diesen Zufall verursachen; denn gleichwie verliebte und geile Gedancken Veränderungen in den Geburthsgliedern erregen, also machen auch hinwiederum gewiße Veränderungen in den Geburthsgliedern verliebte und geile Gedancken. Die entstehen allemahl, wenn die Geburthsglieder so gereitzet oder verändert werden, wie zur Erweckung verliebter und geiler Gedancken nöthig ist. (118f.)

Was die Erregung körperlicher Lust auf dem Wege des *Influxus animae* angeht, verweist Nicolai auf die zu seiner Zeit rege geführte Debatte über Lesesucht, besonders die Verfallenheit an die erotische Literatur. Die Warnung vor den gefährlichen Büchern, die Rousseaus *Confessions* zufolge allgemein nur mit einer Hand gelesen würden, da die andere beschäftigt sei, ist Legion.[26] Was die Umkehrung betrifft, so gehen dem *Influxus corporis* durch sexuellen Mißbrauch noch anatomische, physiologische oder pathogene Faktoren vorher. Dazu rechnet Nicolai eine Schwangerschaft, starke Monatsblutungen, „eine widernatürliche Größe der weiblichen Ruthe oder eine an ihr sitzende Schärfe“ (119). Über die Einflüsse der Einbildungskraft und des Körpers hinaus versucht er herzuleiten, „daß von übernatürlichen Dingen eine außerordentliche Liebe, Verwirrung des Verstandes und Rase-

---

[25] Vgl. Košenina, Alexander, Wie die ‚Kunst von der Natur überrumpelt‘ werden kann: Anthropologie und Verstellungskunst. In: Barkhoff, Jürgen/Sagarra, Eda (Hg.), *Anthropologie und Literatur um 1800*. München 1992, S. 53–71.

[26] Vgl. Goulemot, Jean Marie, *Gefährliche Bücher*. Erotische Literatur, Pornographie, Leser und Zensur im 18. Jahrhundert [frz. 1991]. Reinbek bei Hamburg 1993, insb. S. 43–51.

rey herrühren könne." (124) Insgesamt entsteht aber der Eindruck, daß in seiner Ursachenkalkulation die physischen Faktoren die größere Rolle spielen.

Auch Johann Georg Zimmermann betont in seiner Abhandlung *Von der Diät für die Seele* (1764) die Vorherrschaft des *Influxus corporis*: „Der Leib scheint einen weit grössern Einfluß auf die Seele zu haben als diese auf den Körper".[27] In welchem Maße das auch für die Erregung sexuellen Begehrens gilt, soll der Fall einer Frau belegen, die Opfer eines alten „Sündenkrüppel" wurde, der ihr ein Aphrodisiakum in gedoppelter Dosis verabreicht. Die Vergiftungserscheinungen werden wie folgt beschrieben:

> Zuerst entstund bey dem Mädgen eine leichte Trunkenheit, sofort funkelten die Augen, das Angesicht ward roth, sie fieng an zu singen, sie ward lüstern, sie brach in geilesten Reden aus und begleitete dieselben mit den schamlosesten Entblössungen, sie fieng an zu stammeln, sie ward sprachlos, ihre Augen erstarrten, in ihre Lippen Hände und Füsse kam ein Zittern, sie schnatterte mit den Zähnen, sie verfiel in Convulsionen, und in eine gänzliche Tollheit.[28]

Liebestränke waren zu dieser Zeit eine regelrechte Mode.[29] Ihre Gewinnung „aus dem Pflanzenreiche", wie es hier heißt, garantierte aber keineswegs ihre Harmlosigkeit. Auch Nicolai erwähnt diese „Dinge in der Natur, welche Kluge zu Narren machen können" (121); bei ihm setzen sie sich aber ganz ungefährlich aus dem „monathlichen Blute, Saamen, Speichel, Schweiß u.d.m." zusammen (125). Von dem berüchtigten Marquis de Sade wird hingegen berichtet, er habe in einem Bordell in Marseille

> die Venuspriesterinnen mit Wein und Likören traktiert und ihnen dann Bonbons angeboten, die eine starke Dosis Kantharidin, ein höchst gefährliches Aphrodisiacum, enthielten. Kantharidin, das man aus spanischen Fliegen gewinnt, ist seit altersher als sexuelles Reizmittel, namentlich für Männer, verwandt worden und hatte gewiß auch schon vorher zu manchen Unfällen und Nachkrankheiten geführt. Aber dieses Mal war die Wirkung katastrophal. Die Frauen wälzten sich vor Schmerzen, schrien, daß die Leute aus den Nachbarstraßen zusammenliefen. Eine stürzte sich aus dem Fenster und erlitt schwere Verletzungen, zwei andere erlagen inneren Verbrennungen.[30]

Daß der Körper, also das Physiologische über die Seele hinaus auch die Sittlichkeit zu beherrschen vermag, versuchen Zimmermann wie Nicolai ebenfalls aus dem Sexualtrieb herzuleiten. Aus einer angeborenen, also nicht in Folge „des Lesbischen Lasters" entstandenen „allzulange[n] Clitoris" entspringe „unfehlbar ein endloser Kizel der das Feüer der Unkeüschheit auch in der unwilligen Brust unterhält, das arme Mädgen langsam verzehret, und bey dem frömmsten Widerstande in

---

[27] Zimmermann, Johann Georg, *Von der Diät für die Seele,* hg. v. Udo Benzenhöfer und Gisela vom Bruch. Hannover 1995, S. 41.

[28] Ebd., S. 66.

[29] Vgl. dazu ausführlich Birchler, Urs Benno, *Der Liebeszauber (Philtrum) und sein Zusammenhang mit der Liebeskrankheit in der Medizin besonders des 16.–18. Jahrhunderts.* Med. Diss. Zürich 1975.

[30] Lewinsohn, Richard, *Eine Weltgeschichte der Sexualität.* Hamburg 1956, S. 237f.

die rasende Geilheit stürzt."[31] Hinweise auf eine ungewöhnliche Vergrößerung der Klitoris kehren im Zusammenhang mit der Nymphomanie topisch wieder. Daß es sich dabei um einen Mythos der männlichen Phantasie handelt, belegt eine empirische Untersuchung an sechstausend französischen Prostituierten aus dem Jahre 1840, die keine solchen Anomalien nachweisen konnte.[32] Legenden dieser Art dämonisieren den weiblichen Körper und verstärken die Ausgrenzung und Verurteilung übersteigerter Sexualtriebe. Angesichts der noch überwiegend von Hebammen besorgten praktischen Gesundheitsfürsorge für Frauen, verfügten die männlichen Autoren höchstens aus dem *Theatrum anatomicum* über flüchtige konkrete Anschauungen. Deshalb berufen sich die rein akademisch darüber handelnden Ärzte in ihrer Belegnot auf andere Quellen, was für die jungen, aber zahlreichen Doktoranden allenthalben gilt.[33] Carlo Musitano (1635–1714), der italienische Spezialist für Geschlechtskrankheiten, erklärt beispielsweise in *De morbis mulierum tractatus* (Köln 1709) – 1743 unter dem Titel *Weiber Kranckheiten* ins Deutsche übertragen und mit einem ausführlichen Kapitel „Vom Mutter-Wüten"[34] versehen – über die weibliche „Rute":

> Bey etlichen und sonderlich den Verliebten, wie auch die in der Liebe sich fleißig üben, kan man sie augenscheinlich sehen, bey einigen aber ist sie fast so groß, als eine Manns-Ruthe geworden. *Platerus* gedencket, daß er eine Frau gekannt, der ihre Ruthe einem Gänse-Halse in der Länge und Dicke gleich gewesen. Bey den Weibs-Personen, denen selbige offt begriffen wird, und die sich offt reiben lassen, wird sie dadurch ziemlich groß, weßhalben sie auch ein

---

31 Zimmermann, (wie Anm. 27), S. 71.

32 Vgl. Groneman, (wie Anm. 2), S. 348.

33 Horst, Gregor, *Diss. de natura amoris* [...]. *Additis quaestiones de cura furoris amatorii.* Gießen 1611; Lamand, Johann, *Theses med. de Natura amoris et amantium.* Basel 1614; Tapp, Jacob (praes.), *De Amore insano.* Helmstedt 1661; Loss, Jeremias (praes.), *Erotomaniae seu Amoris insani.* Wittenberg 1681; Lochner, Michael Friedrich, *De nymphomania Historia medica.* Altdorf 1684; Backhauss, Augustinus Severus, *De amore insano.* Jena 1686; Craus, Rudolph Wilhelm (praes.), *De nymphomania.* Jena 1691; Eysel, Johann Philipp (praes.), *De Nymphomania.* Erfurt 1694; Daum, Caspar C., *De amore insano.* Leyden 1704; Stegmayer, Johann Georg, *De Furore hysterico vel uterino.* Altdorf 1713; Eysel, Johann Philipp (praes.), *De Furore uterino, oder Tobsucht der Weiber.* Erfurt 1715; Bieler, Ambrosio C., *De amore insano.* Jena 1717; de Sauvages de la Croix, François Boissier: *De Amore, utrum sit amor medicabilis herbis?* Montpellier 1724; de Berger, Johann Justus, *De Puerperarum mania et melancholia.* Göttingen 1745; Büchner, Andreas Eduard (praes.), *Furorem uterinum patholog.-therapeutice consideratum.* Halle 1747; Kaltschmied, Karl Friedrich (praes.), *De Virgine nymphomania laborante.* Jena 1748. In der einzigen Darstellung zu Bienville wird der Einwand eines Rezensenten des 18. Jahrhunderts also zu Unrecht zurückgewiesen, der die Abhandlung nicht für die erste ihrer Art hielt. Vgl. Rousseau, George S., Nymphomania, Bienville and the rise of erotic sensibility, in: Boucé, Paul-Gabriel (Hg.), *Sexuality in eighteenth-century Britain.* Manchester 1982, S. 95–119, hier S. 100: „It may not be the first book to *mention* the *furor uterinus* but it is certainly the first tract or book devoted *exclusively* to this condition."

34 Musitano, Carlo, *Weiber Kranckheiten worinnen die Erzeugung der Menschen auf das genaueste untersuchet* [...], aus dem Lateinischen übers. Neue und vermehrte Aufl. Leipzig 1743, S. 470–502.

weiblicher Schwantz (*penis muliebris*) heisset, dergestalt, daß etliche Weiber derselben bißweilen gemißbrauchet, und sich mit andern ihres Geschlechts vermischet haben.[35]

Der Verweis auf Onanie und Lesbianismus, sei es als Ursache oder als Folge vermeintlicher Genitalanomalien, fehlt in diesem Zusammenhang fast nie.[36] Simon André David Tissot, europäische Autorität in Sachen *Selbstbeflekung*, berichtet in *De l'Onanisme* (1760) über „Weibs-Persohnen [...], welche bei der Gröse ihres Küzlers aus Unwissenheit des rechten Gebrauchs, in einen Misbrauch verfallen, und einen Mann vorstellen wollen. Gereizet reizen sie andere und trachten sich hierdurch die Lust eines rechten Beischlafs zu verschaffen."[37]

Weit verbreitete Popularabhandlungen wie die in London erscheinende *Onania, or the heinous sin of self-pollution* (1710?), die es bis 1778 auf 22 Auflagen brachte, machen Vorstellungen dieser Art zum Allgemeingut. Auch hier werden Nymphomanie, Selbstbefriedigung, Klitorisvergrößerung, Androgynie und Homosexualität ähnlich wild miteinander kombiniert, so daß der Eindruck entsteht, das Verdikt des Einzelbefundes solle so stabilisiert und bekräftigt werden:

> Es ist gewiß, daß die Clitoris bey einigen Weibern, insonderheit denen, die sehr geil sind, und sich durch die Selbstbefleckung sehr gemißbrauchet haben, dergestalt ausgespannet wird, daß man sie bey ihrer Hervortragung irrig für einen Penis gehalten. Solche Personen sind Fricatrices: von Caelio Aureliano, Tribades: von Plauto, Subigatrices genennet, und für Hermaphroditen oder Zwitter gehalten worden, weil sie vermögend gewesen, die Stelle eines Mannes bey andern Weibsen zu vertreten.[38]

Nicolai weist hingegen jeden Zusammenhang zwischen einer für ihn denkbaren Klitorisvergrößerung und Hermaphroditismus entschieden zurück. Unter Androgynie versteht er nicht nur die sichtbare Präsenz zugleich männlicher wie weiblicher Geschlechtsmerkmale, sondern die Fähigkeit, „sowohl Kinder zeugen als gebähren [zu] könne[n]."[39] Eine Klitoris sei grundsätzlich aufgrund der fehlenden Öffnung „zur Erzeugung der Kinder nicht geschickt", selbst wenn die betreffenden Frauen damit „bey andern ihres gleichen den Beyschlaf verrichten könnten".[40] Für Männer

---

35 Ebd., S. 608. Vgl. *Onania, oder die Sünde der Selbst-Befleckung*. Leipzig 1765, S. 526, wo aus Toulouse der Fall einer „Relaxation der Vaginae" berichtet wird, die „6 Zoll lang und in der Mitte 4 Zoll dick wäre".

36 Vgl. Lipping, Margita, Bürgerliche Konzepte zur weiblichen Sexualität in der zweiten Hälfte des 18. Jahrhunderts. Rekonstruktionsversuche am Material medizinischer und pädagogischer Texte, in: Geyer-Kordesch, Johanna/Kuhn, Annette (Hg.), *Frauenkörper, Medizin, Sexualität*. Auf dem Wege zu einer neuen Sexualmoral. Düsseldorf 1986, S. 28–42, hier S. 40: Lipping entnimmt ihren Quellen, daß Männern meist einsame Onanie, Frauen hingegen häufig – in „einem Fünftel des Brief- und Anekdotenmaterials" – gemeinschaftliche Sexualbefriedigung zugeschrieben wurde.

37 Tissot, Simon André David, *Versuch von denen Krankheiten, welche aus der Selbstbeflekung entstehen*. Frankfurt/Leipzig 1760, S. 39f. Zur weiblichen Onanie vgl. Lipping, (wie Anm. 36).

38 *Onania*, (wie Anm. 35), S. 524.

39 Nicolai, *Gedancken von der Erzeugung der Misgeburthen*, (wie Anm. 13), S. 81.

40 Ebd., S. 80.

mit einer „Ritze" („welche mit derjenigen Ritze, so sich an der weiblichen Schaam befindet, eine grosse Aehnlichkeit hat"), unter der das Glied „noch im Unterleibe verborgen" liegt,[41] gilt dasselbe. Das Beispiel zeigt, daß Nicolai zu jenen gehört, die Genitalanomalien wie auch den Liebeswahn nicht auf das weibliche Geschlecht beschränkt sehen. Der Abschnitt über die Nymphomanie endet mit folgender Feststellung, die indes nicht weiter ausgeführt wird: „Wie nun Weibesperson vor Liebe närrisch werden können, so kan eben dieses Unglück auch Mannspersonen wiederfahren." (130) Auch Musitano begnügt sich 15 Jahre früher mit einem solchen Analogiehinweis: „Uberdiß gleichwie der Liebes-Kützel mit der Männer ihrer Liebes-Brunst überein kommt, also scheinet es auch, daß sothane Mutter-Wuth mit dem *Priapismo* (*Schwantzsucht*) eine genaue Verwandniß habe."[42] Satyriasis wird – so weit ich sehe – in deutschen Quellen des 18. Jahrhunderts nicht behandelt und gilt auch in der späteren medizinischen Literatur gegenüber der Nymphomanie als vergleichsweise harmlos.[43]

Daß Ärzte mit Frauen, die sie für mannstoll hielten, über die medizinische und moralische Ausgrenzung hinaus auch bei der Behandlung nicht eben zimperlich umgingen und durchaus auch einen letalen Therapieausgang in Kauf nahmen, zeigt der folgende von Zimmermann aus Montpellier angeführte Fall, der sich wie der Bericht einer Raubtierbändigung liest:

> Allmählig wurden ihre Nächte unruhig, endlich fieng sie an auch des Tags laut zu schreyen, offentlich zu zeigen was ein Frauenzimmer am sorgfältigsten verbirgt, geile Lieder zu singen, starr zu schauen, und aus ihrem Wahnwiz bey dem geringsten Widerstand in die Tollheit zu verfallen. So oft sie in ihrem Bette nicht angekettet und von dreyen Männern fest gehalten ward, durchdrang ihr geiles Feüer alle Glieder, sie sprang nakend aus dem Bette, und fuhr in ihrer Raserey auf alles los was männlichen Geschlechtes war. Sie wachte alle ihre Nächte durch, ihre Augen waren flammend, ihr Angesicht roth und aufgedunsen, ihre Zunge troken, ihr ganzer Körper abgezehrt, ihr Puls stark, ihre Reden sanft ein zäher, stinkender, beissender und ihr Hemde fast durchfressender Saft floß aus ihrem geheimen Theile. Der herbeygerufene Arzt untersuchte die Krankheit nicht, denn er hatte für dieselbe ein Specificum. Nach einer Purganz und ein paar Clistieren liess er dieser Jungfer in sechs Tagen ein und dreissig mal zur Ader, und curirte sie mit diesem Specifico so wohl daß sie während der ein und dreissigsten Aderlässe starb.[44]

Zimmermann hält deutlich auf Distanz gegenüber dieser fatalen ‚Behandlung', die ohne jede Anamnese auskommt und in keinem Bezug zu dem Befund steht. Im 19. Jahrhundert wurden solche Praktiken unter dem Deckmantel der Wissenschaft durch nicht weniger grausame Genitalverstümmelungen abgelöst (Klitoridektomie, Oophorektomie). Wie Zimmermann setzt Nicolai hingegen auf ein gemischtes psychophysisches Heilkonzept, das sich deutlich den traditionellen *sex res non naturales* verdankt, also einer diätetischen Balancierung der Lebensfunktionen, des

41 Ebd.
42 Musitano, (wie Anm. 34), S. 472.
43 Vgl. Groneman, (wie Anm. 2), S. 351–353.
44 Zimmermann, (wie Anm. 27), S. 72.

Stoffwechsels und der psychischen Verfassung. Dazu gehören große Mengen von jedem „Blut und Säfte erzeugenden Eßen und Trincken, Waßertrincken, Zerstreuung des Gemüths und starcke Leibesarbeit" (127). Aber auch drastischere Schocktherapien hält er für probat und heilsam, wie im Falle eines siebzehnjährigen Mädchens, dem ein Student ihr übertriebenes Liebesverlangen erfolgreich durch Prügel austrieb. Nicolai preist „die gute Würckung, daß sich ihre Liebe in Haß gegen ihn verwandelte und sie von ihrer Narrheit befreyet wurde." (127) Er setzt mit dieser Empfehlung stillschweigend die Verfügbarkeit über die Psyche voraus und vertraut auf Mittel, die „das Gemüth von dem geliebten Gegenstande abziehen und die verliebten Gedancken unterdrücken und verhindern" (127) können. Offenbar mußte erst die ungeheure Macht des Unbewußten erkannt werden, um den Glauben an die erfolgreiche und restlose Verdrängung zu zerstreuen. Zwar wurde diese Potenz aus Träumen und Fehlleistungen schon um die Jahrhundertmitte diskutiert – zu denken ist an Johann Gottlob Krügers *Träume* (1754), Johann Georg Sulzers ‚dunkle Vorstellungen'[45] oder Ludwig Anton Muratoris um 1745 formulierte Einsicht, daß sich die Einbildungskraft im Wahnsinn „dem Gehorsam gegen den Verstand" entzieht[46] –; die Entdeckung des Unbewußten ist aber doch vornehmlich in die Spätaufklärung zu datieren.[47] Im *Handbuch der Frauenzimmerkrankheiten* (1790) des Frankfurter Arztes Johann Valentin Müller (1756–1813), der auch Bücher über *Galanteriekrankheiten* (1782 u.ö.) und den *Selbstmord* (1796) publizierte, finden sich diese Erkenntnisse weitblickend auf den „verliebte[n] Wahnsinn" bzw. das „*Liebesfieber*, Marianensfieber" angewandt:

> Zuweilen wollen schwärmerische Seelen die Triebe eines sehr reizbaren und gefühlvollen Körpers unterdrücken, da doch die Leidenschaften nur heftiger werden, je mehr man sie zu unterdrücken suchet, einem Feuer gleich, das unter der Bemühung es auszulöschen, neue Kräfte faßt, und mit verdoppelter Wut brennt.[48]

Zu 2) Natürlich wird nicht erst im 18. Jahrhundert über Nymphomanie gehandelt. Aber erst mit der fortschreitenden Säkularisation widmet man sich diesem Phänomen mit neuer Offenheit und Sachlichkeit. Die verbreitet dämonologische Perspektive wird zunehmend durch eine nüchternere pathologische ersetzt. Gleichwohl

---

45 Vgl. dazu Riedel, Wolfgang, Erkennen und Empfinden. Anthropologische Achsendrehung und Wende zur Ästhetik bei Johann Georg Sulzer, in: Schings, Hans-Jürgen (Hg.), *Der ganze Mensch.* Anthropologie und Literatur im 18. Jahrhundert. DFG Symposion 1992. Stuttgart/Weimar 1994, S. 410–439.

46 Muratori, Ludwig Anton, *Über die Einbildungskraft des Menschen,* mit vielen Zusätzen hg. v. Georg Hermann Richerz. Bd. 2. Leipzig 1785, S. 2. Zu Fehlleistungen vgl. Müller, Götz, Die Einbildungskraft im Wechsel der Diskurse. Annotationen zu Adam Bernd, Karl Philipp Moritz und Jean Paul, in: Schings (Hg.), *Der ganze Mensch,* (wie Anm. 45), S. 697–723.

47 Vgl. „*Dieses wahre innere Afrika*". Texte zur Entdeckung des Unbewußten vor Freud, hg. und eingel. v. Ludger Lütkehaus. Frankfurt/M. 1989.

48 Müller, Johann Valentin, *Medizinisches praktisches Handbuch der Frauenzimmerkrankheiten zum Gebrauch der Aerzte und verehelichten Damen.* Zweiter Theil. Frankfurt/Leipzig 1790, S. 11–13.

wird der seit dem Altertum hergestellte Zusammenhang zwischen Hysterie und Gebärmutter fortgeschrieben,[49] stellvertretend für viele gebraucht Johann Storch in seinem Buch über die *Kranckheiten der Weiber* (1748) *furor uterinus* und *passio hysterica* synonym.[50] „Bis zur Mitte des 18. Jahrhunderts beherrschten uralte ‚Uterus-Theorien' alle Versuche, Nervenkrankheiten bei Frauen zu erklären."[51] Diese Interpretation bleibt über die Aufklärung hinaus lebendig. Während des ganzen 19. Jahrhunderts dominierten organologische Erklärungsmodelle, die erst durch Freuds psychogenetische Herleitungen umgekehrt wurden: „Statt vom Unterleib zum Gehirn führte die Ursachenkette nun vom Gehirn zum Unterleib. Man begann, eine ganze Reihe von Frauenkrankheiten als psychisch bedingt zu betrachten."[52]

Immerhin bemüht sich die frühe Frauenheilkunde – der Begriff Gynäkologie wurde erst 1820 von Carl Gustav Carus geprägt – zunehmend um eine empirische und systematische Beschreibung medizinischer Sachverhalte. Schon der Umstand, daß öffentlich über Themen wie Nymphomanie gehandelt werden kann, bedeutet einen ersten entscheidenden Schritt zur Aufklärung. Es bewahrt aber auch nicht davor, daß so moralische Vorbehalte durch vermeintlich objektive Befunde gestützt und tradiert werden. Gleichwohl wäre es unangemessen, die Gynäkologie des 18. Jahrhunderts deshalb generell gering zu schätzen, wie etwa Claudia Honegger das tut.[53] Es zeugt offensichtlich von einem Betrachtungsstandpunkt nach einer fachwissenschaftlichen Differenzierung, die im 18. Jahrhundert noch gar nicht ausreichend stattgefunden hatte. Die Grundlage für die – erst sehr viel später einsetzende – Kritik an Vorurteilen wie beispielsweise über Nymphomanie oder Onanie bildet aber die Möglichkeit öffentlicher Information und Diskussion, selbst wenn diese selbst noch moralisch belastet ist. Ein geeigneter Indikator dafür ist die Auseinandersetzung in Enzyklopädien. Bereits das *Frauenzimmer-Lexicon* von 1715 verzeichnet die Nymphomanie unter dem Lemma „Wüten der Mutter, auch Mann-Tollheit, und Kutten-Tollheit" und definiert:

> Ist ein weiblicher Zufall, es werden vielmahls auch die Jungfrauen mit diesem Ubel geplaget, und kommet insgemein aus Geilheit, phantastischer Einbildung eines schönen männlichen

---

49 Vgl. Schaps, Regina, *Hysterie und Weiblichkeit.* Wissenschaftsmythen über die Frau. Frankfurt a.M./New York 1982.

50 Vgl. Geitner, Ursula, Passio Hysterica. Die alltägliche Sorge um das Selbst. Zum Zusammenhang von Literatur, Pathologie und Weiblichkeit im 18. Jahrhundert, in: *Frauen, Weiblichkeit, Schrift,* hg. v. Renate Berger u.a. Berlin 1985, S. 130–144, hier S. 132.

51 Shorter, Edward, Medizinische Theorien spezifisch weiblicher Nervenkrankheiten im Wandel, in: Labisch, Alfons/Spree, Reinhard (Hg.), *Medizinische Deutungsmacht im sozialen Wandel des 19. und frühen 20. Jahrhunderts.* Bonn 1989, S. 170–180, hier S. 170. Auch Nicolai (*Pathologie oder Wissenschaft von Krankheiten.* 3. Bd. Halle 1773, S. 425) zählt zu den Begleiterscheinungen von Gebärmutterentzündung „Phantasiren, Rasen, Toben und Wüten".

52 Shorter, (wie Anm. 51), S. 177.

53 Vgl. Honegger, (wie Anm 3), S. 203: „Die geläufigen Bücher über Frauen-Krankheiten aus dem 18. Jahrhundert sind noch recht unsystematische Kompendien des damaligen Wissens respektive Sammelsurien von absonderlichen Geschichten und Anekdoten aus dem ärztlichen Alltag."

> *Subjecti* und untersagtem Beyschlaff her, daher sie denn erstlich traurig, unruhig, melancholisch werden, und endlich gar in Raserey gerathen. Man nennet dergleichen Patientinnen auch Schotenthöricht.[54]

Zwanzig Jahre später folgt *Zedlers Universal Lexicon* mit einem siebenspaltigen Eintrag über ‚weibliche Geilheit',[55] der den Zusammenhang zwischen der Seele, den Lebensgeistern, den ‚venerischen Stimulos' und den Geburtsgliedern durch wechselseitigen Einfluß erklärt, Hinweise zur Medikation gibt und ohne Umschweife die Onanie mit einbezieht.[56] Der Artikel repräsentiert das zu Beginn des zweiten Jahrhundertdrittels erreichte Niveau. Aus dem Kontrast zu einer Abhandlung von 1701 wird dies besonders deutlich. Die *Eröffnete[n] Heimligkeiten des Gantzen Weiblichen Geschlechts* des Königsberger Extraordinarius Johann Jakob Woyt (1671–1709) enthalten zwar – ganz im Gegensatz etwa zu Georg Ernst Stahls *Ausführlicher Abhandlung von den Zufällen und Kranckheiten des Frauenzimmers* (1724) – ein eigenes Kapitel „Von der Mannsucht oder Liebes-Raserey". Woyt bringt darin aber eher seine eigenen Vorstellungen von einem gesitteten Lebenswandel als fachmedizinische Überlegungen vor. Die Ursache der Nymphomanie ist ihm zufolge

> gehäuffter und inbehaltener Saamen / welcher vermöge einer Menge und *extraordinærer activitæt* diese närrischen Lieben verursachet / vornemlich wenn die Patienten stets an die Liebe und Liebes-Händeln gedencken / oder in Liebes-Gesellschaft stehen / ein müßiges Leben führen / gut essen und trincken / an geilen Bildern und Schildereyen sich erlustigen / mit Männern oder Gesellen ins Grüne fahren / sich auf den frischen Heu herum wältzen / alle Gelegenheiten die Liebe zu unterhalten / ergreiffen &c.[57]

Müßiggang, gutes Essen und Trinken oder der voreheliche Umgang mit Männern mögen in der Zeit in mancher Augen anstößig gewesen sein, mit der zu beschreibenden Anomalie haben sie indessen nichts zu tun. Entsprechend unprofessionell erscheint der zweigeteilte Therapieplan, der auf moralische und medizinische Mittel setzt: Danach soll die Patientin zum einen „fleißig behten und fasten" wie „endlich durch eine Heuraht allem Ubel abhelffen", zum anderen „Artzney Mittel ergreiffen / welche alle darauff gerichtet daß sie [...] den Kitzel dämpffen und die

---

54 [Corvinus, Gottlieb Siegmund], *Nutzbares, galantes und curiöses Frauenzimmer-Lexicon* [...]. Frankfurt/M. 1980 [Reprint der Ausgabe Leipzig 1715], Sp. 2148f.

55 Zedler, Johann Heinrich, *Grosses vollständiges Universal Lexicon aller Wissenschafften und Künsten* [...]. Bd. 10. Halle/Leipzig 1735, Sp. 637–644.

56 Vgl. z.B. ebd., Sp. 638: „Denn offtermahls findet sich bey diesen Personen eine Traurigkeit, besonders, wenn sie den Beyschlaff, den sie doch hefftig begehren, nicht haben können; daher es auch kömmt, daß sie unterschiedene Geberden und Thaten vornehmen. Denn sie suchen dadurch die *Venerische Stimulos* [...] zu stillen, kratzen und reiben demnach sich scharff die Scham-Theile, oder stecken fremde Sachen hinnein, ja daher entstehet offtermahls die *Mania*, welche bey denen Weibs-Personen zuweilen so arg wird, daß sie entweder sich, oder andere, umzubringen trachten."

57 W[oyt], J[ohann] J[acob], *Eröffnete Heimligkeiten Des Gantzen Weiblichen Geschlechts* [...]. Leipzig/Danzig 1701, S. 124.

*phantastis*che Liebes-Einbildungen benehmen."[58] Die Empfehlung zur Heirat, die sich auch bei Nicolai findet,[59] zielt auf sittlich legitimierte Triebbefriedigung. Musitano schwört auf dieses natürliche Remedium, weil durch dessen mäßige Anwendung die Frau „gestillet, das Wüten besänfftiget, auch der aufwallende kützelnde Saame weggetrieben wird."[60]

Der Diskussionsstand in Deutschland um 1750 – lexikalisch repräsentiert durch *Zedlers Universal Lexicon*, medizinisch durch Autoren wie Nicolai und Zimmermann – wird durch die (abgesehen von einer Reihe lateinischer Dissertationen)[61] wohl erste Spezialabhandlung zum Thema keineswegs überboten. Sie stammt von dem französischen Arzt J. D. T. de Bienville und erschien unter dem Titel *La nymphomanie ou traité de la fureur utérine* 1771 in Amsterdam (wieder 1772; 1778; Metz 1784; Brüssel 1775; Lausanne 1788; London 1789; Reprint 1980). Bereits ein Jahr später kam die erste deutsche Übersetzung heraus, überschrieben: *Nymphomanie, worinnen von den Ursachen, Anfange und Fortgange dieses gefaehrlichen Uebels gruendlich gehandelt wird. Nebst den bewährtesten Arzneimitteln und nöthigen Diät gegen dasselbe* (Amsterdam 1772). Daß Übertragungen ins Holländische (1777), Englische (1775, ergänzt ca. 1840) und Italienische (1783; 1786; 1789; 1792) sowie eine weitere deutsche Ausgabe (1782) folgten, verdeutlichen das vehemente Interesse an der Sexualkunde in Europa.

Bienville bemüht sich zunächst um eine differenziertere symptomatologische Klassifikation. Er unterteilt „1. in die *anfangende*, 2. in die *verstärkte*, 3. in die *verzweifelte*" Mutterwut,[62] unterscheidet also (1) die einfache ungezähmte venerische Begierde, die (2) mit melancholischem Aberwitz gepaart sein kann, um schließlich (3) in die Raserei auszuarten. Im ersten Stadium „genießt die Vernunft noch alle ihre Rechte", im zweiten meldet sich der „Gewissenswurm" immer weniger zu Wort, im dritten tritt schließlich der „Aberwitz" hinzu, „der die Ordnung der Begriffe umkehret, und macht, daß die Kranken bejahen, was sie verneinet, und verneinen, was sie bejahet haben."[63] Ein solches Stufenmodell stellt beispielsweise gegenüber dem *Zedler* keine Neuerung dar, denn dort wurde ganz ähnlich klassifiziert:

> Es sind gemeiniglich 3. Arten der Weiblichen Geilheit, die erste ist mehr natürlich, wenn nemlich die Jungfern oder Weiber zur *Venus*-Lust sehr geneigt sind, dabey aber niemahls die Vernunfft und Schamhafftigkeit aus denen Augen setzen, und dahero keinen unrechten Beyschlaff weder zulassen noch suchen [...]. Der andere Grad [...] ist schon etwas ärger [...]. Ob sie nun schon dabey auch noch die gesunde Vernunfft haben, also können auch ehrbare und schamhaffte Weibs-Bilder, sich darinne noch zwingen [...], dahingegen andere [...] durch Re-

---

58 Ebd., S. 126.
59 Er hält Heiraten für das „allerbeste und kräftigste Mittel" gegen die Nymphomanie (128).
60 Musitano, (wie Anm. 34), S. 488f.
61 Vgl. oben, Anm. 33.
62 Bienville, J. D. T. von, *Die Nymphomanie, oder Abhandlung von der Mutterwuth*, aus dem Französischen übers. v. Anton Hiltenbrand. Wien 1782, S. 86.
63 Ebd., S. 86–94.

> den und Geberden ihre Geilheit verrathen. Bey dem letzten und höchsten Grad dieser Kranckheit leidet die gesunde Vernunft.[64]

Auch Bienvilles Symptomatologie ist aus den vorgestellten älteren Quellen bereits vertraut. Zu den Anzeichen der Nymphomanie zählt er „ein Jucken und eine Art von Zuckung“ in der Scheide und im Uterus, eine „große Hitze und Tröckne in den Schamtheilen“, ein geschwollenes und vergrößertes „Schamzünglein“, „ein giftiger Fluß“ sowie Eierstöcke, die „von einer dichten, zähen und eiterichten Feuchtigkeit aufgeblasen“ sind.[65]

Bei dem letzten Faktor ist nicht gesichert, ob er sich aus Sektionsprotokollen herschreibt. Die weiteren Ausführungen Bienvilles geben vielmehr Anlaß zu der Vermutung, daß es sich dabei um bloße Abschreckungsrhetorik handelt. Anders als Nicolai und Zimmermann neigt er nämlich zu einer narrativen Weitschweifigkeit, die offenbar über den Mangel an medizinischen Befunden hinwegtäuschen soll. Skandalöser als das sind seine moralischen Wertungen, die offensichtlich Angst und Abscheu erregen sollen.[66] Zwei Textstellen mögen dies exemplarisch belegen:

> Die Mutterwuth ist eine schändliche und erschreckliche Krankheit, welche nicht nur der damit behafteten Person, sondern auch ihren Aeltern, die das Unglück hatten, ihr das Tageslicht zu geben, Schmach und übeln Ruf auf den Hals zieht.

Und: „Die Gebährmutter und sogar die Eyerstöcke sind oft mit verhärteten Geschwulsten krebsfressig. Es ist nichts als der Tod mehr übrig.“[67]

Zu 3) Bienvilles Abhandlung über die Nymphomanie macht deutlich, daß es in dieser Art Fachprosa um mehr als die Darstellung medizinischer Spezialprobleme geht. Offenbar wendet sich die Schrift an eine erweiterte Öffentlichkeit, wofür schon die erneuten Auflagen und die verschiedenen Übersetzungen sprechen. Man könnte sie als einen Beitrag zur sittlichen Sexualaufklärung lesen, als ein Bollwerk gegen die – namentlich in Frankreich – rasant ansteigende Flut erotischer bis pornographischer Literatur. Um in diese Richtung zu wirken, kann das Werk nicht trocken wissenschaftlich daherkommen, sondern muß die Enthüllung von Geheimnissen versprechen, freilich ohne sich dabei selbst auf schlüpfriges Terrain zu begeben. Stärker als bei Nicolai oder Zimmermann herrscht hier jene „verschämte

---

64 *Universal Lexicon*, (wie Anm. 55), Sp. 637. Auch Musitano, (wie Anm. 34), S. 471, unterscheidet die Nymphomanie von der Geilheit, denn in dieser sei „doch kein Wahnsinn vorhanden“ und es „bleiben die geilen Weiber endlich noch einigermassen in den Grentzen der Erbarkeit“.

65 Bienville, (wie Anm. 62), S. 98–100. In Hinblick auf Nicolai scheint es nicht angebracht, mit Rousseau, (wie Anm. 33), S. 105, in Bienville „the essence of the first psychosomatic theory of this sexual disorder“ entdecken zu wollen.

66 Christian Begemann (*Furcht und Angst im Prozeß der Aufklärung.* Zu Literatur und Bewußtseinsgeschichte des 18. Jahrhunderts. Frankfurt/M. 1987, S. 208–228) hat diese Spielart einer Dialektik der Aufklärung sehr schön am Beispiel der Onanie demonstriert.

67 Bienville, (wie Anm. 62), S. 119 und 124.

Sprachlosigkeit",[68] die sich in der außerfachlichen Rede über sexuelle Gegenstände hartnäckig hält. Worüber man aus Anstandsgründen nicht sprechen darf, darüber schreibt man Lückentexte. Noch in Jakob Michael Reinhold Lenz' *Philosophischen Vorlesungen für empfindsame Seelen* (1780), die den „Geschlechtstrieb" zur „*Mutter aller unserer Empfindungen*" erheben, heißt es: „Alldieweil und sintemalen von solchen Sachen sich nicht wohl reden läßt."[69] Und 1786 wird in einer Onanieabhandlung in Joachim Heinrich Campes pädagogischer Schriftenreihe *Allgemeine Revision* definiert: „Diese Theile, von denen gesittete Personen nie im öffentlichen Umgange reden, und die daher in der gesellschaftlichen Sprache ohne Benennung sind, heißen die Geschlechtstheile [...]."[70]

Auf der anderen Seite muß dem Leser auch etwas geboten werden. Im Unterschied zu eher nüchternen Autoren wie Nicolai und Zimmermann werden von Bienville Fallbeschreibungen über viele Seiten ausgedehnt und narrativ ausgeschmückt. Als Arzt wirbt er um eine größere Aufmerksamkeit für die psychischen gegenüber den physischen Faktoren und fordert als Schreibender die Einbildungskraft seiner Leser heraus. Auf der einen Seite weiß er, daß die Einbildungskraft „fast allzeit der Grund oder die Mutter der meisten Leidenschaften und ihrer Unpäßlichkeit"[71] ist, auf der anderen Seite versucht er, gegen ihre schädliche Erhitzung anzuschreiben. Freilich geht seine Abschreckungsrhetorik auf Kosten des perhorreszierten weiblichen Körpers. Er bedient sich dabei

> just jener Mittel der Bildhaftigkeit und Dramatisierung des unzüchtigen Romans. Man könnte tatsächlich zeigen, wie sehr die durch Häufung und Wiederholung erreichte Dramatisierung, die Visualisierung der Symptome seinen Erzählstrategien entsprechen. Denn es geht darum, einen Ablehnungseffekt zu erzielen, der sich zur aufreizenden Wirkung der unzüchtigen Schreibweise spiegelbildlich verhält.[72]

Über die narrative Darstellungstechnik hinaus warnt Bienville natürlich, wie seine Kollegen, eindringlich vor der „Lesung unkeuscher Liebesgedichten [...], welche mit Zubereitung des Herzens zu zärtlichen Empfindungen anfangen, und mit Eingebung und Lehrung der unflätigsten Geilheiten aufhören."[73] Er weiß nämlich, daß die Einbildungskraft nicht nur Geist und Moral, sondern den Körper auch unmittelbar affiziert. Die Macht der so befeuerten Physis ist der Vernunftkontrolle entzo-

---

68 Vgl. Lipping, (wie Anm. 36), S. 34.

69 Lenz, Jakob Michael Reinhold, *Philosophische Vorlesungen für empfindsame Seelen*. Faksimiledruck der Ausgabe Frankfurt/Leipzig 1780, mit einem Nachwort hg. v. Christoph Weiß. St. Ingbert 1994, S. 68f.

70 Oest, Johann Friedrich, Versuch einer Belehrung für die männliche und weibliche Jugend über die Laster der Unkeuschheit überhaupt und über die Selbstschwächung insonderheit, nebst einem kurzen Vortrage der Erzeugungslehre, in: *Allgemeine Revision des gesamten Schul- und Erziehungswesens von einer Gesellschaft praktischer Erzieher* 6 (1787), S. 287–506, hier S. 459.

71 Bienville, (wie Anm. 62), S. 128.

72 Goulemot, (wie Anm. 26), S. 60.

73 Bienville, (wie Anm. 62), S. 43f.

gen, sie folgt ihren eigenen Gesetzen, die sich der ruhigen Vorstellungskraft entziehen: „Das Lesen einer Liebesgeschichte, ein unkeusches Bild, ein unflätiges Lied, Reden und Schmeichlungen eines verführerischen Mannsbildes bringen bald Bewegungen ans Taglicht, wovon man kurz vorhin geschworen hätte, immer Meisterinn zu seyn.“[74] Es steht zu vermuten, daß solche Sätze doch eher die Neugierde der Leser erregen als vor den nur angedeuteten üblen Folgen warnen. Dies gilt besonders dann, wenn die sachliche Darstellungsebene der gelehrten Abhandlung verlassen wird, wie etwa in folgendem Beispiel aus dem Werk Musitanos. Nymphomanie entsteht demzufolge, wenn eine Frau von nichts anderem redet als „vom Beyschlaff, von geilen Sachen, Saupossen“ oder auch „aus weißlicher Schaamhafftigkeit selbige nicht allemahl selber vorbringet, dennoch solche gerne höret, vornemlich, wenn heimlich noch ein unkeusch Griffgen darzu kommt.“[75] Männer werden durch solche Wendungen geradezu ermuntert, Frauen in jenen Zustand zu versetzen, den sie hinterher mit ärztlicher Autorität ins Reich des Pathologischen verdammen und ohne Rücksicht auf die Gesundheit und das Leben der Patientinnen ‚behandeln‘ können. Aus der Perspektive des männlichen Arztes wird die Nymphomanie vielfach als soziales statt medizinisches Phänomen gedeutet. In der bereits erwähnten Abhandlung über *Onania, oder die Sünde der Selbstbefleckung* (1736) verwandelt der anonyme Autor die Klage einer Frau, die „auf ihren Mann nicht wohl zu sprechen war, und sich über dessen Ungeschicklichkeit und Untüchtigkeit öffentlich beschwerte,“ zu der Unterstellung, daß sie dadurch „ihre rasende Lust und unersättliche Geilheit genugsam verrieth.“[76] Der Vorwurf der Impotenz kann also aus männlicher Sicht nur von einer Nymphomanin erhoben werden, während die ärztliche Beschäftigung mit der Nymphomanie sich objektiv und frei von männlichen Wünschen oder Ängsten gibt.

III

In der deutschen Dichtung des 18. Jahrhunderts wird über mancherlei Triebexzesse und Straftaten gehandelt, man findet Fälle von Anthropophagie, Inzest, Kindsmord, Onanie, Prostitution, Selbstkastration oder Vergewaltigung, ein Beispiel für Nymphomanie gibt es aber – so weit ich sehe – nicht. Daran vermochte auch die lebhafte Rezeption eines Klassikers wie Boccaccios *Decamerone* nichts zu ändern. Mit der Geschichte von dem Mönch Rustico und der vierzehnjährigen Alibech ist in der deutschen Novellistik beispielsweise nichts vergleichbar. Das Mädchen begibt sich auf der Suche nach dem rechten christlichen Glauben in die Wüste, um Gott zu dienen. Sie gerät aber an den jungen Einsiedler Rustico, der ihrer

[74] Ebd., S. 103.
[75] Musitano, (wie Anm. 34), S. 478.
[76] *Onania*, (wie Anm. 35), S. 392f.

Schönheit und Jugend nicht lange widersteht und ihr in seiner Not zeigt, wie man den Teufel in die Hölle heimschickt. Er überzeugt das naive Mädchen, daß das auferstehende Fleisch der Teufel sei, den man nur in jener Hölle bezwingen könne, über die ausschließlich Frauen verfügen. Das Schicksal Rusticos ist aber, daß Alibech so großen Gefallen an dieser Art von Gottesdienst findet, daß der Mönch nicht mehr nachkommt. Ausreden helfen nur vorübergehend, denn Alibech fordert die ihrerseits gewährte Hilfe zurück, indem sie immer häufiger eine Abkühlung ihrer beständig ‚brennenden Hölle' verlangt. Ihr Glück ist es, daß sie den vernachlässigten Gottesdienst bald mit einem anderen Mann fortsetzen kann, der sie schließlich heiratet. So charmant diese Geschichte auch daherkommt, unmißverständlich ist die Thematisierung des geschlechtsspezifischen Kräfteungleichgewichtes, das sich pathologisch bis zur Impotenz bzw. Nymphomanie steigern kann.

Daß Nymphomanie noch in der Literatur der Reformationszeit ein Thema sein konnte, zeigt die gegen Luther gewandte neulateinische Satire *Monachopornomachia* (1538) von Simon Lemnius (um 1511–1550). Fast auf jeder Seite dieses frivolen *Mönchshurenkriegs* klagen die drei unbefriedigten Ehefrauen Käthe, Jutta und Elsa über die Kraftlosigkeit ihrer Männer, die mit dem Vorwurf unmäßiger weiblicher Geilheit antworten. Ein Dialogausschnitt mag das exemplarisch verdeutlichen:

> Spalatin:
> Hör' mir nur einer dies Unrecht und diese vermessene Geilheit!
> Möge der Teufel bei dir schlafen noch / oder ein Schwein!
> Denn wer vermöchte den Brand dieses Schlundes der Venus zu löschen?
> Wer / ach / die Wasser des Styx trocknen mit brünstiger Glut!
> Jutta:
> Und du willst vögeln mich noch? Nur die Bunze zu lecken verstehst du /
> Vögeln / es ist ja für dich fast ein ganz fremder Begriff.
> Neulich erst hab' ich geflehet: „Mein Männchen / besorg' mir's nur einmal /
> Ach / nur ein einziges Mal!" Du aber konntest es nicht.
> [...]
> Niemals zu löschende Lüste hast du mir im Innern entzündet /
> Die mir / ich glaube es fast / niemand zu stillen vermag.[77]

Die deutsche Literatur des 18. Jahrhunderts hat nichts Vergleichbares zu bieten. *Der im Irrgarten der Liebe herumtaumelnde Kavalier* (1738) Elbenstein von Johann Gottfried Schnabel schützt sich mühsam aber erfolgreich hinter Büchern vor einem „Satansengel", einer „Geile[n]" mit unersättlichem „Liebesappetit", so daß die Nymphomanie nur als Unterstellung des Erzählers existiert.[78] In Frankreich hingegen vermochten Vernunft und Moral der steigenden Flut erotischer Literatur keinen Einhalt zu gebieten. In Mirabeaus *Der gelüftete Vorhang oder Lauras Er-*

---

[77] Lemnius, Simon, *Monachopornomachia.* Der Mönchshurenkrieg, hg. v. Georg Vorberg. München 1919, S. 58f.

[78] Schnabel, Johann Gottfried, *Der im Irrgarten der Liebe herumtaumelnde Kavalier.* Leipzig 1973 [Nachdruck der Ausgabe Nordhausen 1738], S. 189, 187, 184.

ziehung (1786), um nur einen der prominentesten Titel zu nennen, wird wahrlich nichts an sexuellen Details ausgespart, auch nicht die Nymphomanie. „Rosa, eine Beute der hemmungslosesten Leidenschaft", nimmt es zugleich mit fünf Männern, einschließlich ihres Bruders, auf und zeigt sich erst erschöpft, nachdem sie nacheinander „neununddreißigmal das Schlachtfeld getränkt hatte."[79]

Als bescheidenen Ausgleich enthält Thümmels *Reise in die mittäglichen Provinzen Frankreichs* (1791–1805) eine Episode, die zum Abschluß die Verbindung zwischen Manie und Mannstollheit nochmals herstellt. Der Held gerät in eine prekäre Lage, als ein Notar ihn zum Kauf von Titians *Venus* zu verlocken sucht. Dadurch will er seiner „vergilbten" Tochter, die „ihre Blüthezeit schon [...] weit hinter sich" hatte, einen Mann verschaffen.[80] Der Gast wird mit „Chokolate *à double Vanielle*" betört, während die Liebesgöttin sich noch „hinter einem grünlichen Vorhang" seinen lüsternen Blicken entzieht und dadurch seine erotischen Erwartungen aufs Äußerste anspannt. Endlich, nachdem die Tochter sich diskret entfernt hat, wird die angekündigte Venus enthüllt, der Betrachter zittert am ganzen Leib und verschlingt die Göttin mit „feurigen Augen" in ihrer „ganzen weitläuftigen Nacktheit". Doch der Schock folgt auf dem Fuße. Was die „Venus zu Florenz mit scheuer Hand versteckt", präsentiert sich hier dem betrügerisch erregten voyeuristischen Blick, denn porträtiert ist nicht die Venus, sondern die sitzengebliebene Tochter des Notars. Die wütenden Verse von Thümmels irregeleitetem Helden stellen die Verbindung zwischen Psychopathologie und Nymphomanie nochmals her, sie sind gleichermaßen eine Anklage gegen den Maler und die als mannstoll dämonisierte Frau wie eine Ausgrenzung jeden Mannes, der sich auf eine solche Person einlassen könnte:

Du Schöpfer meiner Augenquaal,
Wird je dein Name laut, so sei's im Hospital,
Wo du für dein Gebild die Farben aufgelesen.
Es leihe als Symbol von ihrem Hochzeittag
So lange Trost der männertollen Dirne,
Bis ein verschobenes Gehirne
Den ekeln Brautschatz heben mag.[81]

---

[79] Honoré-Gabriel de Riquetti, Comte de Mirabeau, *Der gelüftete Vorhang oder Lauras Erziehung*, aus dem Französischen übers. v. Eva Moldenhauer. Frankfurt/M. 1971, S. 169.

[80] Thümmel, Moritz August v., Reise in die mittäglichen Provinzen Frankreichs, in: ders., *Sämtliche Werke*. Bd. 6. Leipzig 1812, S. 235f. Die folgenden Zitate finden sich ebd., S. 235–239.

[81] Ebd., S. 241f.

JUTTA HEINZ (Jena)

‚Gedanken' über Gott und die Welt. Die Erprobung der Anthropologie im Essay bei Meier, Krüger und Nicolai

> Ehedem war die Mode unter denen Gelehrten eingerissen, daß man eine Sache, welche etwas geheimnißvoll zu seyn schien, mit solchen Worten erklärete, die nicht von jedermann verstanden werden konten. Diese Mode war eben nicht zu verachten. Man brachte denen Ungelehrten einen hohen Begrif von denen Gelehrten bey, so daß diese vor iener Augen wie Götter erschienen [...]. Wo ich mich nicht irre, so wird die heutige Geringschätzung der Gelehrsamkeit am meisten davon herrühren, daß man diesen Kunstgrif nicht beybehalten hat.[1]

Diese zeitlose Erkenntnis verkündete Johann August Unzer einleitend in seinen *Gedanken vom Einfluß der Seele in ihren Körper* in Halle im Jahre 1746. Die für einen akademischen Text recht unübliche Ironie ist nicht zu überhören, könnte jedoch als Sottise eines unorthodoxen Gelehrten noch durchgehen – wenn es nicht Koinzidenzen gäbe. Ernst Anton Nicolai, wie Unzer Mediziner in Halle, beginnt seine im gleichen Jahr erscheinende *Abhandlung von dem Lachen* ebenfalls ironisch, und ebenfalls mit dem Hinweis auf eine grassierende Gelehrtenmode: „Es ist bereits schon längst unter den Gelehrten zur Mode geworden, daß sie bey verschiedenen Gelegenheiten gewisse Briefe verfertigen, und darinnen nach ihrem Gefallen eine Materie abhandeln."[2] Er hat freilich nichts Eiligeres zu tun, als sich eben dieser „Mode" anzuschließen, um damit seinen Namen „entweder unsterblich oder doch wenigstens auf einige Zeit berühmt zu machen".[3] Sein Lehrer Johann Gottlob Krüger hatte schon 1741 seine *Gedancken vom Caffee, Thee und Toback* mit dem gleichen Argument der Mode gegen mögliche Kritiker gerechtfertigt: Selbst wenn sie nicht vollkommen seien, wäre

> das gantze Unglück [...] dieses, ich hätte einige Blätter verdorben, und man würde mir noch dazu verbunden seyn müssen, daß ich nicht ein gantzes Buch mit Thorheiten angefüllt hätte. Denn wer hätte mir dieses wehren wollen? In Wahrheit, ich hätte nichts anders gethan, als was unter den Gelehrten schon lange zur Mode geworden ist, und eben diese Bereitwilligkeit, mich nach der Mode zu bequemen, ist die Ursache warum ich diese Vorrede geschrieben habe.[4]

Was ist das für eine akademische Modeerscheinung, über die hier in einem Atemzug so eifrig gespottet wird, um sich ihr im nächsten anzuschließen? Ein Blick auf das zwischen 1740 und 1760 in Halle veröffentlichte Œuvre der hier zitierten Mediziner – dem ich noch dasjenige des Philosophen Georg Friedrich Meier hinzufü-

---

1 Unzer, Johann August, *Gedancken vom Einfluß der Seele in ihren Körper*. Halle 1746, S. 1f.
2 *Abhandlung von dem Lachen in einem Glückwunschungsschreiben an Herrn Christian Gottl. Koetschken* [...]. Halle 1746.
3 Ebd., S. 4.
4 Krüger, Johann Gottlob, *Gedancken vom Caffee, Thee und Toback*. Halle 1743 [²1746], Vorrede an den Leser, unpag.

gen möchte, der leider viel zu unironisch veranlagt war, um in diesem Zusammenhang zitierfähig zu sein[5] – zeigt: Man veröffentlicht „Gedancken" – von der „Ehre" und von „Gespenstern", von der „Erzeugung des Kindes im Mutterleibe" und von „der Erziehung der Kinder", von „Thränen und Weinen" und von „Schertzen"[6] – die Liste ließe sich beinahe beliebig fortsetzen, jedoch nicht über Halle und die 60er Jahre hinaus.[7] Was sind das für Texte?

Daß es sich trotz der Verfasser nicht um streng wissenschaftliche Abhandlungen handelt, zeigt schon die Wahl der Sprache. Programmatisch – und wiederum ironisch – rechtfertigt sich Krüger dafür, daß er sich nicht, wie es sich für die gelehrte Kommunikation gehört, der lateinischen Sprache bedient: „[...] ich habe das Unglück immer teutsch, das ist wie ich dencke, zu schreiben, weil ich in den Gedancken stehe, daß alle meine Landsleute diese Sprache verstehen. Kan man doch,

---

5 Ein würdiger Kandidat für die Aufnahme in den Kreis der hier behandelten Prä-Essayisten wäre auch der Naturforscher und Mediziner Christian Gottlieb Kratzenstein; vgl. hierzu den Beitrag von Andreas Kleinert in diesem Band.

6 Der Untersuchung liegt ein Textkorpus zugrunde, das – aus Gründen der unterschiedlich guten Zugänglichkeit der Werke – zwar eine Vielzahl von „Gedancken" Meiers, Krügers und Nicolais berücksichtigt, jedoch nicht alle. Die genauen bibliographischen Angaben aller benutzten Texte werden im folgenden aufgeführt: Krüger, Johann Gottlob, *Gedancken von dem kalten Winter des Jahres* 1740. Halle 1741 [^{2}1746]; ders., *Caffee*, (wie Anm. 4); ders., *Gedancken von der Erziehung der Kinder*. 2 Theile. Halle 1752 [^{2}1760]; ders., *Gedanken von dem Helmstädtischen Gesundbrunnen dessen Bestandtheilen, Kräften und vortreflichen Würkungen*. Halle/Helmstädt 1755; *Fortsetzung der Nachrichten von den vortreflichen Würckungen* [...]. Helmstädt 1757; ders., *Gedancken von den Ursachen des Erdbebens, nebst einer moralischen Betrachtung*. Halle/Helmstädt 1756. Meier, Georg Friedrich, *Gedancken von Schertzen*. Halle 1744 [^{2}1754]; ders., *Gedancken von der Ehre*. Halle 1746 [^{2}1749]; ders., *Gedancken von Gespenstern*. Halle 1747 [^{2}1749]; ders., *Gedancken von der Religion*. Halle 1749; ders., *Gedanken vom Glück und Unglück*. Halle 1753 [^{2}1762]. Nicolai, Ernst Anton, *Abhandlung von der Schönheit des menschlichen Körpers in einem Glückwunschungsschreiben an Herrn Christ. Friedr. Truppeln* [...]. Halle 1742; ders., *Abhandlungen von dem Lachen*, (wie Anm. 2); ders., *Gedancken vom Einfluß der Seele in ihren Körper*. Halle 1746; ders., *Gedancken von der Erzeugung des Kindes im Mutterleibe und der Harmonie und Gemeinschaft welche die Mutter währender* [sic] *Schwangerschaft mit demselben hat*. Halle 1746; ders., *Gedancken von Thränen und Weinen*. Halle 1748; ders., *Gedancken von der Erzeugung der Misgeburthen und Mondkälber*. Halle 1749.

7 Diese Aussage gilt cum grano salis – es gab natürlich auch vorher und später wie auch außerhalb Halles Veröffentlichungen, die sich ‚Gedancken' nannten. So waren die *Vernünfftigen Gedancken* Christian Wolffs zu verschiedenen philosophischen Themen oder die ‚Thomasischen Gedanken' zu juristischen und philosophischen Themen sicherlich für die hier behandelten Texte ein wichtiger Bezugspunkt. Auffällig ist jedoch die Häufung von Publikationen dieses Titels in Halle überhaupt sowie zwischen 1740 und 1760 sowie das allmähliche Verschwinden solcher Titelgebungen ab der Mitte des Jahrhunderts. Des weiteren wäre es erforderlich, die ‚Gedancken' als Frühform des deutschen Essays gegen die ebenfalls verbreiteten ‚Versuche' – was ja eigentlich die wörtliche Übersetzung von Essay wäre – abzugrenzen: das würde jedoch den Rahmen dieser Untersuchung sprengen. Ohne diese Behauptung im einzelnen belegen zu können, erscheint mir der Titel ‚Versuch' doch noch einen stärkeren wissenschaftlichen Anspruch bezüglich der behandelten Themen wie auch der dabei gewählten Vorgehensweisen zu beinhalten: Ein ‚Versuch' trägt zwar das mögliche eigene Scheitern im Titel, ist aber nicht so unverbindlich wie die Darlegung von ‚Gedancken'.

um die Unvollkommenheit zu ersetzen, den *Erasmus* neben diese Abhandlung binden lassen."[8] Meine These lautet: Es handelt sich hier um Beispiele eines frühen deutschen Essays. Dessen Existenz im 18. Jahrhundert wird gemeinhin entweder bestritten oder erst ab Lessing und Forster zugestanden; auch hier geht es mir also um eine Rückdatierung und gleichzeitig Rehabilitation der angeblich ach so pedantischen und humorlosen Frühaufklärung.[9]

Mit diesen ersten Versuchen in deutscher akademischer Prosa, die sich auf der Basis wissenschaftlicher, speziell medizinischer oder philosophischer Erkenntnisse alltagsweltlicher Probleme und Phänomene annimmt, schreiben sich die Hallenser frei – von akademischen wie auch sprachlichen Zwängen, von disziplinären Grenzen wie religiösen Themen-Tabus. Vor der Entstehung anthropologischer oder ästhetischer Großkonzepte finden sich hier in einer Art ‚Ursuppe' verschiedenste Einsichten über den Menschen, denen eines gemeinsam ist: Sie betreffen nicht in erster Linie den Menschen als abstraktes Verstandes- und Vernunftwesen, sondern als sinnliches, vom Körper abhängiges, dem Irrtum und Aberglauben verfallenes, der Anleitung zur Weltkenntnis bedürftiges Mischwesen – entsprechen also dem Menschenbild der Anthropologie der Aufklärung.

Dem Publikum bieten sich die „Gedancken" als nützliche Orientierungshilfe in einer inzwischen nicht mehr durchgängig von der Religion bestimmten Lebenswelt an. So verstehen und rechtfertigen jedenfalls ihre Autoren wie beispielsweise Meier ihre Beschäftigung mit säkularen Themen: „Und ein ieder wird ohne mein Erinnern wissen, daß man dieinigen [sic] Schriften unter die nützlichsten rechnen müsse, welche einen Einfluß in das Leben haben, und in denen man bemüht ist, die Quellen der menschlichen Handlungen zu verbessern."[10]

Ich werde im folgenden zunächst einen Exkurs zur Theorie und Forschung zum Essay (I), speziell dem der Aufklärung, voranstellen. Anschließend werde ich einige Gedanken-Texte von Krüger, Meier und Nicolai untersuchen und dabei nacheinander thematische Aspekte (II), Argumentationsmuster (III), konzeptuelle Vorbilder (IV) und Darstellungsmittel (V) behandeln. Es wird sich nicht vermeiden lassen, die unübersehbaren Unterschiede zwischen diesen sehr verschiedenen Forscher- und Schriftstellerpersönlichkeiten zunächst etwas einzuebnen; es geht mir aber auch nicht so sehr um monographisch wertvolle Beiträge zu ihren Einzelwerken, sondern um den Aufweis einer geistesgeschichtlichen und diskursiven Konstellation, aus der heraus sich die neuen Wissenschaften von Anthropologie

---

8 Krüger, Erziehung der Kinder, (wie Anm. 6), Tl. 1, S. 6.

9 Noch frühere Beispiele eines deutschen Essays finden sich, wie Joachim Schlote (*Die Entstehung und Entwicklung des deutschen Essays im 18. Jahrhundert*. Phil. Diss. Freiburg 1988, insb. Kap. I: „Essayistik der frühen Aufklärung: Die Hamburger Moralische Wochenschrift ‚Der Patriot'", S. 21–42) ausführt, in den Moralischen Wochenschriften. Dort wird auch die Vorreiterrolle von Christian Thomasius hervorgehoben (S. 21f.) – was wiederum in den Hallenser Kontext verweist.

10 Meier, Ehre, (wie Anm. 6), S. 4.

und Ästhetik erst nach und nach mit eigenem *systematischen* Anspruch entwickeln. Ich gehe dabei von Odo Marquards bekanntem Befund aus, daß um 1750 herum einige neue Disziplinen deshalb Karriere machen, weil sie einen „jahrhundertmittespezifischen *Lebensweltverlust des Menschen zu kompensieren versuchen*".[11] Dessen sehr allgemeine philosophiehistorische Begründung für diesen Erfolg werde ich durch die Untersuchung einzelner Beispiele ergänzen.[12]

I. Zum Essay im 18. Jahrhundert – Spaziergang, Wanderung oder Wettrennen?

Immer wenn es an die literaturtheoretische Definition von Gattungsbegriffen geht, ist ein merkwürdiges Phänomen zu beobachten: Das jeweilig zu bestimmende Genre ist das am schwierigsten auf den Begriff zu Bringende, sich jeglicher Definition am meisten Entziehende, historisch Uneinheitlichste überhaupt. Es scheint sich hier um eine Art literaturwissenschaftlichen Unzulänglichkeitstopos zu handeln, dem ich mich – um meinen anfangs zitierten Beispielen zu folgen – natürlich anschließen muß, um in der Gelehrtenmode *up to date* zu sein: Der Essay gilt also schlechthin als undefinierbar, ja, seine formale wie auch thematische Ungebundenheit ist geradezu sein Wesensmerkmal. Gerade noch kann man sich über seine Gründerväter einigen – nämlich Montaignes *Essais* (1580–1588) und Bacons *Essays* (1597) –, aber da fängt das Übel schon an: Handelt es sich nämlich bei diesen beiden Mustern um höchst verschiedene Textsammlungen.[13] Bei Montaigne finden wir eine Art Selbstgespräch; es ist thematisch frei, argumentiert eher assoziativ als logisch, ist sprachlich elegant formuliert, witzig, skeptisch und ultimativ subjektiv; sein Muster ist der schlendernde ‚Spaziergang'. Bei Bacon hingegen sind die Themen lebenspraktisch, die Nähe zur Wissenschaft deutlich erkennbar, der ästhetische Anspruch nicht ganz so hoch, der Ausgangs- wie auch Zielpunkt Gewißheit statt Skepsis: Es scheint sich eher um eine Art ‚Wanderung' zu handeln,

---

11 Marquard, Odo, Der angeklagte und der entlastete Mensch in der Philosophie des 18. Jahrhunderts, in: ders., *Abschied vom Prinzipiellen.* Philosophische Studien. Stuttgart 1981, S. 39–66, hier S. 42.

12 Marquard führt dabei die typisch philosophiegeschichtliche Verengung der Argumentation auf einen philosophischen Höhenkamm des 18. Jahrhunderts und dessen Genese geradezu exemplarisch vor. Dem Ergebnis ist zu widersprechen: Die Anthropologie, wie sie um 1750 und früher in Halle entsteht, führt eben nicht geradlinig zur pragmatischen Anthropologie Kants; das gleiche gilt für die Frühformen der Ästhetik in Halle, die sicherlich nicht im späteren Geniewesen und einer Autonomie-Poetik gipfeln.

13 Zur gattungstheoretischen Bestimmung des Essays vgl.: Haas, Gerhard, *Studien zur Form des Essays und zu seinen Vorformen im Roman.* Tübingen 1966; ders., *Essay.* Stuttgart 1969; Rohner, Ludwig, *Der deutsche Essay.* Materialien zur Geschichte und Ästhetik einer literarischen Gattung. Neuwied/Berlin 1966. Speziell zum Essay im 18. Jahrhundert vgl. neben Schlote, (wie Anm. 9), auch Küntzel, Heinrich, *Essay und Aufklärung.* Zum Ursprung einer originellen deutschen Prosa im 19. Jahrhundert. München 1969.

die der Ertüchtigung mehr als dem ästhetischen Genuß dient. Immerhin aber sind mit den beiden Gründervätern zwei Kontexte eingeführt, die beide in Richtung Anthropologie weisen – und damit auch die Einordnung des Essays als sozusagen anthropologische Gattung mit ästhetischem Anspruch *ab ovo pro* rechtfertigen. So ist die Beziehung zwischen Moralistik und Anthropologie zwar wenig erforscht, aber offensichtlich: Beiden geht es um Menschen- und Weltkenntnis, und zwar vor allem der dunklen, nicht-vernünftigen, alogischen Seite des Menschen.[14] Bacons Konzept einer induktiven, experimentellen und an der Erfahrung orientierten Wissenschaft wird in der Anthropologie des 18. Jahrhunderts geradezu exemplarisch umgesetzt.

Gegenüber diesen frühen Vorbildern wird in Deutschland gemeinhin eine „Essayfremdheit" bis in die zweite Hälfte des 19. Jahrhunderts (was in diesem Fall immerhin beinahe 300 Jahre Verspätung gegenüber Frankreich und England wären) diagnostiziert.[15] Gerhard Haas läßt in seiner Monographie zum *Essay* gerade noch Lessing, Herder, Hamann und Friedrich Schlegel als Ausnahmen gelten und wundert sich ansonsten:

> Die Funktion des Essays, gelehrtes Wissen in ein Ganzes einzuordnen, das Einzelne gegen den Hintergrund des Universalen auszuleuchten und, wenn nicht jedem Menschen, so doch einer geistig aktiven Schicht der Gesellschaft faßlich zu vermitteln, hätte den Intentionen der Aufklärung in besonderer Weise entsprechen müssen. Aber Pedanterie und Regeldenken verhinderten weithin ein solches freies geistiges Ausgreifen.[16]

Daß die hier skizzierte Popularisierung des Wissens nun zweifellos nicht nur ein abstraktes, sondern ein auch tatkräftig verfolgtes Ziel der aufklärerischen Popularphilosophie ist, dürfte niemand in Frage stellen. Was den deutschen Essay zumindest im 18. Jahrhundert so problematisch macht, ist gemeinhin der zweite Definitionsbestandteil, nämlich der ästhetische Eigenwert der Texte. Joachim Schlote faßt in seiner Arbeit zur *Entstehung und Entwicklung des deutschen Essays im 18. Jahrhundert* die Vorwürfe zusammen, die gerade die popularphilosophischen Texte treffen: „Es ist ein unverrückbarer Topos in der Literatur, daß der Essay ins Feuilletonistische herabsinke, wenn er den ästhetischen Maßstäben nicht genügt. Ängstlich sind viele darum bemüht, ihn von allen realen Geschehnissen fernzuhalten."[17] Gegenüber diesem sozusagen ästhetizistischen Essay-Begriff, an dem gemessen der lebensweltlich orientierte aufklärerische Essay zwangsläufig defizient bleiben muß, versucht Schlote, spezifische Charakteristika des Essay im 18. Jahrhundert herauszuarbeiten: Er sei vor allem geprägt durch ein gleichberechtigtes

---

[14] Weshalb Karlheinz Stierle (*Sprache und menschliche Natur in der klassischen Moralistik Frankreichs*. Vortrag zum Gedächtnis von Gerhard Hess. Konstanz 1985, S. 23) die Moralistik sogar als „negative Anthropologie" bezeichnet.

[15] Haas, Essay, (wie Anm. 13), S. 18.

[16] Ebd., S. 21.

[17] Schlote, (wie Anm. 9), S. 9.

Autor-Leser-Verhältnis nach dem Muster des Gesprächs (im Gegensatz zum ästhetizistischen Essay, der von der „Einsamkeitserfahrung“[18] des geistig überlegenen Essayisten ausgeht) und einem stärkeren Interesse an der Wahrheitsfindung als an der eleganten Formulierung der Suche nach ihr.

Für die weitere Untersuchung wäre damit festzuhalten, daß der Essay im hier untersuchten Zusammenhang schon deshalb von Interesse ist, weil er anthropologische und ästhetische Ahnen hat: Die Beförderung der Menschenkenntnis ist eines seiner ureigenen Anliegen; diese soll jedoch nicht in wissenschaftlich-systematischer Form betrieben und präsentiert werden, sondern ästhetisch ansprechend verpackt und mit einer Prise Subjektivität gewürzt auftreten. Zu untersuchen wäre also, inwiefern die ‚Gedanken‘-Essays der Hallenser dem Klischee von der aufklärerischen Essayfremdheit entsprechen oder inwiefern sie es widerlegen, und zwar sowohl von ihrer Funktion wie auch von ihrer Gestaltung her: Handelt es sich bei ihnen um Spaziergänge à la Montaigne oder Baconsche Wanderungen? Und wie steht es mit dem ästhetischen Anspruch?

II. Zur Themenwahl: Menschenkenntnis, Aberglaubensbekämpfung, Neugierde

Daß ein Essay – wie ich die ‚Gedanken‘-Texte im folgenden der Kürze halber einfach nennen werde –, in erster Linie nützlich zu sein habe, darüber sind sich die hier behandelten Autoren weitgehend einig. Den Spitzenplatz in der Hitliste erstrebter Nutzanwendungen nimmt dabei, nicht weiter überraschend, die Menschen- und Weltkenntnis im allgemeinen ein: „Was kan dem Character eines vernünftigen Einwohners und Zuschauers der Welt gemässer seyn, als sich selbst und das menschliche Leben recht kennen zu lernen?“[19] In diese Richtung gehen vor allem die Texte Meiers, wie die *Gedancken von der Ehre*, vom *Glück und Unglück*, von der *Religion*, aber auch Krügers *Gedanken von der Erziehung* oder Nicolais *Gedancken von Thränen und Weinen*, um nur einige Beispiele zu nennen. Die erstrebte Nützlichkeit kann darüber hinaus speziell – und damit ebenso im Mainstream aufklärerischen Gedankenguts – die Form von Aberglaubens-, Irrtums- oder Vorurteilskritik annehmen; hier sind Meiers *Gedanken von Gespenstern* ebenso einschlägig wie Nicolais *Gedancken von der Erzeugung der Kinder im Mutterleibe* oder Krügers *Gedancken von dem Helmstädtischen Gesundbrunnen*. Dabei ist es jedoch durchaus nicht von vornherein ausgemacht, daß die Autoren eine genuin aufklärerische Position vertreten: So gesteht Nicolai durchaus die Möglichkeit der Entstehung von Muttermalen in der Schwangerschaft zu, oder beweist Krüger die wohltätigen Wirkungen des Gesundbrunnens mit einer Fülle von Fallgeschichten,

---

[18] Ebd., S. 5.

[19] Meier, *Glück und Unglück*, (wie Anm. 6), S. 3.

die doch verdächtig an Wunderheilungen erinnern. Wichtig ist jedoch, daß überhaupt die Mischung aus „Einfalt, Aberglauben und Unvernunft"[20] bekämpft wird, indem man solide argumentiert oder sich auf konkrete Erfahrungen bezieht: Damit wird eine kontroverse Diskussion solch heikler Themen überhaupt erst möglich.

Zu den aufklärerischen Klassikern ‚Förderung der Menschenkenntnis' und ‚Kampf dem Aberglauben' kommt ein spezielles Motiv hinzu, daß schon mehr in Richtung eines moderneren Essay-Verständnisses weist: Bei der Auswahl bestimmter Themen nehmen die Autoren, wie sie recht freimütig zugeben, vor allem Rücksicht auf die menschliche Neugierde. Es ist auffällig, mit welcher Mühe die theologisch verrufene menschliche Eigenschaft hier rehabilitiert wird. Dabei verfolgt man zwei Taktiken. Meier versucht eine Legitimation innerhalb des theologischen Systems:

> So ofte ich also meine Erkenntnißkraft brauche, um GOtt selbst unmittelbar zu betrachten, so ofte ist dieser Gebrauch ein würcklicher Dienst GOttes. So ofte ich aber auch eben diese Kraft brauche, etwas anders ausser GOtt zu dencken, so ofte kan ich dasselbe in Beziehung auf GOtt als die Quelle desselben betrachten. [...] Und es gehört demnach, alle richtige Erkenntniß aller Dinge, zu der Religion. [...] Was für eine unendliche und angenehme Laufbahn eröfnet sich hier, GOtt zu dienen und die Religion auszuüben! [...] Ich will also Tag und Nacht studieren, damit ich das höchste Wesen immer besser kennen lerne, und ich bin also überzeugt, daß diese Beschäftigung nichts anders als eine Ausübung der Religion seyn könne.[21]

Während hier den weltlichen Studien ihre Dignität durch ihre Beziehung auf Gott zugewiesen wird, bevorzugt Nicolai einen typisch anthropologischen Ansatz. Er bezeichnet die Neugier als „den Menschen angeboren" und eine „edle Gabe der Natur".[22] Krüger vereint sogar die Vorteile beider Argumentationsstränge: Er benutzt zwei empirische Argumente, um die Neugier als „so menschliche Eigenschaft, daß ein Mensch, der sie nicht fühlet, kaum diesen ehrwürdigen Namen verdienet",[23] auszuweisen – die natürliche Neugier der Kinder und die allgemeine Verbreitung von Zeitungen – und ein theologisches, um sie zu rechtfertigen: Die Neugier sei dem Menschen geboten, „damit er theils die Absichten, theils die allervollkommensten Regierungsregeln GOttes erforsche".[24] Exemplarisch läßt sich hier die Ablösung theologischer Rechtfertigungsmuster durch anthropologische samt ihrer Zwischenstufen verfolgen.

---

20 Nicolai, *Erzeugung des Kindes*, (wie Anm. 6), Vorrede, *4.

21 Meier, *Religion*, (wie Anm. 6), S. 33f. und 39f.

22 Nicolai, *Erzeugung des Kindes*, (wie Anm. 6), Vorrede, S. *2f.

23 Krüger, *Ursachen des Erdbebens*, (wie Anm. 6), S. 37.

24 Ebd., S. 40. In diesem Zusammenhang kann Krüger sogar die ungeheure Verbreitung von Presseerzeugnissen theologisch rechtfertigen: Die Zeitungen seien die „Geschichtschreiber der gegenwärtigen Regierung Gottes, welche uns von allen neuen Veränderungen in seiner allgemeinen Herrschaft, Nachricht geben" (ebd., S. 41).

III. Zur Argumentation: mathematische Methode vs. Erfahrung und Irrtum

Methodisch gibt man sich – wegen der angestrebten Nutzbarkeit – zunächst dezidiert anti-metaphysisch und anti-spekulativ. Meier verteidigt beispielsweise seine Betrachtungen über die Ehre damit, daß er „eine Arbeit unternommen habe, welche nicht etwa mit unnützen Speculationen angefüllt ist, sondern welche in das menschliche Leben einen grossen Einfluß haben".[25] Das bedeutet jedoch wiederum nicht, daß man allen philosophischen Methoden in Gänze untreu wird. Besonders Meier legt großen Wert auf präzise Begriffsdefinitionen, die jeweils am Anfang seiner Abhandlungen stehen; er begründet dies ebenfalls in den *Gedancken über die Ehre*:

> Da es demnach eine solche Bewandniß mit der Ehre hat, daß nicht leicht eine Sache zu finden ist, die so viel verschiedenen Urtheilen unterworfen ist, und von der sich die Menschen so viele verschiedene Begriffe machen, so halte ich es für eine nützliche Arbeit, wenn man sich bemühet dieses Chaos der Begriffe und Urtheile in Ordnung zu bringen.[26]

Auch der weitere Fortgang seiner Argumentationen weist häufig – obwohl Meier das häufig abstritt und dagegen polemisierte – verdächtige Ähnlichkeit mit der „mathematischen Methode" Wolffs auf:[27] Aus den definierten Begriffen deduziert er seine Urteile und Schlüsse nach dem allgemeinen Kausalitätsprinzip, das er wie Wolff als Grundlage alles vernünftigen Philosophierens betrachtet.[28] Das Ergebnis muß jedoch zwingend – und sei es auch nur in einem pauschalen Satz – als der allgemeinen Lebenserfahrung entsprechend ausgewiesen werden. Auf diese Weise kommt Meier in jedem seiner ‚Gedanken'-Essays zu einem präzise formulierbaren und systematisch nachvollziehbaren Ergebnis, das mit den rationalistischen Grund-

---

25 Meier, *Ehre*, (wie Anm. 6), S. 3.

26 Ebd., S. 3.

27 Vgl. z.B. die Definition der „Mathematischen Methode" bei Johann Georg Walch, *Philosophisches Lexicon* [1726, ²1733]. 4., erg. Aufl. hg. v. Justus Christian Hennings. 2 Bde. Leipzig 1775 [Reprint Hildesheim 1968], Bd. 2, Sp. 63: „Sie fängt von den Definitionen oder Erklärungen an, gehet zu den Grundsätzen und hievon weiter zu den Lehrsätzen und Aufgaben fort". Mir nicht ganz einleuchtend sind die Ausführungen von Günter Schenk (*Leben und Werk des Halleschen Aufklärers Georg Friedrich Meier*. Halle 1994, S. 24) in seiner Meier-Monographie zu diesem Punkt. Schenk abstrahiert aus Meiers Erstlingsschrift von 1741 *Versuch einer philosophischen Abhandlung von dem Mittelmäßigen in der Dichtkunst* sehr zutreffend vier Maximen des Vorgehens, die meiner Meinung nach genau der mathematischen Methode entsprechen (1. Begriffsdefinition; 2. Verwendung nur ausreichend bewiesener Prinzipien; 3. Ableitung von Sätzen aus diesen Definitionen und Prinzipien; 4. kausale Anordnung); er bezeichnet dies jedoch als „rhetorisch-logische Argumentationsstrategie" Meiers, um der „bereits dogmatisierten Wolffschen mathematischen Methode entgegenzutreten" (ebd.).

28 Meier, *Schertze*, (wie Anm. 6), S. 33: „Alles hat seinen hinreichenden Grund. Dieser Satz ist ein so allgemeines Gesetz, daß er das gantze Bezirck aller möglichen und würcklichen Dinge unter sich begreift, und die Regeln der Schertze werden gewiß davon nicht ausgeschlossen seyn". Vgl. auch ders., *Glück und Unglück*, (wie Anm. 6), S. 23.

sätzen von Philosophie und Religion jeweils aufs schönste übereinstimmt. Damit ist auch gleichzeitig die lebenspraktische Funktion für den Leser sichergestellt: Meiers Abhandlungen sind als konkrete Lebenshilfeschriften für vielfache Krisensituationen des menschlichen Lebens wie den Glaubenszweifel, das Eintreten unerwarteter Schicksalsschläge, die Konfrontation mit unerklärlichen Phänomenen usw. lesbar.

Ihrer Sache nicht ganz so sicher sind hingegen Krüger und Nicolai – die als Mediziner wahrscheinlich auch häufiger mit der Fehlbarkeit ihrer ärztlichen Prognosen konfrontiert sind als ein Fachphilosoph. Der Irrtum ist für Nicolai sogar gegenüber dem geraden Weg zur Wahrheit „der Natur der Menschen weit gemässer";[29] dieser skeptizistischen Grundhaltung wirkt er jedoch in der Durchführung seiner Schriften mit einer ausgeprägten Neigung zu formalisierten logischen Schlüssen entgegen, die häufig in einen befremdlichen Kontrast zu den eingestreuten Fallgeschichten treten. Darüber hinaus gibt es bei ihm sogar bereits ein – wahrscheinlich durchaus berechtigtes – Mißtrauen gegenüber dem neuen Beweisparadigma, nämlich der Berufung auf die Erfahrung. In seinen *Gedancken von Tränen und Weinen* nämlich will er sich ausnahmsweise einmal einer Mode nicht anschließen: „Ich werde hier die Mode derjenigen nicht mitmachen, welche, indem sie von einem gewissen Vorurtheile eingenommen sind, die Geschicklichkeit haben, Erfahrungen zu erdichten."[30]

Krüger schließlich entfernt sich in seinen Schriften am weitesten von aller deduktiven Argumentation mit Anspruch auf logisch-systematische Geltung. Zunächst verstößt er bewußt und willentlich gegen den ersten Grundsatz der mathematischen Methode, das Gebot der Begriffsdefinition: „*Euclides* selbst wird mir es vergeben, wenn ich meine Abhandlung mit keiner Worterklärung der Kinder anfange. Eine Erklärung von dieser Art kan man nur ohne Lachen lesen, wenn sie lateinisch abgefaßt ist".[31] Ironisch verdeutlicht Krüger hier, daß es sich bei der von den Philosophen unterstellten universalen Anwendbarkeit der mathematischen Methode um ein grundlegendes Mißverständnis handelt, das dazu geführt habe, „daß wir uns bey diesen erleuchteten Zeiten in dem Stande befinden, bey der größten Unwissenheit alles nach der mathematischen Methode zu *demonstriren*, was ein *Euclides* zu beweisen nimmermehr in Stande gewesen seyn würde."[32] Er selbst verwendet in seinen Schriften sowohl philosophische Schlußverfahren wie medizinische und psychologische Erfahrungen oder Erkenntnisse aus der Literatur und aus anderen Fachwissenschaften. Dieses Verfahren kann im Ergebnis auch durchaus einmal dazu führen, daß er den Leser einfach mit der Vielfalt der vorgetrage-

---

29 Nicolai, *Erzeugung des Kindes*, (wie Anm. 6), S. 28.
30 Nicolai, *Thränen und Weinen*, (wie Anm. 6), S. 89.
31 Krüger, *Erziehung der Kinder*, (wie Anm. 6), Tl. 1, S. 6.
32 Ebd., S. 4f.

nen Argumente allein läßt und sich, wie in seiner Schrift über Kaffee, Tee und Tabak, dabei rechtfertigt:

> Und warum wolte ich es länger leugnen, daß die Trägheit die gröste von meinen Schwachheiten wäre. Da dieses eben die Ursache ist, daß ich mich niemahls mit jemanden in einen Streit einlasse. Aber eben darum weiß ich nicht ob ich den Caffee loben oder schelten soll, da ihn einige ganz ausserordentlich hochschätzen, andere aber gar nichts daraus machen. Darum werde ich ihn loben, ich werde ihn verachten, und ich weiß nicht was man weiter verlangen kan.[33]

Nun sind die skizzierten grundlegenden Unterschiede im methodischen Vorgehen bei Meier gegenüber Krüger und Nicolai nicht gerade überraschend, sondern erscheinen zwingend als Ausfluß des Paradigmas, dem sie sowohl institutionell wie auch persönlich vor allem angehören: also dem geschlossenen System der rationalistischen Philosophie oder dem der sich zunehmend gegenüber der Alltagswelt öffnenden Medizin. Bei allen zeigt sich jedoch gerade in den Widersprüchen und Brüchen ihres Vorgehens, wie schwierig es ist, die vertrauten und ausgetretenen Wege der Argumentation zu verlassen (um bei der Spaziergangs-Metaphorik zu bleiben) und einen eigenen, auf die Sache selbst zugeschnittenen Zugang zu finden. Es ergeben sich daher zunächst uneinheitliche, eklektizistische Mischungen aus logischen Syllogismen, empirischen Beobachtungen und persönlichen Bemerkungen. Allein eine Polemik gegen die mathematische Methode oder auch gegen die modische Berufung auf die Erfahrung befreit eben nicht von dem verinnerlichten Zwang zu Methode und Beweis überhaupt.

IV. Philosophische, anthropologische, ästhetische Konzepte

Das Festhalten an bestimmten philosophischen Konzepten zieht darüber hinaus einige Konsequenzen für Methode und Darstellung zwingend nach sich. Eine dieser konzeptuellen Erblasten ist der rationalistische Vollkommenheitsbegriff. Wo immer in den ‚Gedanken'-Essays definiert wird – und es wird, trotz aller gegenteiligen Beteuerungen, recht häufig definiert –, geschieht dies im Hinblick auf die Vollkommenheit: Die Ehre ist bei Meier die „Erkenntniß seiner grössern Vollkommenheiten von andern";[34] der Geschmack ist „das Vermögen von den Vollkommenheiten oder Unvollkommenheiten zu urtheilen";[35] die Religion ist die „Crone aller übrigen menschlichen Vollkommenheiten".[36] Für Krüger verdienen es – nun schon etwas lebensnaher – „wahre Ergötzlichkeiten meistentheils eine Vollkommenheit des menschlichen Zustandes genennet zu werden";[37] und sogar Nico-

[33] Krüger, *Caffee*, (wie Anm. 4), S. 16.
[34] Meier, *Ehre*, (wie Anm. 6), S. 8.
[35] Meier, *Schertze*, (wie Anm. 6), S. 27.
[36] Meier, *Religion*, (wie Anm. 6), S. 50.
[37] Krüger, *Caffee*, (wie Anm. 6), S. 2f.

lai befindet bei seiner Untersuchung des Lachens unter ausdrücklicher Berufung auf Baumgarten: „die Sachen, worüber man lacht, müssen entweder eine Vollkommenheit oder Unvollkommenheit vorstellen".[38] Diese Fixierung auf alle möglichen Vollkommenheiten (und damit auch auf alle möglichen Unvollkommenheiten, wie es im logisch-dualistischen System bei Meier immer wieder in unendlich ermüdender Korrektheit heißt) – diese Vollkommenheitsfixierung ist wohl als Fortschreibung des Theodizee-Gedankens auf den Menschen und die Lebenswelt hin zu deuten: Sie überträgt ein Wesensmerkmal Gottes auf Einzelbestandteile seiner Schöpfung und verleiht dadurch allen weltlichen Gegenständen eine virtuell höhere Dignität (also auch sehr prosaischen Dingen wie dem Lachen, den Scherzen, den menschlichen Vergnügungen etc.!). Sie hat jedoch gefährliche Nebenwirkungen für die Argumentation: Zum einen wird allem und jedem eine werthaltige Teleologie zum Grunde gelegt, die die normalen lebensweltlichen Ausprägungen der behandelten Sachverhalte von vornherein als defizient erscheinen läßt: Natürlich ist das Glück wechselhaft, die Scherze meistens schlecht, und Kaffee, Tee und Tabak haben zumindest böse Nebenwirkungen. Zum anderen läßt der dem Vollkommenheits-Konzept inhärente extreme Dualismus leicht vergessen, daß es zwischen Vollkommenheit und Unvollkommenheit beim Menschen eine unendliche Vielzahl von Zwischenzuständen und Graduierungen geben könnte, die ja möglicherweise viel interessanter sein könnten als nun gerade die Extrema. Diese Erkenntnis setzt sich in der Anthropologie langsam durch; für die Ästhetik bleibt sie lange irrelevant.

Ein erster Schritt weg von dem schmalen Pfad der Perfektion ist die Aufspaltung des Menschen in eine moralische und eine physische Hälfte, die sich neben der Theodizee-Problematik zur zweiten prägenden Kraft für die hier behandelten Texte entwickelt. Genauso wie die obligatorische Berufung auf die Erfahrung wird es nämlich zunehmend zum akademischen Standard, daß alle Phänomene, die den Menschen betreffen, in Hinsicht auf das commercium-Problem zu betrachten sind.[39] Unter diesem Paradigma gilt dann aber kein strenges Vollkommenheitsideal mehr, sondern es setzt sich das medizinisch-diätetische Konzept der Mäßigung, des goldenen Mittelwegs durch. So empfiehlt auch Meier beispielsweise die „gehörige Mäßigung aller Ehrbegierde"[40] – obwohl doch diese in einer Vollkommenheit gegenüber anderen besteht – und befindet: „Es ist ein allgemeiner Fehler der

---

38 Nicolai, *Lachen*, (wie Anm. 6), S. 18.

39 So unterscheidet beispielsweise Meier, *Glück und Unglück*, (wie Anm. 6), S. 9f., eine moralische und eine physische Vollkommenheit, die erst beide zusammen menschliche Glückseligkeit ausmachen, oder definiert sogar die Religion als „die eintzige Beschäftigung des ganzen Menschen nach Leib und Seele" (Meier, *Religion*, wie Anm. 6, S. 48). Krüger teilt die beiden Bände seiner Gedanken von der Erziehung in einen Teil zur „Bildung des Leibes" und einen anderen zur „Bildung der Seele" auf. Nicolai gliedert ebenfalls sowohl seine Schrift zum Lachen wie die zum Weinen nach dem Muster physische und psychische Wirkungen und Ursachen.

40 Meier, *Ehre*, (wie Anm. 6), S. 5.

Menschen, daß sie, zwischen dem was zu wenig und was zu viel ist, nicht das gehörige Mittel treffen können."[41] Insofern bietet sich die Anthropologie durchaus als ernstzunehmender Ausweg aus dem Theodizee-Dilemma an: Denn vom Menschen als einem ‚Mittelwesen' kann verständlicherweise nicht die Vollkommenheit Gottes erwartet werden.

V. Zur Darstellung: Schöne Gründlichkeit und Ordnung vs. Ironie und Digressionen

Aus diesen Verpflichtungen gegenüber bestimmten konzeptuellen Paradigmen kann man auch ableiten, warum gerade die Schriften des Ästhetikers Meier gegenüber den stärker lebensweltlichen Krügers und Nicolais so außerordentlich traditionell, steif und unessayistisch wirken. In der Definition der Schönheit als vollkommener sinnlicher Erkenntnis ist die geistige Komponente des Erkennens gegenüber der physischen der Sinnlichkeit immer noch ungleich stärker gewichtet; dazu kommt auch hier die teleologische Verpflichtung auf abstrakte, häufig intellektualistische Vollkommenheitskriterien.

Das ästhetische Kriterium, das Meier in seinen Schriften mit weitem Abstand am häufigsten verwendet, ist dasjenige der Ordnung und Gründlichkeit, und zwar selbst bei stark lebensweltlichen Themen, die – wie er wohl zu Recht vermutet – andere Lesererwartungen wecken:

> Ich will mich nunmehr, zu der Untersuchung der Schertze selbst, wenden. Ich werde mich zwar sehr in acht nehmen, nichts weiter, als eine trockene systematische Abhandlung der Regeln zu schertzen, meinen Lesern vorzulegen. Allein da ich die Absicht habe, diese Regeln gründlich zu beweisen, so muß ich vor allen Dingen einige Wahrheiten und Erklärungen gehörig aus einander zu setzen suchen [...].[42]

Er folgt damit treulich seinen Ausführungen über die „schöne Lehrart" in den *Anfangsgründen aller schönen Künste und Wissenschaften*, daß „die Ordnung eine Schönheit [....] und [...] eine schöne Ausführung ohne Methode, der Natur nicht aufs möglichste gemäß" sei.[43] Die schöne Ordnung darf zwar dann und wann auch als schöne Unordnung verkleidet erscheinen, ist aber eine der wesentlichen Erfordernisse für einen schönen Text überhaupt. Zumal wenn er gleichzeitig ein gelehrter Text ist – denn beides schließt sich nach Meier nun nicht mehr gegenseitig aus:

> Gleichwie die schönen Wissenschaften es erlauben, viele Sachen aus den höhern Wissenschaften schön zu dencken, [...] also ist es auch erlaubt und gut, wenn man, mitten in den hö-

---

[41] Ebd.

[42] Meier, *Schertze*, (wie Anm. 6), S. 47.

[43] Meier, Georg Friedrich, *Auszug aus den Anfangsgründen aller schönen Künste und Wissenschaften*. Halle 1758, S. 92.

hern Wissenschaften, dann und wann schön denkt, damit die gelehrte Erkenntnis nicht bloß gelehrt werde, sondern zugleich, doch an den gehörigen Orten, schön sei.[44]

Die hier propagierte Öffnung der Wissenschaften in der Darstellung ihrer Erkenntnisse wie auch in der Wahl ihrer Gegenstände auf das Publikum hin ist deshalb wohl der wesentlichere Beitrag der Meierschen Ästhetik zu der hier behandelten Gattung der ‚Gedanken'-Essays. Meier selbst war scharfsinnig genug, um in seinen *Gedancken von Schertzen* immer wieder zu betonen, daß er zur Behandlung dieser Thematik nicht deshalb besonders qualifiziert sei, weil er ein besonders begnadeter Possenreißer wäre[45] – und so können auch seine Monographien ihren akademischen Kontext nicht verleugnen. Worum er sich immerhin durchgängig bemüht, ist die Auflockerung seiner Texte durch die Verwendung bildlicher Redeweisen. Leider tendiert er dabei zum einen dazu, die Vergleiche recht stereotyp zu verwenden; zum anderen sind sie häufig eher Gemeinplätze, wie beispielsweise seine wiederkehrenden Vergleiche der Scherze oder der Ästhetik als ganzer Wissenschaft mit flatterhaften „Frauenzimmern".[46]

Bemerkenswerterweise tun sich die ästhetisch nicht ambitionierten Mediziner Krüger und Nicolai wesentlich leichter mit der Metaphorik. In aller Unbefangenheit tendieren sie dazu, Vergleiche zunächst sehr wörtlich zu nehmen und ausführlich durchzuspielen. So gefällt beispielsweise Nicolai – wie er selbst zugibt – der Vergleich des menschlichen Körpers mit einer Uhr „dermassen wohl",[47] daß er ihn über Seiten hinweg bis in alle Einzelheiten ausbaut. Anschließend weist er jedoch auch auf die Problematik dieses Verfahrens hin: Gegner der mechanischen Ärzte hätten nämlich versucht, „die Schlüsse der Aehnlichkeit über die Vergleichungsstücke auszudehnen",[48] um diese damit lächerlich zu machen. Er gesteht deshalb zu, daß die Übereinstimmung zwischen Bild und Sache nur in bestimmten Stücken gegeben sei – was zweifellos ein sehr reflektierter Einsatz von bildhaften Mitteln ist.

Daß sich die Texte Nicolais und Krügers überhaupt stilistisch ansprechender und leserfreundlicher präsentieren als die ach so gründlichen und schön ordentlichen Ausführungen des Ästhetikers Meier, liegt daran, daß sich die Mediziner

---

44 Ebd., S. 15.

45 Wohl auf entsprechende Leserbeschwerden hin teilt Meier in der „Vorrede zu der neuen Auflage", der zweiten Auflage, der *Schertze* immerhin mit: „Ich habe, meine Gedancken, gantz umgearbeitet. Ich habe sie nicht nur mit Regeln zu schertzen vermehrt, sondern auch meine alten Gedancken weiter ausgeführt, und mit Exempeln erläutert. Ich hoffe also, daß ich einigermassen dieienige Dunckelheit und Trockenheit vermieden habe, deren man die erste Ausgabe dieser Gedancken beschuldiget hat". Bemerkenswert ist jedoch auch bei diesem Zugeständnis an die Leser, daß mit der Auflockerung durch „Exempel" gleichzeitig eine Stärkung der systematischen Bemühungen – durch die Hinzufügung von Regeln – einhergeht.

46 Meier, *Schertze*, (wie Anm. 6), S. 16 und 25.

47 Nicolai, *Erzeugung des Kindes*, (wie Anm. 6), S. 1.

48 Ebd., S. 4.

redliche Mühe geben, ihren Leser nicht nur zu belehren, sondern auch zu unterhalten. Nicolai bekennt:

> Ich habe mich insonderheit bemühet, in der Ausarbeitung dieser Schrift Deutlichkeit und Gründlichkeit zum Augenmerk zu haben, [soweit wie Meier! – J. H.] und den Leser nicht nur zu unterrichten, sondern auch mit meinen Einfällen zu belustigen. Das letztere habe ich aus keiner andern Ursache gethan, als daß man bey Lesung dieser Schrift nicht einschlafen möchte. Solte aber auch dieses wieder mein Vermuthen geschehen, so ist doch der Schlaf an sich etwas gutes und angenehmes.[49]

Damit demonstriert er zugleich seine souveräne Beherrschung der anderen beiden rhetorischen Mittel, die sowohl Krüger wie auch Nicolai gezielt einsetzen, um ihre über weite Strecken doch eher ermüdenden ‚Gedancken' aufzumöbeln, nämlich Digressionen und Ironie. Nicolai rechtfertigt seine eigene Neigung zu „Ausschweifungen" zum einen damit – eines seiner Lieblingsargumente offensichtlich –, daß es eine „Mode" bei den „heutigen Schriftstellern" sei;[50] zum anderen sogar unter expliziter Berufung auf Theoreme der Baumgartenschen Ästhetik: „weil ich sie vor sehr kleine Unordnungen halte, und ich mir einbilde, daß die kleinen Unordnungen als besondere Unordnungen zu der Ordnung, Vollkommenheit und Schönheit des Ganzen vieles beytragen, wenn sie nur recht angebracht werden".[51]

Ein besonders schönes Beispiel der Verbindung von Digression und Ironie bei Krüger soll, der Demonstration halber, etwas länger zitiert werden. Mitten in seinen Ausführungen über Schaden und Nutzen des Kaffeetrinkens kommt Krüger aus heiterem Hinmel auf das Kalenderwesen zu sprechen:

> [...] man hat es lange Zeit nicht für rathsam gehalten, den Gregorianischen Calender anzunehmen, ob man gleich sahe daß er besser war als der Julianische, und man hatte die wichtigste Ursache von der Welt dazu dieses nicht zu thun. Den Gregorianischen Calender hatte der Papst Gregorius verfertiget. Ein Papst. Ursache genug diesen Calender nicht zu billigen, wenn er auch noch so vernünfftig wäre. Wie vielmehr wird man sich ein Gewissen daraus machen Caffee zu trincken, da die Türcken diese geschworenen Feinde der Christenheit solches thun [...]. Aber was soll ich sage [sic], die meisten von meinen Landsleuten leben des Vormittags wie die Heyden, und des Nachmittags wie die Türcken.[52]

Eine Passage wie diese werden auch Anhänger der Theorie vom ästhetizistischen Essay als essayistisch durchgehen lassen: Verbindet sie doch auf assoziativ-witzigem Wege und in sprachlich beinahe gesprächshafter Weise originelle Gedanken. Das gelingt immer dann, wenn die Autoren sich als Individuen hinter dem Text zu erkennen geben oder den Leser direkt ansprechen. Dies ist bedauerlicherweise nur äußerst sporadisch der Fall und wirkt deshalb um so unvermittelter mitten zwischen logischen Deduktionen bei Nicolai oder naturkundlichen Versuchsanordnungen bei Krüger. Es gibt jedoch erste Anzeichen für das Eindringen von Subjek-

---

49 Ebd., S. *4.
50 Nicolai, *Schönheit*, (wie Anm. 6), S. 6.
51 Nicolai, *Thränen und Weinen*, (wie Anm. 6), Vorrede, Bl. [)(8r].
52 Krüger, *Caffee*, (wie Anm. 4), S. 14f.

tivität in diese sonst sich so objektivistisch und allgemeingültig gebenden Texte: „Ich schreibe was ich fühle, und mein Mund redet die Sprache des Herzens" – das ist nicht etwa ein Zitat aus einem empfindsamen Roman Gellerts, sondern aus Krügers *Gedanken von dem Helmstädtischen Gesundbrunnen.*[53] All diese Ansätze – reflektierter Gebrauch von Bildlichkeit, gezielter Einsatz von Digressionen und Ironie, erste Spuren von Subjektivität – rechtfertigen es in meinen Augen, den „Gedancken" zumindest teilweise auch in der Ausgestaltung essayistische Qualitäten zuzusprechen.

Sind die „Gedancken" nun Spaziergänge oder Wanderungen? Vielleicht kann man sie, um die Lieblingsmetapher Nicolais aufzunehmen, am besten als Modenschauen bezeichnen (wenn auch mehr Prêt-à-porter als Haute-Couture). In einem experimentellen Umfeld versucht man sich in den neuesten Trends: verbindet altmodische rationalistische Deduktionen mit Erfahrungsberichten im aktuellen empiristischen Stil, wagt hier und dort ein bißchen Witz und ein wenig Persönlichkeit, ohne allzusehr auffallen zu wollen – und bemüht sich dabei, die Tragbarkeit der Modelle auch im Alltag sicherzustellen. Die Befreiung im Denken, die Unabhängigkeitserklärung vom Methodenzwang, der Blick über die fachlichen Grenzen hinaus – all dies geht einher mit der Befreiung im Schreiben selbst. Gegenüber den Zwängen von rationalistischem System, mathematischer Methode und Vollkommenheitsteleologie, aber auch gegenüber dem Fachlateinisch der Mediziner und ihrer gelehrten Zitatenflut ist der Essay die ungleich ‚anthropologischere' literarische Ausdrucksform. In ihm verbinden sich ästhetischer Anspruch der Darstellung und die Bemühung um ein praxisnahes, anwendbares Wissen vom Menschen mit einer neuen Ausrichtung auf den Leser – nicht als Schüler, sondern als eigenständiger Gesprächspartner und als Subjekt, demgegenüber sich auch der Autor zumindest stellenweise als solches zu erkennen geben darf. In der kleinen Form finden die Hallenser zuerst zu einer – wenn auch noch nicht besonders großen – Freiheit des Denkens und Sprechens, die die Voraussetzung für diejenige unorthodoxe und die Disziplinengrenzen auflösende Beschäftigung mit dem Menschen bildet, die später den Namen Anthropologie bekommen wird.

---

[53] Krüger, *Gesundbrunnen*, (wie Anm. 6), S. 3.

HANS-WALTER SCHMIDT-HANNISA (Bayreuth)

Johann Gottlob Krügers geträumte Anthropologie

„Krügers Träume sind die Wahrheiten in ihren schönsten Schlaf-Röcken."
Georg Christoph Lichtenberg[1]

Die Beziehung zwischen Anthropologie und Literatur in der Spätaufklärung ist seit Ende der siebziger Jahre intensiv untersucht worden.[2] Für die bisher insgesamt von der Forschung vernachlässigte Frühphase der aufklärerischen Wende zur Anthropologie, also für die Zeit um 1750, liegen entsprechende Studien bislang jedoch kaum vor. Daß auch bereits zu diesem Zeitpunkt Texte entstehen, die sich einem Konzept literarischer Anthropologie verpflichten, läßt sich exemplarisch anhand der 1754 erschienenen *Träume* von Johann Gottlob Krüger aufzeigen. Dazu wird in einem ersten Schritt Krügers Bedeutung für die Entwicklung einer empirischen Seelenlehre erörtert (I.), in einem zweiten Schritt geht es sodann um sein doppeltes Interesse am Traum: am psychologischen Phänomen zum einen, an der literarischen Gattung zum andern (II.), und drittens ist schließlich anhand ausgewählter Textbeispiele herauszuarbeiten, wie sich in den *Träumen* beide Interessen miteinander verbinden (III.).

I.

Der Autor der *Träume*, seit 1744 Professor der „Weltweisheit und Arzeygelahrtheit" in Halle,[3] gehört zu den Zentralfiguren des dortigen Kreises von Psychomedizinern, die den epistemologischen Schwenk von der cartesischen Lehre der Sub-

---

1 Lichtenberg, Georg Christoph, *Schriften und Briefe*, hg. v. Wolfgang Promies. Bd. 2. München 1971, S. 70.

2 Vgl. dazu den Forschungsbericht von Riedel, Wolfgang, Anthropologie und Literatur in der deutschen Spätaufklärung. Skizze einer Forschungslandschaft, in: *IASL*, 6. Sonderheft: Forschungsreferate, 3. Folge, Tübingen 1994, S. 93–157; außerdem die Bibliographie von Košenina, Alexander, Auswahlbibliographie zur Erforschung der (literarischen) Anthropologie im 18. Jahrhundert, in: Schings, Hans-Jürgen (Hg.), *Der ganze Mensch*. Anthropologie und Literatur im 18. Jahrhundert. DFG-Symposion 1992. Stuttgart/Weimar 1994, S. 755–768. Die vielleicht wichtigste seitdem erschienene Arbeit ist die von Heinz, Jutta, *Wissen vom Menschen und Erzählen vom Einzelfall*. Untersuchungen zum anthropologischen Roman der Spätaufklärung. Berlin/New York 1996.

3 Über die wichtigsten biographischen Daten informiert eine Zeittafel in: Unzer, Johann August, *Neue Lehre von den Gemüthsbewegungen*, mit einer Vorrede vom Gelde begleitet von Herrn Johann Gottlob Krügern, hg. v. Carsten Zelle, Halle 1995, S. 100.

stanzentrennung zu einer Anthropologie im Sinne einer ganzheitlichen, empirisch begründeten Theorie einer Wechselwirkung von Körper und Seele betreiben. Ein Blick in die Liste seiner Publikationen läßt erkennen, daß es sich bei Krüger um einen enorm vielseitigen Autor handelt, der seine ‚Gedanken' in zahlreiche zeitgenössische Diskurse einspeist. Sprechend genug sind die folgenden Titel: *Gedancken vom Caffee, Thee, Toback und Schnupftoback* (1743); *Grundriss eines neuen Lehrgebäudes der Arzneykunst* (1745); *Naturlehre* (1740-1750); *Diät oder Lebensordnung* (1751); *Gedancken von der Erziehung der Kinder* (1752); *Gedancken von dem Helmstädtischen Gesundbrunnen* (1755); *Gedancken von den Ursachen des Erdbebens, nebst einer moralischen Betrachtung* (1756).

Bisher wurde Krüger fast ausschließlich als Verfasser des 1756 erschienenen *Versuchs einer Experimental-Seelenlehre* wahrgenommen. Im Prozeß der Etablierung einer empirischen Psychologie markiert dieser Text in der Tat die bedeutendste Station zwischen der Wolffschen *Psychologia empirica* und der Moritzschen Erfahrungsseelenkunde, also zwischen einer bloßen Hilfsdiziplin, deren Aufgabe sich darin erschöpft, die von der *Psychologia rationalis* deduktiv gewonnenen Erkenntnisse durch Beobachtung und Erfahrung zu bestätigen,[4] und einer selbständigen, vorwiegend empirisch-induktiv verfahrenden Wissenschaft.

So zukunftsweisend sich Krügers Empirie-Konzept teilweise darstellt, so offenkundig sind seine Schwächen. Dabei handelt es sich zum einen um Schwächen terminologischer Art, zum anderen um solche seiner praktischen Umsetzung. Zum Ausgangspunkt einer eingehenderen Analyse bietet sich Krügers methodologisches Credo an, „daß es möglich sey, durch die Erfahrung eine Kenntniß von der Seele zu erhalten" (ES 6f.).[5] Der Begriff der Erfahrung wird von Krüger nun auf verschiedene Weise inhaltlich gefüllt. Zunächst sind es zwei Antworten, die er auf die Frage gibt, wie ein sinnlicher Zugriff auf die Seele möglich sei, die doch, wie er ausführt, weder gesehen noch gehört, gerochen, geschmeckt oder gefühlt werden könne. Die erste besteht in einem Verweis auf die Tradition physiognomischer Körperlektüre: Seit jeher gelte das Gesicht als vornehmster Verräter des Herzens, aber auch andere körpergebundene Spezifika wie Gestik, Gangart und Redeweise seien für die Seelenerkundung aufschlußreich (vgl. ES 12f.). Die Begründung dafür lautet: „Die Seele ist so genau mit dem Leibe verbunden, daß wir aufhören, Menschen zu seyn, sobald sie davon getrennet wird. Durch diese Verbindung wird der Körper ein Spiegel, darinnen sich die Seele selbst erblicket [...]." (ES 7) Während dieses ausdruckspsychologische Argument also eine indirekte Zugriffsmöglichkeit auf die Seele durch die äußeren Sinne begründet, rückt die zweite Antwort

---

4 Zur Doppelgliederung der Psychologie, wie sie Christian Wolff mit seinen beiden 1732 *(Psychologia empirica)* und 1740 *(Psychologia rationalis)* erschienen Werken begründet, vgl. Dessoir, Max, *Geschichte der neueren deutschen Psychologie*. Berlin ²1902 [Reprint Amsterdam 1964], S. 67ff.

5 Zitate aus Krüger, Johann Gottlob, *Versuch einer Experimental-Seelenlehre*. Halle/Helmstädt 1756, erscheinen künftig im Text mit der Sigle ES und der Seitenangabe.

die Bedeutung der „innern Sinne" in den Blick. Diese ermöglichen die Erkenntnis jener „Sachen", die „in ihr gegenwärtig" sind (ES 6). Mit dieser erkenntnistheoretischen Aufwertung der „innern Sinne" bahnt Krüger einer systematischen introspektiven Selbstbeobachtung den Weg, von der er selbst freilich – um es bereits im Vorgriff zu sagen – noch wenig Gebrauch macht.

Würde sich die Seelenkunde auf die Erfahrungsmöglichkeiten beschränken, die durch das physiognomische Studium des Körpers gegeben sind, so hieße das, daß sie sich mit bloßer Observation begnügen müßte. Unter Berufung auf die Naturwissenschaften, insbesondere auf die Physik, verweist Krüger aber darauf, daß Ausssicht auf Erkenntnisfortschritte in empirischen Wissenschaften nur dann besteht, wenn diese sich experimenteller Methoden bedienen (vgl. ES 4f.).[6] Es ist genau diese Prämisse, von der Krüger die Notwendigkeit ableitet, auch die Seelenlehre auf eine solche methodische Basis zu stellen.

Bei seinem Versuch „zu zeigen, wie man die Seele durch Experimente solle kennen lernen" (ES 1), erwachsen dem Autor dann freilich unerwartete Schwierigkeiten. Anders als die Naturwissenschaften, die ihre Experimente mit oder an Körpern durchführen, hätte die Seelenlehre sich auf Experimente mit oder an Seelen einzulassen. Die Möglichkeiten, die Krüger dabei vor Augen hat, rechnen alle mit Wechselwirkungen von Leib und Seele. Das hört sich zunächst harmlos an: Unter jeweils kontrollierten Bedingungen könnte man einerseits „durch ausserordentliche Veränderungen die man mit dem Leibe vornimmt, Veränderungen in der Seele zuwege bringen [...], die sich sonst nach dem gewöhnlichen Lauffe der Natur bey ihr nicht gezeigt haben würden" (ES 18); andererseits müßte man die Seele „in Umstände [...] versetzen, darein sie gewöhnlicher Weise nicht zu gerathen pfleget" (ES 17), und dann die Auswirkungen im „Spiegel" des Körpers untersuchen.

Krüger sieht freilich rasch ein, daß Experimente im naturwissenschaftlichen Sinn mit der Seele nicht durchführbar sind, weil sie mit den Gesetzen der Moral nicht in Einklang zu bringen sind. Nicht einmal mit Schwerverbrechern komme derartiges in Frage (ES 18ff.). Um ein rechtes moralisches Schaudern hervorzurufen, schildert Krüger einige denkbare Versuchsanordnungen, die in der Tat einem Frankenstein Ehre machten, mit barocker Drastik:

> Du willst vernünftiger Menschen Köpfe eröfnen, um den Sitz ihrer Vernunft zu entdecken, du willst ihr Gehirn zerschneiden [...], du willst ihnen das Herz aus dem Leibe reißen, solches mit Nadeln stechen, und sie fragen, ob sie etwas davon fühlen; du willst ihnen die Köpfe abschlagen, um zu wissen, ob der abgesonderte Kopf noch etwas fühle, und wie lange sich die Seele darinnen aufhalte [...]. (ES 19)

---

6 Bereits für Wolffs Konzept der *Psychologia empirica* hatte die Experimentalphysik Vorbildfunktion; vgl. Dessoir, (wie Anm. 4), S. 67.

Allein diese Schilderung hat Krüger einen zweifelhaften Ruf eingebracht, der bis in die aktuelle Forschungsliteratur nachhallt.[7] Wer ihm eine Billigung solcher Versuche unterstellt, übersieht jedoch deren klare Verurteilung im Kontext dieser Stelle.

Weil Seelenexperimente mit Menschen ethisch nicht zu verantworten sind, fordert Krüger konsequent den Verzicht auf sie – womit freilich sein gesamtes methodisches Konzept ins Wanken zu geraten droht. Um den Begriff des Experimentellen überhaupt noch halten zu können, versucht sich Krüger an seiner Aushöhlung. Man müsse mit der Beobachtung von Experimenten vorlieb nehmen, wie sie die Natur selbst bisweilen veranstaltet:

> [...] die Wahrnehmungen der Artzneygelehrten aller Zeiten [geben uns] solche Begebenheiten an die Hand, da die Seele durch eine ausserordentliche Veränderung des Leibes in einen ausserordentlichen und ungewöhnlichen Zustand geraten ist, daß man solche billig als Experimente die mit der Seele angestellt worden sind, betrachten kann [...].(ES 20)

Für sich rettet Krüger den Begriff des Experiments also, indem er dessen wesentlichste Bestimmung preisgibt, nämlich die der Intentionalität. Methodische Konsequenz dieser terminologischen Verbiegung: Bei dem Datenmaterial, das die empirische Basis seiner Argumentation bilden soll, handelt es sich fast ausschließlich um Fremdbeobachtungen seelenkundlich relevanter Phänomene, also um Literaturfunde, die Krüger aus verschiedensten Quellen zusammengetragen hat. Was der Verfasser der *Experimental-Seelenlehre* betreibt, ist deshalb nichts anderes als eine Art von Etikettenschwindel.[8]

Dennoch macht Krügers Werk Schule gerade wegen seiner beispiellosen Präsentation empirischen Materials: In einem fast 300 Seiten langen *Anhang verschiedener Wahrnehmungen, welche zur Erläuterung der Seelenlehre dienen*, versammelt Krüger Fallgeschichten von Wahnsinnigen, Melancholikern, Nachtwandlern, Hypochondern und Schwärmern, außerdem Nachrichten über merkwürdige Muttermale, Träume, Eßstörungen, Aphasien, Gedächtnisverluste und ähnli-

---

7 Obwohl die zitierten Beispiele gerade die moralische Verwerflichkeit derartiger Experimente unterstreichen sollen, wurden sie als Beleg für die „Skrupellosigkeit des an Obduktionen geschulten Mediziners“ mißverstanden [vgl. Heinz, wie Anm. 2, S. 27]. Auch die Behauptung, die zitierte Schilderung sei nur „[a]ls Einwand gegen derartige Versuche getarnt“, entbehrt jeglicher Grundlage (vgl. Bezold, Raimund, *Popularphilosophie und Erfahrungsseelenkunde im Werk von Karl Philipp Moritz*. Würzburg 1984, S. 134).

8 Ein Teil der Sekundärliteratur fällt prompt auf diesen herein, so beispielsweise Hans-Joachim Schrimpf (*Karl Philipp Moritz*. Stuttgart 1980, S. 77), wenn er mit Blick auf Moritz schreibt: „Denn in der Tat befaßt sich das ‚Magazin‘ nicht (wie etwa Krügers ‚Experimental-Seelenlehre‘ von 1756) mit psychologischen Experimenten, sondern beschreitet den ‚Weg der Erfahrung und Beobachtung‘ [...], der Selbst- und Fremdbeobachtung.“ Vgl. auch Bennholdt-Thomsen, Anke/Guzzoni, Alfredo, Nachwort, in: Moritz, Karl Philipp (Hg.), *Gnothi sauton oder Magazin zur Erfahrungsseelenkunde als ein Lesebuch für Gelehrte und Ungelehrte*. Berlin 1783–1793, hg. v. Anke Bennholdt-Thomsen und Alfredo Guzzoni. 10 Bde. Lindau 1978, hier Bd. 10, S. 1–79 [separate Pag.], hier S. 6.

ches mehr. Es ließe sich nachweisen, daß zumindest auf einzelne Texte aus diesem empirischen Reservoir in der nachfolgenden anthropologischen Literatur des 18. und noch des 19. Jahrhunderts immer wieder Bezug genommen wird, wenn es um die theoretische Diskussion der entsprechenden Phänomene geht. Entscheidend ist aber die Tatsache, daß die Einbeziehung authentischen – oder genauer: als authentisch geltenden – Materials zur methodischen Norm des anthropologischen Diskurses wird.

Auch für das Programm von Moritz' *Magazin zur Erfahrungsseelenkunde* hat die *Experimental-Seelenlehre* bekanntlich Modellfunktion: Für die erste Fassung seines Gründungsaufrufs wählt Moritz sogar noch den Titel *Aussichten zu einer Experimentalseelenlehre*; erst in der zweiten Fassung ist dann von „Erfahrungs-Seelenkunde" die Rede.[9] Bei aller Übereinstimmung zwischen Krüger und Moritz darf man freilich nicht die entscheidende Differenz übersehen, die zwischen beiden Empirie-Konzepten besteht und die einen Paradigmenwechsel innerhalb des anthropologischen Diskurses markiert: Während Krüger fast ausnahmslos auf Fremdbeobachtungen zurückgreift, insistiert Moritz auf dem privilegierten Status von Selbstbeobachtungen.[10] Erst seine methodische Prämisse, man habe als „Menschenbeobachter von sich selber aus[zu]gehen" und die „geheime Geschichte seiner eignen Gedanken" mit größtmöglicher Gründlichkeit und „Aufmerksamkeit aufs Kleinscheinende" zu erforschen und offenzulegen,[11] schafft die Voraussetzung zur Produktion eines Wissens vom Individuellen, auf das die anthropologischen Diskurse zulaufen. Weil Moritz bei seinem empirischen Projekt auf die Möglichkeiten setzt, die das neue Medium Zeitschrift eröffnet, wird zur Massenbewegung, was vorher nur von Pioniergestalten wie Adam Bernd, Lavater oder Rousseau vorexerziert wurde: Selbstentblößung im Zeichen anthropologischer Erkenntnisgewinnung. Stellt man Sätze Krügers wie seine allenfalls mit einem Hauch von Ironie vorgetragene Feststellung, daß „alle kluge Leute [es] für gut befinden, die Gedanken ihres Hertzens vor den Augen der Welt zu verbergen" (ES 206), etwa neben Rousseaus Paukenschlag – „Ich habe mich so gezeigt, wie ich bin. [...] Ich habe mein Innerstes entblößt"[12] –, so zeichnen sich deutlich die Grenzen ab, die Krügers Empirie, die noch einem Ideal der Diskretion verpflichtet ist, gesteckt sind. Die Konsequenz rückhaltloser Selbsterforschung und -reflexion steht ihr noch nicht offen.

---

9 Zu den philologischen Details vgl. den Herausgeberkommentar in: Moritz, Karl Philipp, *Werke*, hg. v. Horst Günther. 3 Bde. Frankfurt/M. 1981, hier Bd. 3, S. 759. Die zweite Fassung trägt den vollständigen Titel *Vorschlag zu einem Magazin einer Erfarungs-Seelenkunde*, in: *Deutsches Museum* 1, 1782, S. 485–503; Wiederabdruck in: Moritz, *Gnothi sauton*, (wie Anm. 8), Bd. 1, unpag.

10 Vgl. Moritz, *Vorschlag*, (wie Anm. 9), [Hh_5^vff.].

11 Ebd., [Hh_6^v].

12 Rousseau, Jean-Jacques, *Bekenntnisse*, übersetzt von Alfred Semerau. Frankfurt/M. 1961, S. 7.

II.

Daß der Verfasser der *Experimental-Seelenlehre* auch ein literarisches Werk hinterlassen hat, nämlich einen etwa 700 Seiten starken Band mit dem Titel *Träume*, wurde bislang fast gänzlich übersehen.[13] Das Buch, das im 18. Jahrhundert vier Auflagen erreichte,[14] besteht im wesentlichen aus einer Serie von – in der umfangreichsten zweiten Auflage – 165 fiktionalen Traumschilderungen, die nur in wenigen Fällen von kontextuellen Hinweisen auf Einschlafsituationen oder auf traumauslösende Erlebnisse begleitet werden.

Dennoch erweist sich die uneingeschränkte Zuordnung der *Träume* zur Kategorie Literatur als fragwürdig: Denn den Traumfiktionen vorangestellt ist ein wissenschaftlicher Abriß zum Problemkomplex Traum und Schlaf, in dem Krüger physiologische, psychologische, diätetische, historische und ethnologische Aspekte des Themas behandelt. Durch ihn kommuniziert das Werk aufs engste mit der in unmittelbarer zeitlicher Nachbarschaft entstandenen *Seelenlehre*, mit deren sechstem, dem Thema Schlaf und Traum gewidmeten Kapitel der Abriß sich inhaltlich in weiten Teilen überschneidet. Eine Vermittlung zwischen dieser Vorrede und dem eigentlichen literarischen Teil läßt sich zunächst nicht erkennen. Die *Träume* sind offensichtlich ein bastardisches Buch, weder ausschließlich dem literarischen noch ausschließlich einem wissenschaftlichen Diskurs zuzurechen: ein Werk von befremdlicher Zwitterhaftigkeit.

Zum Verständnis der daraus resultierenden Spannung ist es notwendig, weiter auszuholen. Dazu ist in einem ersten Schritt noch einmal die *Seelenlehre* zu betrachten, um zu klären, welche Rolle Krüger dem Traum darin zuweist. Für ihn kommt diesem aus zwei Gründen eine Schlüsselbedeutung zu: Erstens verdienen die nächtlichen Zustände der Seele ein gesteigertes Interesse, weil sich ausgehend von ihnen eines der schlagendsten Argumente gegen die cartesianische Reduktion von Seele auf Bewußtsein und für eine ganzheitliche Anthropologie entwickeln läßt: Er bedauere, schreibt Krüger polemisch, „diejenigen Philosophen, welche das Wesen der Seele in Dencken setzen, weil ich gewiß glaube; daß sie niemahls recht

---

[13] Kurz erwähnt wird das Werk bei Klamroth, Heinz, *Beiträge zur Entwicklungsgeschichte der Traumsatire im 17. und 18. Jahrhundert*. Bonn 1912, S. 140–142. Seine (Wieder-)Entdeckung ist das Verdienst von Mauser, Wolfram, Johann Gottlieb Krügers ‚Träume'. Zu einer wenig beachteten literarischen Gattung des 18. Jahrhunderts, in: Finck, Adrien/Gréciano, Gertrud (Hg.), *Germanistik aus interkultureller Perspektive*, Strasbourg 1988, S. 49–59.

[14] Der Erstausgabe (Krüger, Johann Gottlob, *Träume*. Halle 1754) folgte 1758 eine vermehrte zweite und 1765 eine dritte Auflage. Die vierte Auflage von 1785, herausgegeben und mit einer Vorrede versehen von dem Hallenser Philosophieprofessor und Nachfolger Georg Friedrich Meiers, Johann August Eberhard, wurde dagegen leicht überarbeitet und gekürzt. Sämtliche Auflagen erschienen bei dem Verleger Hemmerde in Halle. Zitiert wird mit der Sigle TR und der Seitenangabe nach der zweiten Auflage von 1758. Bei Zitaten aus nichtpaginierten Teilen des Buches wird die Sigle um einen Kurztitel und die Bogensignatur ergänzt.

ruhig geschlafen haben: denn fraget alle gesunde Leute, was sie dencken, wenn sie schlafen, so werden sie sagen: nichts." (ES 27f.) Der zweite Grund, der den Traum für Krüger zu einem privilegierten Untersuchungsgegenstand macht, ist dessen Seelenerkenntnis ermöglichende Potenz.[15] Mit erstaunlicher Deutlichkeit vertritt Krüger die These, Träume seien – man kommt nicht umhin, den Begriff zu verwenden – unbewußter Ausdruck der Individualität des Träumers. Der Traum gleicht einer selbstvergessenen Inszenierung auf der Bühne der Seele: „Die Seele ist also in dem Traume einer Marionettenspielerin ähnlich, die ihre eigenen Puppen bewegt, und dieses thut sie, ohne zu wißen, daß sie es thut: indem sie sich einbildet die Zuschauerin eines Schauspiels zu seyn, davon sie die Werckmeisterin ist." (ES 197)[16]

Damit geht Krüger noch über die schon seit der Antike geläufige Annahme hinaus, daß „sich die Träume nach der Denckungsart und dem vorigen Lebenslaufe eines Menschen richten" (ES 200f.), daß außerdem Faktoren wie Alter, Temperament, Krankheiten usw. Einfluß auf sie haben.[17] Für Krüger ist der Traum ein mindestens ebenso ausdrucksfähiger „Spiegel" der Seele wie der Körper, und deshalb kann das Werk nutzbar gemacht werden, um Rückschlüsse auf das Wesen der „Werckmeisterin" zu ziehen. Auf der Grundlage seiner Theorie, daß Träume immer nur dann entstehen, wenn Störungen der Seele oder des Körpers eintreten, formuliert er: „Man sieht indeßen doch so viel, daß man von der Beschaffenheit der Träume eines Menschen auf die Beschaffenheit seiner Seele und seines Leibes einen wahrscheinlichen Schluß machen, und dieselbe daraus errathen könne." (ES 206) Damit erscheint der Traum in einer doppelten Perspektive als Symptom einer somatisch-medizinischen Semiotik zum einen, zum andern aber als Seelenwerk und Charakterzeichen. Genau darin aber steckt eine qualitativ neue Brisanz: Wenn die Seele die Puppen tanzen läßt, ohne zu wissen, daß sie es ist, welche die Fäden dabei in der Hand hält, dann bergen Träume ein verräterisches Potential. Sie können enthüllen, was eigentlich hätte verborgen bleiben sollen. Genau an diesem Punkt der Argumentation schaltet Krüger einen Rückverweis auf die *Träume* ein. An der soeben zitierten Stelle fährt er fort: „Da es nun alle kluge Leute für gut befinden, die Gedanken ihres Hertzens vor den Augen der Welt zu verbergen: so hat es mir natürlicher Weise sehr zu Hertzen gehen müssen, daß mein Verleger

---

15 Vgl. dazu im speziellen und zur anthropologischen Traumtheorie des 18. Jahrhunderts im allgemeinen die grundlegenden Studien von Engel, Manfred, ‚Träumen und Nichtträumen zugleich'. Novalis' Theorie und Poetik des Traumes zwischen Aufklärung und Hochromantik, in: Uerlings, Herbert (Hg.), *Novalis und die Wissenschaften.* Tübingen 1997, S. 144–167; ders., Traumtheorie und literarische Träume im 18. Jahrhundert. Eine Fallstudie zum Verhältnis von Wissen und Literatur, in: *Scientia Poetica* 2 (1998), S. 97–128.

16 An diesen bemerkenswerten Vergleich schließt Krüger die Frage an, wie der Irrtum zu erklären sei, „daß man eigene Werke im Traum für fremde hält" (ES 197).

17 Vgl. beispielsweise Artemidor, *Traumkunst.* Übersetzung von Friedrich S. Krauss, neubearbeitet und mit einem Nachwort sowie Anmerkungen versehen von Gerhard Löwe. Leipzig 1991, S. 33.

einige Träume die ich ihm im Vertrauen erzehlet, drucken laßen [sic!].“ (ES 206f.) Für einen Augenblick wird hier der wissenschaftliche Diskurs unterbrochen, um Fiktion einzuspielen, und zwar in einem doppelten Sinne: Indem Krüger zum Beleg einer wissenschaftlichen These auf sein fiktionales Werk verweist, es dabei aber zugleich als authentisch deklariert, operiert er mit einer Fiktion der Fiktion. Genau an der Stelle, wo sich der Bedarf eines empirischen Dokuments abzeichnet, das den Zusammenhang zwischen Traum und Seele konkret faßbar machen könnte, taucht die Fiktion auf, die *Träume* wären ein solches. Diese wird so zur Markierung eines Desiderats, einer Leerstelle im empirischen Diskurs.[18]

Diese Authentizitätsfiktion ist freilich bereits ins Werk selber eingeschrieben: Unter dem Titel *Beurtheilung der Träume* entfaltet ein Appendix zu den *Träumen* ein ironisches Verwirrspiel, das um die Frage kreist, ob es sich bei den veröffentlichten Träumen um authentische Dokumente handelt oder doch um Dichtungen.[19] Wenn Krüger den Leser beschwört, „diese Träume für nichts anders, als Thorheiten anzusehen, welche keine Achtung verdienen“ (TR, Beurtheilung [Uu_1^V]), dient dies vordergründig schlicht dazu, den Autor von seiner Verantwortung für das Werk zu entlasten: Man dürfe nicht „das für eine Probe meines Witzes halten, was eine blosse Würkung meiner Einbildungskraft gewesen.“ (TR, Beurtheilung [Uu^r]). Diese Strategie, sich von literarisch Gestaltetem zu distanzieren, indem man es als Traum deklariert, hat in der Gattung der Traumsatire eine bis ins Mittelalter zurückreichende Tradition.[20]

In dem Appendix *Beurtheilung der Träume* wird die Authentizitätsfiktion jedoch zu ganz anderen Zwecken entfaltet: Sie dient hier als Ausgangspunkt zu einer verschlungenen, ironischen Diskussion um die Frage, wie eine Poetik der literarischen Gattung Traum auszusehen habe. Krüger spricht in diesem Text also nicht als Seelenkundler, sondern als Ästhetiker, der den „Richterspruch der Kunstverständigen“ (TR, Beurtheilung [Uu_2^r]) qua Selbstrezension zu antizipieren vorgibt. In dieser Rolle tritt er die Beweisführung, daß es sich in seinem Buch um authentische Träume handelt, mit ästhetischen Argumenten an: Er evoziert eine normative

---

18 Diese Lücke können auch die empirischen Dokumente nicht schließen, die sich im *Anhang* der *Seelenlehre* finden, da es sich dabei ausschließlich um Fremdbeobachtungen handelt. Man stößt hier vor allem auf ‚kuriose‘ Berichte über Nachtwandler, prophetische Träume und über die *Wunderbare Krafft der Einbildung im Traum.* Dabei handelt es sich um Beispiele für den Influxus idealis, wie sie die Hallenser Psychomediziner seit Ernst Anton Nicolais *Würckungen der Einbildungskraft in den menschlichen Cörper* (Halle 1744, ^{2}1751) besonders beschäftigten. Exemplarisch für diese Berichte ist die unter dem genannten Titel wiedergegebene Geschichte einer Hanauer Bürgermeistertochter, die regelmäßig als Laxativ Rhabarbersaft einnimmt. Als sie einmal trotz mütterlicher Ermahnung auf die Einnahme des Mittels verzichtet, träumt sie in der darauffolgenden Nacht, ein Glas des Safts zu trinken – und hat prompt nach dem Aufwachen sechsmal Stuhlgang (vgl. ES, Anhang, S. 140, separate Pag.).

19 Auch die Fiktion, der Verleger Hemmerde habe die Träume, die Krüger ihm erzählt hat, gegen dessen Willen gedruckt, und zwar, „um sich wegen einer kleinen Beleidigung, die ich ihm angethan, zu rächen“, findet sich bereits in den *Träumen* (vgl. TR 495f.).

20 Vgl. dazu Klamroth, (wie Anm. 13), S. 32ff.

Poetik, um aufzuzeigen, daß seine Texte die dafür geltend gemachten Kriterien nicht erfüllen. Literarische Texte, die „ergetzen und [...] belehren" (TR, Beurtheilung [Uu_2^r]) sollen, müssen vor allem „Wahrheiten" präsentieren – so lautet die zentrale Forderung der beschworenen Poetik. Seinen Träumen aber fehle gerade „das sicherste Kennzeichen der Wahrheit, nemlich die Ordnung" (TR, Beurtheilung [Uu_3^r]), außerdem sei alles heillos miteinander vermischt und rein assoziativ aneinandergereiht, der Schreibart fehle ein „gewisser edler Zwang" (TR, Beurtheilung [Uu_3^r]) und jegliche Erhabenheit, und nicht zuletzt enthielten die Träume keinerlei Anzeichen von Gelehrtheit oder literarischer Bildung. Vielmehr herrsche durchweg jener schlechte Geschmack, den exemplarisch die eingestreuten Verse und Reime erkennen ließen.

Man muß diese Auflistung vermeintlicher ästhetischer Defizite nur mit umgekehrtem Vorzeichen lesen, um zur Silhouette einer Poetik zu gelangen, der Krügers Schreibweise in groben Zügen tatsächlich entspricht: Traumdichtung ist für ihn eine kritisch-satirische Gattung, die für sich die Freiheit in Anspruch nimmt, mit gewöhnlichen Ordnungen, Erhabenheiten und ‚edlen Zwängen' zu brechen. Damit knüpft Krüger an eine Tradition an, deren Linien von der Antike – Lukian, Ciceros *Somnium Scipionis* – über mittelalterliche Visionssatiren, Quevedos *Sueños*, barocke Traumallegorien bei Grimmelshausen und Moscherosch bis hin zu den Traumsatiren in den früh- und hochaufklärerischen Wochenschriften verlaufen.[21] Was seine *Träume* besonders auszeichnet, ist die thematische Entgrenzung: Sein Werk liefert ein Panorama fast aller Themen und Probleme, die die Frühaufklärung diskutiert. Krüger entwickelt die literarische Gattung Traum zu einer höchst offenen und variablen Form, die Blicke aus veränderten, auch verzerrten Perspektiven auf Gott und die Welt zu tun erlaubt.

Es ist offenbar gerade die das starre Schubladendenken der Gelehrtenrepublik sprengende thematische wie auch formale Vielfalt, die die Attraktivität der Gattung Traum für Krüger ausmacht. Wer sich ihrer bedient, schreibt ein heterogenes „Mischmasch", das zur Ordnung der Diskurse quersteht. Diesem provokativen Zug seiner Schreibweise widmet Krüger eigens den 125. seiner Träume:

> Ich habe schon erzählt, daß mir geträumt hatte, es habe der Apollo eine Bibliothek anlegen lassen, worinne sich alle Bücher befinden, die seit der Erfindung der Buchdruckerey herausgekommen. [...] ich [...] sahe, daß die Bücher ganz besondere Ueberschriften bekommen hatten. Ueber einigen Bücherbrettern stund, Bücher für die Engel, über einem andern, Bücher für die Teufel, und ferner Bücher für die Schweine, Bücher für die Esel, Bücher für die Affen [...] u.s.w. Die Musen waren mit der Stellung der Bücher fast zu Ende gekommen, als ihnen meine Träume in die Hände geriethen, [...]. Wo thun wir nun dieses Buch hin? sagte eine von ihnen. Wahrhaftig ich weiß es nicht, sprach die andere. Es ist ja ein rechter Mischmasch von lauter

---

[21] Den einzigen verfügbaren Überblick dazu liefert immer noch Klamroth, (wie Anm. 13). Seitdem hat sich die Forschung nicht mehr systematisch mit dieser Gattung beschäftigt; insbesondere fehlt eine Aufarbeitung der Traumsatire in den Wochenschriften. Auch die germanistischen Standardwerke zur Satire des 18. Jahrhunderts (Lazarowicz, Schönert, Tronskaja) übergehen die Traumsatire im allgemeinen wie auch Krügers *Träume* im besonderen.

Thorheiten. Wir müssen den Apollo darum befragen. Sie sendeten also eine aus ihren Mitteln ab, welche mit der Antwort zurücke kam: es solte dieses Buch zerschnitten und jedes Blat an seinen behörigen Ort gesetzt, dem Verfasser aber ernstlich angedeutet werden, künftig keine solche Fricassee zu machen [...]. (TR 495f.)

Selbst der Traumgott Apollo zeigt sich also irritiert von der alle Konventionen sprengenden Heterogenität dieses Traumbuchs.[22] Daß der Text für diese die Metapher „Fricassee" wählt, ist hier von besonderem Interesse, weil gerade sie sich als das Bindeglied zwischen poetologischem und seelenkundlichem Diskurs erweist. Denn in der *Seelenlehre* greift Krüger auf dieselbe Metapher zurück, diesmal aber zur Beschreibung der Struktur des Traums: „Denn der Traum ist nichts anders als eine Fricaßee, welche die Seele aus ihrer Vorrathskammer bereitet, da sie, ohne auf eine vernünftige Wahl zu sehen, eines nach dem andern nimmt, wie es ihr zuerst vorkömmt." (ES 201) Dem poetologischen Fricassee-Begriff korrespondiert also das in der zeitgenössischen Traumtheorie gängige Konzept, wonach im Traum die Einbildungskraft, befreit von der Kontrolle durch die Vernunft, im Gedächtnis abgespeicherte Vorstellungen reproduziert, und zwar nach einer rein assoziativen Logik.

Noch eine Anmerkung ist zu diesem Traum zu machen, die die Rolle der Bibliothek betrifft. Diese ist nicht nur, wie es der Text verrät, Bestimmungsort der *Träume*, sondern in Wahrheit auch ihr Ursprung. Daß der Erzähler über der Lektüre eines oft genau bezeichneten Buches einschläft, ist vielleicht der wichtigste Einleitungstopos, den Krüger immer wieder einsetzt. Die Träume, die sich daraufhin einstellen, sind so als pure Medieneffekte ausgewiesen. Diesem Topos der Trauminduktion durch Lektüre korrespondiert freilich das Faktum, daß Krügers Texte tatsächlich eine Form von Wissensverarbeitung darstellen. Sie nehmen in vielfältiger Weise – zitierend, anspielend, persiflierend – Bezug auf die Schätze aus der „Vorrathskammer" Bibliothek: In den *Träumen* tut sich ein Kosmos von Intertextualitäten auf. Der Modus *Traum* steht hier für die mögliche Außerkraftsetzung sämtlicher Regeln, die gewöhnlich für den Umgang mit Wissen gelten: Wissenspartikel werden aus ihren Zusammenhängen gerissen, gewissermaßen frikassiert und in neue, überraschende Konstellationen eingebracht. Genau das Ergebnis dieses Prozesses beschreibt der obige Traum.

---

22 Eine ausführlichere Strukturanalyse hätte zu unterscheiden zwischen der Vermischung von Heterogenem innerhalb einzelner Träume, der Heterogenität des behandelten Themenspektrums und schließlich der diskursiven Heterogenität, die sich im Aufbau des Buches niederschlägt. Dabei handelt es sich nicht nur um ein ‚Mischmasch' von anthropologischem und literarischem Diskurs; Krüger setzt dem noch die Krone auf, indem er an den Schluß des Buches eine achtzigseitige Übersetzung einer Abhandlung über Gottesdienstformen plaziert – angeblich, um den Leser über die Abgeschmacktheit des Vorangegangenen hinwegzutrösten. Auf diese Weise wird das Buch als Ganzes mit seiner trügerischen Einheit zum Träger einer satirischen Intention.

III.

Krügers ironischer Fricassee-Begriff leitet auch zur Frage nach der genauen Rezeptur seiner *Träume* über: nach ihren Ingredienzen und nach den Techniken ihrer Verarbeitung. Mit ihrer umfassenden Beantwortung mag eine künftige Krüger-Philologie noch gut zu tun haben; im Rahmen dieses Beitrags müssen hierzu Hinweise auf Grundstrukturen und einige der zentralen Themenfelder genügen.

Statt bei der Verschiedenartigkeit der Texte zu beginnen, ist es sinnvoll, von einer fast allen gemeinsamen Grundstruktur auszugehen: Wie bereits angedeutet, setzt Krüger die Gattung Traum als ein Medium der Verfremdung ein, als eine Form des anderen, des traumhaft anderen Blicks auf die Dinge. Obwohl sich in dem Band ein Grundbestand durchaus konventioneller Allegorien findet – vom Glück (Traum Nr. 55), von der entfliehenden Wahrheit (Nr. 24), von der Unerreichbarkeit der Natur (Nr. 150) usw. – und auch Dialoge zwischen allegorischen Figuren (Nr. 47, 148) einen keineswegs zu vernachlässigenden Anteil an den Texten halten, ist das Gros der Träume einer Poetologie des anderen Blicks verpflichtet.

Es sind verschiedene Kategorien von Texten, für die dies gilt. So gibt es eine Reihe von Verwandlungsträumen, in denen der Träumer etwa die Gestalt eines Fisches (Nr. 17) oder eines Insekts (Nr. 108) annimmt. Noch häufiger vertreten sind Träume, in denen der Ich-Erzähler imaginäre Reisen unternimmt, deren Ziel – wie bei den Jenseitsreisen traditioneller Traumsatiren – stets ein U-topos ist, ein imaginärer Ort, eine Gegenwelt, die freilich grundsätzlich stets im Diesseits erreichbar ist. So schildert der 54. Traum eine Reise zu einer Insel, auf der der Träumer eine hochentwickelte Zivilisation vorfindet, die im Krieg Wasserdruckkanonen einsetzt, Krankheiten mittels Elektrizität heilt und eine mit Licht und farbigen Gläsern fabrizierte „Musik [...] vor die Augen“ (TR 207) kultiviert. Eine ganze Serie von Träumen, ausgelöst durch Erinnerungen an die Schriften Fontenelles, führt nacheinander zur Sonne, zum Mond und zu sämtlichen bekannten Planeten des Sonnensystems (Nr. 18-22). Diese sowohl mit dem kopernikanischen wie mit dem mythologischen Code operierenden Planetenträume führen nicht nur vor, daß es auf der Venus bacchantisch und auf dem Mars martialisch zugeht; sie nehmen zugleich das geozentrische Denken aufs Korn, indem sie den Besucher von der Erde mit dem ‚lunazentrischen‘ Blick eines auf dem Mond beheimateten Gelehrten konfrontieren, der behauptet, alles drehe sich um den Mond und die Erde sei lediglich um des Mondes willen geschaffen (Nr. 19).[23]

---

[23] Aus einer anderen Perspektive attackiert den Geozentrismus auch der 14. Traum, in dem der Erzähler die Gespräche philosophierender Milben im Käse belauscht, denen ihr Käse als Zentrum der Welt und Endzweck der Natur gilt. Zum Motiv der Planetenreisen vgl. Guthke, Karl S., *Der Mythos der Neuzeit.* Das Thema der Mehrheit der Welten in der Literatur- und Geistesgeschichte von der kopernikanischen Wende bis zur Science Fiction. Bern/München 1983, zu Krüger insb. S. 253f.

Neben den phantastischen Reisen spielen auch Begegnungen mit außereuropäischen Kulturen eine große Rolle. Meistens steht in den entsprechenden Texten ein zivilisationskritisches Interesse im Vordergrund und meistens variieren sie ein schlichtes Schema: Vermeintlich primitiven Verhaltensweisen der ‚Wilden' werden solche der ‚Zivilisierten' gegenübergestellt, beide werden sodann am Maßstab vernünftiger Moral gemessen – mit dem Ergebnis, daß die einen wie die anderen weit davon entfernt sind, diese Probe zu bestehen. Diesem Paradigma entspricht beispielsweise der zehnte Traum, in dem der Erzähler zunächst ostindische Kannibalen beobachtet und anschließend einen Haufen Husaren, die in einem Bauerndorf morden und brandschatzen, ohne überhaupt zu wissen, warum sie dazu Befehl haben. Daß es vielleicht „wegen der Religion" sei und vor allem um irgendein lateinisches Wort gehe, ist alles, was sie, nach ihren Motiven gefragt, antworten können. Der Text schließt mit der rhetorischen Frage: „[...] ihr glaubt doch, daß die Menschen Vernunft haben; nun rathet einmal, ob euer Husare oder euer Canibale am vernünftigsten ist?" (TR 48)

Fremde Kulturen erscheinen aber nicht nur als austauschbarer Kontrast zur eigenen, als bloße Platzhalter des Nicht-Zivilisierten, viele Träume lassen vielmehr eine sachkundige, ethnologisch präzise Darstellung erkennen, denen ein offenkundiges kulturanthropologisches Interesse zugrunde liegt. Ein Beispiel dafür ist der 103. Traum, der zwar auch eine kontrastive Struktur aufweist, sich aber nicht damit begnügt, das aus europäischer Perspektive aufgefaßte Fremde zur Kritik eigenkultureller Mißstände zu instrumentalisieren. Der Träumer konversiert in diesem Text mit einer „Wilden von der Nation, welche man Algonquinen nennet" (TR 357). Thema ist der Umgang einerseits mit Säuglingen, andererseits mit Greisen. Während die Indianerin nicht verstehen kann, daß Europäerinnen ihre Kinder nicht selbst säugen wollen, sondern ihre Brüste lieber dazu verwenden, „Staat zu machen" (vgl. TR 358), mutet es dem Träumer unmenschlich an, daß die Väter der Algonquin, sobald sie ein Alter erreicht haben, in dem sie ihren Angehörigen zur Last fallen, von sich aus ihre Söhne darum bitten, sie zu töten. Das Beispiel zeigt, daß Krüger die Indianer weder zu ‚guten Wilden' verklärt noch zu minderwertigen Barbaren degradiert. Vielmehr liest sich der Text als Plädoyer für eine differenzierende, kulturrelativistische Betrachtungsweise. Erreicht wird dies durch die Technik des Sichtwechsels, die dem eigenen Blick auf das Fremde den fremden Blick auf das Eigene gegenüberstellt.

Besondere Beachtung verdient die große Zahl ethnologischer Träume[24] auch deshalb, weil das in ihnen artikulierte kulturanthropologische Interesse Krügers literarische Produktion mit seinen wissenschaftlichen Texten verbindet. Gerade die theoretische Einleitung der *Träume* bezeugt, daß Krüger Kulturanthropologie als integralen Bestandteil jener Wissenschaft vom Menschen versteht, die ihm vor-

[24] Ethnologische Daten spielen in folgenden Träumen eine konstitutive Rolle: Nr. 8, 27, 29, 60, 85–91 und 96.

schwebt. Mehrere Seiten lang zitiert Krüger dort aus der zwei Jahre vor den *Träumen* in Halle erschienenen Übersetzung von Lafitaus *Sitten der amerikanischen Wilden*, um kulturelle Unterschiede des Umgangs mit Träumen vor Augen zu führen.[25]

In den *Träumen* spielen freilich keineswegs nur kulturanthropologische Themen eine Rolle, sondern auch solche der Anthropologie im engeren Sinn. Daß Krügers Satiren besonders die im Gefolge von Descartes tonangebenden mechanistischen und dualistischen Konzepte der Schulphilosophie und der Schulmedizin attackiert, hat bereits Mauser herausgestellt: Nach der „veränderten Anthropologie", die Krüger ihnen entgegensetzt, hat „die Seele eine umfassende Bedeutung, nehmen die Sinne und die Leidenschaft einen hohen Rang ein und erfährt sich das Ich als selbstständig beurteilendes Wesen".[26]

Als erstes Beispiel für einen solchen anthropologischen Traum bietet sich ein Text an, in dessen Zentrum gerade nicht der Mensch steht, sondern ein Ochse (Nr. 63). Dieser Traum „von der Seele eines Ochsen" (TR 227) hat zum einen den Cartesianismus im Visier, der bekanntlich Tiere für unbeseelt erklärt, vor allem aber geht es um die Vorführung eines anatomischen Modells, das das Zusammenspiel von Körper und Seele darstellt und vom Ochsen auf den Menschen übertragbar ist:

> Der Ochse, welchen ich sahe, war ganz durchsichtig, und dieses setzte mich in den Stand, die ganze unbeschreibliche Menge der zartesten Gefässe zu erbliken, aus denen sein ganzer Leib mit einer erstaunenswürdigen Kunst zusammengesetzt war. Ich sahe alle Säfte in denselben herumlaufen, und erblickte die zuckenden Bewegungen aller Fäsergen. Ich untersuchte die Quelle davon, und fand sie in der Seele, welche ich nun abmahlen will, wenn es anders möglich ist etwas abzumahlen, das nicht gemahlt werden kann. Ein Strom der allersubtilsten Materie, welche ich mit nichts besser, als dem Lichte vergleichen kann, ob sie schon nichts weniger, als Licht war, hatte den ganzen Körper bis aufs kleinste Fäsergen durchdrungen. [...] Der Glanz war im Gehirne am stärksten, und an einem Orte im Gehirne so stark, daß er einem blitzenden Puncte ähnlich zu seyn schien. (TR 227f.)

Der Traum endet damit, daß ein Fleischer erscheint, den Ochsen mit einem Beilschlag tötet und ihn anschließend in Stücke zerlegt, woraufhin sich das den Körper durchdringende Licht allmählich verliert. Krüger nutzt hier die Möglichkeiten der Gattung zu einer Art imaginären Obduktion, die ein didaktisches Modell freilegt, mit dem kein materielles Präparat konkurrieren kann.

Auf ein didaktisches, veranschaulichendes Moment beruft sich ausdrücklich ein anderer Traum (Nr. 65), der ebenfalls dem *Commercium*-Problem gewidmet ist. Dabei handelt es sich um eine Satire auf die unterschiedlichen Erklärungsansätze, die die zeitgenössische Diskussion zu diesem Thema bestimmen:

---

[25] Vgl. TR, Einleitung, unpag., C_3^v; die Zitate stammen aus Lafitau, Joseph-François, *Die Sitten der amerikanischen Wilden im Vergleich zu den Sitten der Frühzeit* [frz. 1724], abgedruckt in: *Algemeine Geschichte der Länder und Völker von America.* Erster Theil. Nebst einer Vorrede Siegmund Jacob Baumgartens [...]. Halle 1752 [Reprint Weinheim 1987], S. 167–172.

[26] Vgl. Mauser, (wie Anm. 13), S. 55.

Verschiedene Künstler hatten sich vorgesetzt, Maschinen zu verfertigen, wodurch man jemanden die Vereinigung des Leibes und der Seele begreiflich machen könnte, ohne ihn mit tiefsinnigen Vernunftschlüssen zu martern. Der eine hatte eine Maschine gemacht, welche die Gestalt eines Menschen hatte, und einen Hund hineingesetzt, der abgerichtet war die Maschine zu bewegen, wie er nur wolte. Der andere verfertigte gleichfalls eine Maschine, und setzte einen Hund hinein, allein der Hund konnte die Maschine nicht bewegen, sondern der Künstler gab beständig Achtung, wo der Hund hinwolte, und dahin zog er die Maschine vermittelst gewisser Faden. Dem dritten wolte beydes nicht gefallen. Er machte daher eine sehr künstliche Maschine, die vermittelst einer Triebfeder, so in ihr war, sich von selbst bewegte. In die Maschine setzte er gleichfalls einen Hund, und sagte, man müste sich einbilden, die Maschine gienge allemal dahin, wo es der Hund haben wolte, ob sie schon eben dahin gegangen seyn würde, wenn kein Hund darinnen gewesen wäre. Der vierte hatte gar keinen Hund in seine Maschine gesetzt, sondern bewegte sie bloß durch eine Feder. Von dieser Feder wolte er die Zuschauer überreden, daß sie dächte. Denn sagte er, die Spannung thut der Feder wehe, weil sie nun dieser Beschwerlichkeit gerne los seyn möchte; so will sie sich wieder ausdehnen. Ihre Empfindung und ihr Wille ist also die Ursache von der Bewegung der Maschine. (TR 230f.)

Das *commercium mentis et corporis* erscheint hier als bizarres Performance-Kunstwerk, dessen Komponenten – Seelenhund und Körpermaschine – je nach Künstler unterschiedlich ausgelegt werden. Nacheinander läßt Krüger die Versionen des Influxionisten, des Occasionalisten, des Harmonisten und des Materialisten Revue passieren. An dem vom Publikum dieses Künstlerwettstreits zum Schiedsrichter bestellten weisen Greis ist es schließlich, das salomonische Urteil zu fällen und die moralische Quintessenz der Satire zu formulieren: „Ihr irret allesamt, nur jeder irret anderst./Ins innere der Natur dringt kein erschaffener Geist,/Zu glücklich, wem sie noch die äussere Schaale weist." (TR 232)

Die beiden letzten Textbeispiele zeigen, wie es Krüger gelingt, das anthropologische Zentralproblem des *Commerciums* durch poetische Verfremdung in ein neues Licht zu rücken. Angesichts der Unmöglichkeit, Erkenntnisse über die Seele und ihren Zusammenhang mit dem Leib mit Hilfe experimentell-empirischer Methoden zu gewinnen, tritt das Gedankenexperiment im Medium der Literatur auf den Plan. Es erlaubt eine spielerische Erprobung von Seelenkonzepten und seelenkundlich relevanten Phänomenen. Auch von Experimenten dieser Art ließe sich sagen, daß sie, wenn nicht die Seele selbst, so doch ihren Begriff „in Umstände [...] versetzen, darein sie gewöhnlicher Weise nicht zu gerathen pfleget" (ES 17): Sie brechen mit existierenden Denkkonventionen und präsentieren ihren Gegenstand in neuartigen, unerwarteten, witzigen Zusammenhängen.

Manche Texte bedienen sich dabei sogar eines seriellen Prinzips; sie bilden gewissermaßen Experimentalreihen. Dies gilt auch für einen Traum, in dem es um die Frage geht, ob und wie sich sinnliche Eindrücke von einem Sinn in einen anderen übersetzen lassen (Nr. 50). Durchgespielt wird dieses Problem anhand von fünf Personen, denen von Geburt an jeweils ein sinnliches Vermögen fehlt. Die Dialoge mit den ersten beiden werden folgendermaßen wiedergegeben:

Ich [...] fragte den Blindgeborenen, wie er sich die rothe Farbe vorstellte. Er antwortete, seinen Gedanken nach müßte die rothe Farbe ohngefähr so etwas für die Augen sein, wie der Schall der Trompete für die Ohren. Dem Tauben zeigte ich eine Trompete, und gab ihm durch Zeichen zu verstehen, daß man damit den Ohren ein Vergnügen machen könnte, und ich zu wissen verlangte, wie er sich dieses wohl vorstellte. Er verstund mich, und um meine Frage zu beantworten, nahm er ein Glas ungarischen Wein und wies, indem er solches austrunk, auf die Ohren, als wolte er sagen, der Schall der Trompete müßte so etwas für das Gehör seyn, wie der ungarische Wein für den Geschmack. (TR 195)

In seinem materialistischen Manifest *L'homme machine* war La Mettrie 1747 so weit gegangen, Personen mit Sinnesdefekten den Status des Menschseins abzuerkennen; sie seien nichts anderes als Tiere in menschlicher Gestalt. Im Gegenzug zu solchen Vorstößen ergreift Krüger die Partei der Behinderten und geht davon aus, daß sie über Fähigkeiten zur Kompensation ihrer Defekte verfügen. Diese Hypothese liegt dem Gedankenexperiment zugrunde, das erprobt, wie solche Substitutionen des einen Sinns durch einen anderen aussehen könnten, und dabei zu geistreichen Ergebnissen gelangt. So führt ein Gefühlloser als Analogie zum Unterschied zwischen Kälte und Wärme den „zwischen einem Katzengeheule und einer schönen Musik" an (vgl. TR 195). Krüger greift damit einer Position vor, die noch von der Anthropologie der Spätaufklärung und namentlich von Karl Philipp Moritz vertreten wird: Auch für Moritz, der sich intensiv mit Taubstummen beschäftigt, weil deren „besondre Denkart [...] große Aufschlüsse in Ansehung der menschlichen Denkkraft überhaupt" geben kann, ist die Fähigkeit der Taubstummen, sich eine der Lautsprache analoge Ausdrucksform zu schaffen, „sie mag auch die Materialien dazu nehmen, woher sie wolle", ein Beweis für ihr vollgültig menschliches Denkvermögen.[27]

Anders als die Beiträge von Moritz, der tatsächlich Taubstummen das Sprechen beizubringen versucht und mit ihren Ausdrucksfähigkeiten experimentiert, nimmt Krügers Text keine empirische Evidenz für sich in Anspruch, sondern nur eine poetische. In den *Träumen* – nicht in allen, aber in vielen Texten des Bandes – betreibt Krüger eine literarische Anthropologie, die sich nicht einer Experimental- oder Erfahrungsseelenkunde anschließt, um sie mit Datenmaterial zu versorgen, sondern die einer solchen vorausgeht, indem sie deren mögliche Konzepte und Fragestellungen kritisch überprüft und spielerisch erprobt: Literarische Anthropologie fungiert als – man verzeihe das Wortungetüm – Gedankenexperimentalseelenkunde.

Zum Abschluß noch einmal zu einem Traum (Nr. 157), der die Möglichkeiten und Grenzen eines solchen Ansatzes exemplarisch vor Augen führt. Es handelt sich um einen Traum über das Träumen, über das Wissen vom Träumen, um einen Traum also, in dem anthropologisches und literarisches Interesse noch einmal in ausgezeichneter Weise miteinander in Beziehung treten. Nur der literarische Traum vermag den Traum des Anthropologen zu erfüllen, zugleich zu träumen und doch nicht zu träumen. Der folgende Text führt vor, wie das wache Ich an die Grenzen

---

27 Vgl. Moritz, *Gnothi sauton*, (wie Anm. 8), Bd. 4, 2. Stück, S. 1f. Vgl. dazu auch Bezold, (wie Anm. 7), S. 46ff.

seiner Erkenntnismöglichkeiten stößt, an jenen Punkt, an dem nur noch *Träume* weiterhelfen können. Der Traum vom wachen Träumen liefert so deren Legitimation:

> Ich hatte, ehe ich einschlief, meine Betrachtung über das Träumen. Es ist doch eine eigene Sache damit, sprach ich bey mir selbst, daß man im Traume eine Welt sehen kann, die doch nicht ist, und die vielleicht gar nicht möglich ist. [...] Es ist wohl wahr, daß die Träume ein Werk der Einbildungskraft sind, allein wie macht es diese Schöpferin, wenn sie dergleichen Mißgeburten aushecket? Wenn es nur angienge, daß man zugleich wachte und träumte, so könnte man vielleicht einmal hinter die Schliche der Seele kommen. Kaum war ich in diesen Gedanken eingeschlafen, als ich zu träumen anfing, und zugleich wuste daß ich träumte. Ich nahm mir vor genau auf meine Seele Achtung zu geben, und mir deucht, daß ich sie endlich sahe. [...] es kam mir diese Seele fast so vor als wie die Fixsterne, [...] von welchen einige Naturkündiger glauben, daß sie auf der einen Seite glänzen, und auf der andern dunkel sind. Ich sahe die Seele mit der dunkeln Seite weit stärker in den Leib würken als mit der hellen. Die Bilder, welche sich auf dieser dunkeln Seite vorstellten, und beständig mit einander abwechselten, sahen fast aus, als wie die Kupferstiche, von denen man sagt, daß sie durch die schwarze Kunst gemacht sind. Sie schienen aus dem Innersten der Seele so zu sagen hervorzuquellen. Ich sahe diesem Schauspiele lange mit Vergnügen zu, bis ich endlich nach und nach die glänzende Seite der Seele zu sehen bekam. Ich erblickte darauf mein eigen Bildniß so klein, dabey aber so natürlich abgemahlt, daß ich recht darüber erschrack, und wünschte, daß ich einmal zu träumen aufhören möchte. (TR 637ff.)

III. Die Ausstrahlung der Halleschen Psychomedizin in die Spätaufklärung

CARSTEN ZELLE (Bochum)

Experimentalseelenlehre und Erfahrungsseelenkunde. Zur Unterscheidung von Erfahrung, Beobachtung und Experiment bei Johann Gottlob Krüger und Karl Philipp Moritz

I. Empirisierung der Psychologie

Mitte des 18. Jahrhunderts setzt sich in der deutschsprachigen Aufklärung die Unterscheidung zwischen einem moralistischen und einem empiristischen Erfahrungsbegriff durch. Situierte Walchs *Philosophisches Lexicon* von 1726 „*Erfahrung*" zunächst (sowie in den Folgeauflagen) ausschließlich im Rahmen einer kasuistischen Klugheitslehre,[1] ergänzt der Herausgeber der 4. Auflage von 1775 das Lemma um eine empirische Begriffsbestimmung. Danach ist Erfahrung („*experientia*") eine Erkenntnis, „welche man durch die bloße Aufmerksamkeit auf eine Empfindung sich erwirbt, z.E. durch Sehen, Hören, Riechen, Schmecken, Fühlen." (Ebd., S. 1083) Erfahrung bezeichnet nicht länger nur ein Ergebnis von Zeit und Gedächtnis,[2] sondern von nun ab auch das Zeugnis äußerer Sinne. ‚Modern' sind beide Erfahrungsbegriffe, insofern sowohl der ältere moralistische als auch der neuere empiristische auf Konkretes, seien es einzelne Fälle oder besondere Sinnesdaten, bezogen sind.

Im Rahmen dieser neueren empirischen Konzeption werden zwei Erfahrungsmodi unterschieden, und zwar „*Wahrnehmung*", „*Beobachtung*" bzw. „*Observation*" einerseits, das „*Experiment*" andererseits. Jene Art der Erfahrung, d.h. Wahrnehmung, Beobachtung bzw. Observation, besteht in der Empfindung einer Sache, die „ohne unsere Mühe wirklich ist", wie z.B. die Wahrnehmung des Mondes, sei es ohne (Modus *vulgaris*) oder mit Hilfe bestimmter Instrumente, wie z.B. eines Fernglases (Modus *artificialis*). Diese Art der Erfahrung dagegen, d.h. Experiment bzw. Versuch, beruht auf der Empfindung einer Sache, „welche nur durch unsern

---

1 Walch, Johann Georg, *Philosophisches Lexicon* [1726, ^{2}1733]. 4., erg. Aufl., hg. v. Justus Christian Hennings. 2 Bde. Leipzig 1775, Artikel ‚Erfahrung', Bd. I, S. 1082–1084, hier S. 1082: „Ist eine Erkenntniß, die durch Länge der Zeit aus allerhand specialen Fällen, in allen und jeden Ständen und Aemtern erworben wird." Zusätze zur 4. Aufl. werden von Hennings durch eckige Klammern kenntlich gemacht. Die folgenden Zitate sind dem Zusatz von 1775 entnommen. Zum Erfahrungsbegriff des 18. Jahrhunderts vgl. Schneiders, Werner, Erfahrung im Zeitalter der Vernunft, in: *Concilium* 14 (1978), H. 3, S. 149–153, sowie Holzhey, Helmut, Erfahrung, in: Schneiders, Werner (Hg.), *Lexikon der Aufklärung*. Deutschland und Europa, München 1995, S. 103f. – Eine kürzere, englische Fassung dieses Artikels erschien in: *Orbis Litterarum* 56 (2001), S. 93–105.

2 „Es gehöret Zeit dazu, ehe ein Mensch so viel Exempel und Fälle erlebet, daß er aus dem daraus empfundenen Nutzen und Schaden sich eine adäquate Anzahl von Maximen formiren könne." (ebd., S. 1083)

Fleiß und Mühe wirklich wird" (ebd., S. 1083f.).[3] Die Unterscheidung nach der Art und Weise empirischer Datengewinnung (s. Schema 1) wird in dem eigens für die 4. Auflage neu verfaßten Artikel *„Beobachtung, Beobachtungsgeist"* nochmals hervorgehoben,[4] wobei der *„Beobachtungsgeist"* auf besondere Weise ausgezeichnet und philosophisch nobilitiert wird. Denn es wird nicht nur in Empirismus und Rationalismus gleichordnender Absicht ausgeführt, daß der „Beobachtungsgeist" in Hinsicht auf sinnlich gegebene Gegenstände das sei, was in bezug auf abstrakte Begriffe der „Scharfsinn" ist, sondern überhaupt festgehalten, daß „gute Beobachtungen und Versuche [...] den Grundstock von allem Philosophiren [geben]." (Ebd.) In der Ausbildung des „Beobachtungsgeistes" zur *„Beobachtungskunst"*, d.h. in der Stärkung der Fähigkeit, „das verschiedene in dem Empfundenen genau zu bemerken" (ebd.), kann mithin eine der Maximen der Aufklärung gesehen werden.

In unserem Zusammenhang interessiert der eben markierte Prozeß in zweierlei Hinsicht: Erstens, insofern Alexander Gottlieb Baumgarten (1714–1762) die Logik durch eine Ästhetik supplementiert, d.h. die Wissenschaft von der deutlichen Erkenntnis um eine Wissenschaft von der bunten, verworrenen, undeutlichen bzw. sinnlichen Erkenntnis ergänzt. Dabei ist für Baumgartens Ästhetik-Projekt bezeichnend, daß die Ausbildung des Beobachtungsvermögens zu einer Kunst, d.h. die Verbesserung der Erfahrung, zum Aufgabengebiet der empirischen Ästhetik und einer ihr zugehörigen „ars sentiendi" gezählt wird.[5] Zweitens, insofern Johann Georg Sulzer (1720–1779) die von Wolff übernommene Unterscheidung zwischen vernünftiger und empirischer Seelenlehre bzw. rationaler und empirischer Psychologie zugunsten letzterer aufgreift und auf deren Erweiterung drängt.[6]

---

3 Vgl. ebd., Artikel ‚Versuch', Bd. II, S. 1340.

4 Ebd., Artikel ‚[Beobachtung, Beobachtungsgeist]', Bd. I, S. 324f.: „Sind Erfahrungen, weil aber die Erfahrungen theils auf Gegenstände gerichtet seyn können, die ohne unsere Veranlassung und Mühwaltung ihr Daseyn haben, theils aber auf solche Objecte, die erst durch unsere Bemühen sich unsern Empfindungen darstellen, so nennt man die Empfindungen in dem ersten Fall *Wahrnehmungen, Beobachtungen*, im zweyten Fall aber *Versuche, Experimente.*" Unter dem 1775 neu aufgenommenen Artikel ‚[Observation]' (ebd., Bd. II, S. 312) wird lediglich auf den Artikel ‚Erfahrung' verwiesen. *Nicht* lemmatisiert sind bei Walch ‚Wahrnehmung' bzw. ‚Perception'.

5 Baumgarten, Alexander Gottlieb, *Texte zur Grundlegung der Ästhetik*, übers. u. hg. v. Hans Rudolf Schweizer. Hamburg 1983, S. 22f. (entspricht: *Metaphysik*, [7]1779, § 544), S. 68 („die Ästhetische Empirik, oder Kunst seine Erfahrung zu verbessern"; entspricht: *Philosophische Briefe von Aletheophilus*, 1741, 2. Brief) und S. 73 (*Philosophia generalis*, ca. 1742, gedr. 1770, § 147 I).

6 [Sulzer, Johann Georg,] *Kurzer Begriff aller Wißenschaften* [...] [1745]. Zweyte ganz veränderte und sehr vermehrte Aufl. Leipzig 1759, insb. §§ 203–210 („Seelenkunde"). Zum Folgenden vgl. Riedel, Wolfgang, Erkennen und Empfinden. Anthropologische Achsendrehung und Wende zur Ästhetik bei Johann Georg Sulzer, in: Schings, Hans-Jürgen (Hg.), *Der ganze Mensch.* Anthropologie und Literatur im 18. Jahrhundert. DFG-Symposion 1992. Stuttgart/Weimar 1994, S. 411–439, insb. S. 412ff.

Zum Verständnis muß etwas ausgeholt werden: Gegenüber der beschreibenden Faktenwissenschaft der *Psychologia empirica* (1732; ^{2}1740) steht bei Wolff die *Psychologia rationalis* (1734; ^{2}1738), die als erklärende bzw. Wesenswissenschaft angelegt ist. Sie ist Theorie der einfachen Substanz bzw. der vis repraesentativa, d.h. metaphysische Disziplin und als solche insbesondere zuständig für Fragen nach dem Ursprung der menschlichen Seele, ihrer Unsterblichkeit und ihrem Zustand nach dem Tode. Ordnet man den beiden Seiten der Psychologie die oben erläuterte Unterscheidung zwischen ‚Beobachtungsgeist' und ‚Scharfsinn' zu, ergibt sich folgende Taxonomie:

Psychologia empirica	Psychologia rationalis
Beobachtungsgeist	Scharfsinn
sinnliche Gegenstände	abstrakte Begriffe

Gegenüber der empirischen Psychologie, d.h. der „Seelenlehre [...] Aus der Erfahrung" bzw. „Erfahrungspsychologie",[7] verfällt das Ansehen der rationalen Psychologie im Verlauf des 18. Jahrhunderts schnell. Schon vor Wolffs Tod (1754) gilt, daß in ihr „wenig Wahrheiten, wenigstens keine Gewißheiten anzutreffen" seien,[8] weswegen Johanna Charlotte Unzer (1725–1782) in ihrem popularphilosophischen *Grundriß einer Weltweisheit für das Frauenzimmer* diesen Teil der Seelenlehre, gewiß nicht ohne Zustimmung Unzers und Krügers, gerade jenen Leserinnen nahelegt, „die gerne Romane lesen" (ebd.).

Auch Sulzer stellt im Blick auf das Fortschrittspotential der Seelenkunde fest, daß man nicht alle Eigenschaften der Seele aus ihrem Wesen deduzieren könne und schlägt daher vor, Psychologie im wesentlichen als Erfahrungswissenschaft zu betreiben, d.h. wie in der Physik die körperlichen in der Psychologie die seelischen Tatsachen „durch Erfahrungen und Versuche" (§ 204) sowie „Beobachtung" (§ 205) zu erforschen. Sulzer drängt auf den Umbau der Seelenlehre zu einer „empirischen Psychologie", die er als „Experimentalphysik der Seele" (§ 204) bezeich-

---

7 Unzer, Johanna Charlotte, *Grundriß einer Weltweisheit für das Frauenzimmer* [Halle 1751; ^{2}1767], hg. v. Heidemarie Bennent-Vahle. Aachen 1995 [bearb. Neuaufl. der 2. Aufl.], § 241, S. 243; Baumgarten, *Texte* (wie Anm. 5), S. 3 (entspricht: *Metaphysik*, ^{7}1779, § 503). Zu prüfen bleibt, wie in den einschlägigen Werken und Übersetzungen Georg Friedrich Meiers der Terminus ‚psychologia empirica' verdeutscht wird. Kant wird „empirische Seelenlehre" bzw. – man beachte die begriffliche Unsicherheit – „Psychologie der Beobachtung" als „Anthropologie" bezeichnen, worauf Norbert Hinske (Wolffs empirische Psychologie und Kants pragmatische Anthropologie. Zur Diskussion über die Anfänge der Anthropologie im 18. Jahrhundert, in: *Aufklärung* 11/1 (1996 [Hamburg 1999]), S. 97–107, hier S. 98) verweist.

8 Unzer, *Grundriß* (wie Anm. 7), § 241, S. 243. Die ‚Erfahrungsseelenlehre' wird sehr ausführlich (§§ 241–323), dagegen die ‚vernünftige Seelenlehre' überaus kurz (§§ 312–323) behandelt. Der *Grundriß* faßt Johann August Unzers Übersetzung von Baumgartens *Metaphysik* (1739; ^{7}1779) zusammen, die er seiner Frau in „vier sehr dicke Quartanten" umfassenden Briefen kommuniziert hatte („Vorrede der Verfasserin zur zweiten Auflage", ebd., S. 31). Er wurde von Johann Gottlob Krüger mit Vorrede und Anmerkungen versehen.

net. Methodisch folgt Sulzer dem Empirismus Lockes, dessen Vorgehensweise in metaphysicis kurz zuvor von d'Alembert in der Vorrede zur *Encyclopédie* mit Newtons Vorgehen in physices verglichen worden war. Locke habe in der Metaphysik das geleistet, was Newton zuvor in der Physik vollbracht habe: „En un mot, il [Locke – C.Z.] réduisait la métaphysique à celle qu'elle doit être en effet, la physique expérimentale de l'âme".[9] Sulzer greift d'Alemberts Formulierung auf und prognostiziert, daß „dieser Theil der Philosophie noch sehr erweitert" werden könnte, wenn man „die genaueste Aufmerksamkeit auf die dunkeln Gegenden der Seele" richten würde (§ 206).

Sulzer zielt insgesamt auf drei empirische Erweiterungen der Psychologie, die über die gnoseologia superior, d.h. den Bereich der klaren und deutlichen Erkenntnis, hinausgehen und das Gebiet der gnoseologia inferior, d.h. der undeutlichen und dunklen Erkenntnis, ausleuchten soll. Und zwar geht es Sulzer 1.) um „das Betragen der Seele bey der undeutlichen Erkenntnis und bey den schnellen Urteilen, welche aus der anschauenden Erkenntnis folgen" (§ 206), d.h. um Ästhetik im Sinne Baumgartens. 2.) um das Gebiet der „außerordentlichen psychologischen Fälle" (§ 207) wie Ahndungen und Träume sowie um das weite Feld seelischer Dysfunktionen wie merkwürdige Zerstreuung, Geistesverwirrung und „Tollheit", d.h. um Psychopathologie im Sinne der späteren „Seelenkrankheitslehre" von Moritz. 3.) um die Erforschung der „Harmonie zwischen dem Zustand des Leibes und der Seele" (§ 207), d.h. um Psychomedizin im Sinne der Hallenser ‚vernünftigen Ärzte' um Krüger, Unzer, Nicolai oder Bolten bzw. ‚Anthropologie' im späteren Sinne Platners.

II. Experimental=Seelenlehre

Schon bevor Sulzer 1759 mit dem Vorschlag an die Öffentlichkeit trat, den psychologischen Fortschritt durch eine „Experimentalphysik der Seele" voranzutreiben, hatte Johann Gottlob Krüger (1715–1759), Professor für „Artzneygelahrheit [!] und Weltweisheit", d.h. Medizin und Philosophie, an den Universitäten in Halle und (seit 1751) Helmstedt, den *Versuch einer Experimental=Seelenlehre* (1756) vorgelegt.[10] Die medizinisch-philosophische Doppeldenomination ist signifikant für den Typus des ‚philosophischen Arztes' Mitte des 18. Jahrhunderts und markiert die anthropologische, d.h. auf die leibseelische Ganzheit des Menschen abhe-

---

9 [D'Alembert], *Discours préliminaire des Editeurs* [Nov. 1750], in: *Encyclopédie, ou Dictionnaire raisonné des sciences, des arts et des métiers, par une société de gens de lettres*. Mis en ordre & publié par Diderot et d'Alembert. 17 Bde. Paris/Neuchastel [!] 1751–1765, Bd. I (1751), S. I–XLV, hier S. XXVII.

10 Krüger, Johann Gottlob, *Versuch einer Experimental=Seelenlehre*. [Nebst:] Anhang verschiedener Wahrnehmungen, welche zur Erläuterung der Seelenlehre dienen. 2 Bde. [getr. Pag.]. Halle/Helmstädt 1756. Nachweise im Text (Paragraph, Seite).

bende Problemstellung. Trotz Wolff war die Universität Halle mit Pietismus, Thomasianismus und Stahlianismus eine „Hochburg“[11] der Anticartesianer. Gegen Descartes’ Substanzentrennung ist Krügers Konzeption eines wechselweisen Influxus’, der die „Gemeinschaft der Seele mit dem Leibe lehret“ (§ 119, S. 327),[12] gerichtet. Die Influxuslehre zieht Interdisziplinarität von Philosophie und Medizin nach sich, d.h. eine „genaue[n] Verbindung, welche die Seelenlehre mit der Artzneygelahrtheit [!] hat“ (Vorrede, S. *3^{r}), sowie die Zwecksetzung von Krügers Werk, „den Philosophen, welche keine Aerzte sind, den Nutzen zu zeigen, welche ihnen die Artzneygelahrtheit in der Seelenlehre verschaffen kann“ (Vorrede, S. *2^{v}). Dabei befleißigt sich Krüger einer anschaulichen, zum Teil literarischen Schreibweise, sokratischer Skepsis und metaphysischer Enthaltsamkeit,[13] insofern er konzediert, daß er nichts von dem Zustand der Seele nach dem Tode ausgeführt habe: „denn die Wahrheit zu sagen, ich weiß als ein Weltweiser nichts davon.“ (Vorrede, S. *4^{v}) Krügers *Experimental=Seelenlehre* ist metaphysik- und theologiefrei, nachdrücklich der Aufklärung verschrieben und m.E. erstaunlich vorurteilslos.[14] Krügers Standpunkt ist vielmehr entschieden empirisch. Er betont mehrmals, daß die „Vernunft eine Tochter der Erfahrung“ (§ 2, S. 3) bzw. die Erfahrung die „Mutter der Vernunft“ sei (§ 3, S. 4). Nachdrücklich stellt er dabei das

---

11 Kemper, Hans-Georg, Naturkräfte, in: Brockes, Barthold Heinrich, *Irdisches Vergnügen in Gott.* Naturlyrik und Lehrdichtung, ausgew. u. hg. v. Hans-Georg Kemper. Stuttgart 1999, S. 148–152, hier S. 149.

12 „Und es ist hieraus zugleich offenbar, daß die Seele in den Leib, und der Leib in die Seele würcket.“ (§ 115, S. 319)

13 „Untersuchungen von dieser Art sind Sachen, die eigentlich für junge angehende Philosophen gehören, welche viel Hertzhafftigkeit besitzen, die bey mir in diesem Stücke sehr abgenommen hat, nachdem ich mir sagen laßen, daß wenige Menschen wißen, wie wenig man weiß, und daß man viel wißen müßte, um zu wißen, daß man nichts weiß. Man wird daher hier gantz vergeblich mathematische Beweise von dem Wesen der Seele, von ihrer Unsterblichkeit, von ihrem Zustande nach dem Tode, u.s.w. suchen, ohngeachtet man mir wohl die Gerechtigkeit wiederfahren [!] lassen wird, zu glauben, daß ich diesen Blättern das ehrwürdige Ansehen der mathematischen Lehrart hätte geben können, wenn es mir beliebt hätte.“ („Vorrede“, S. *2^{v}).

14 „Sehet dieses ist das göttliche Vorrecht der Wahrheit, die einer Fackel gleicht, die desto heller brennt, je mehr man sie geschlagen hat. Ihr Licht hat sich in unsern Tagen mehr als jemals hervorgethan, Dunst, Einbildung, Irrthum und Thorheit vertrieben, und bey ihrem Glantze ist man über die Einfalt erstaunet, welche seit sechs tausend Jahren die Menschen* [Anm.: *Es ist bekannt, daß man darunter nur die Europäer versteht; denn sonst würde man mit den Mohren nicht ärger als mit den Hunden verfahren.], diese vernünftigen Geschöpfe der Vernunfft zu betäuben, und sie der Sclaverey des Wörterkrams und Aberglaubens zu übergeben vermögend gewesen. Doch muß man sich dieses Erstaunen eben so sehr groß nicht vorstellen, denn so lange man noch Exempel hat, daß unter den gesitteten und klugen Europäern darum Menschen lebendig verbrannt werden, weil sie nicht sagen können, daß sie das glauben, was sie nicht glauben können, so lange, sage ich, muß wohl noch etwas von der vorigen Finsterniß zurücke seyn: und dieses kann wohl aus keiner andern Ursache herrühren, als weil die Fackel der Wahrheit nicht geputzt wird; und daß dieses nicht geschiehet, kömmt bloß daher, weil sich niemand gerne die Finger dabey verbrennen will.“ („Vorrede“, [*5^{v}]f.)

schulphilosophische „Stemma der Erkenntnisqualitäten"[15] in Frage, wenn er schreibt: „Allein, was haben denn die armen Sinne gethan, daß ihre Vorstellungen undeutlich seyn sollen. Zeigt doch einem [...] Philosophen etwas durch ein gutes Vergrößerungsglas, und fragt ihn, ob er es sehe. O! ja, wird er antworten, ich sehe es recht deutlich." (§ 20, S. 69f.)

Bei dem Begriff „Experimental=Seelenlehre" handelt es sich um eine Analogiebildung zum seit Bacon in England üblichen Begriff der „Experimental philosophy", der als „Experimental=Philosophie" in den deutschen Sprachraum übernommen wird, bei Wolff jedoch ausschließlich für die Physik reserviert bleibt.[16] Krüger unterscheidet die „Geisterlehre" Wolff entsprechend in einen empirischen und einen vernünftigen Teil, steht jedoch letzterem aufgrund der Priorisierung der Erfahrung bei der Erkenntnis des Menschen im Gegensatz zu einer rein mathematischen Methode (vgl. § 3, S. 4f.) skeptisch gegenüber. Während die empirische Psychologie darstelle, „was die Erfahrung von unserer Seele gelehret hatte", bemühe sich die rationale Psychologie, „die Quelle davon zu entdecken" – wobei Krüger ausdrücklich anmerkt: „Ich sage mit Fleiß, man bemühete sich, denn ob man sie gefunden habe, läßt sich hier nicht ausmachen." (§ 4, S. 6)

Die „Experimental=Seelenlehre" versteht Krüger als einen Spezialteil der empirischen Psychologie, deren Spezifikum in einer bestimmten Art und Weise der Datenerhebung besteht. Da die ‚Experimental=Seelenlehre' von Krüger metho-

---

15 Adler, Hans, Fundus Animae – der Grund der Seele. Zur Gnoseologie des Dunklen in der Aufklärung, in: *DVjs* 62 (1988), S. 197–220, hier S. 198. Grundlegend ist Leibniz' Unterscheidung in acht verschiedene Grade der Erkenntnis: „Est ergo cognitio vel obscura vel *clara*, et clara rursus vel confusa vel *distincta*, et distincta vel inadaequata vel *adaequata*, item vel symbolica vel *intuitiva*: et quidem simul adaequata et intuitiva sit, perfectissima est." (Leibniz, Gottfried Wilhelm, *Meditationes de Cognitione, Veritate et Ideis* [1684], in: ders., *Kleine Schriften zur Metaphysik*, übers. u. hg. v. Hans Heinz Holz. Darmstadt 1965, S. 32–48, hier. S. 32)

16 Vgl. Kuhlen, R./Schneider, U., Experimentalphilosophie, in: Ritter, Joachim u.a. (Hg.), *Historisches Wörterbuch der Philosophie*. Basel 1971ff., hier Bd. 2 (1972), Sp. 870–875. Der Empirisierung der Psychologie bei Krüger vergleichbar, prägte Gottfried Arnold den Terminus „Theologia Experimentalis", Lichtenberg denjenigen der „Experimental=Politik". 1745 war eine anonyme Zusammenfassung von Wolffs *Psychologia empirica* erschienen, die diesen Teil der Seelenlehre mit „*Psychologie expérimentale*" übersetzte, da die Übernahme des Begriffs ‚empirisch' aufgrund der pejorativen Bedeutung im Französischen zu Mißverständnissen geführt hätte: „Nous parvenons à connoître l'Ame de deux maniéres, ou guidés par l'Expérience, en examinant tout ce que nous éprouvons qui se passe dans notre Ame, ou aidés par le raisonnement, en expliquant & en développant ce que la Raison nous fait connoître de notre Ame; delà le partage de la Psychologie, en *Psychologie expérimentale* & en *Psychologie raisonnée*, celle-là fondée sur l'expérience, comme je viens de le dire, & celle-ci sur le raisonnement: je me sers pas ici du mot Grec *Empirique*, que M. W. emploie au lieu de celui d'*expérimentale*; ce mot dans notre Langue pourroit faire naître des idées différentes de celles, qu'il convient de se former des leçons d'un si grand Maître." *Psychologie ou Traité sur l'Ame, Contenant les Connoissances, que nous en donne l'Expérience. Par M. Wolf* [!]. Amsterdam 1745 [Nachdruck: Wolff, Christian, *Gesammelte Werke*, hg. v. Jean Ecole. Abt. 3, Bd. 46. Hildesheim/Zürich/New York 1998, S. 32f.] Der Hinweis auf diese Zusammenfassung bei Hinske, (wie Anm. 7), S. 98 u. 104.

disch enger gefaßt wird als ‚psychologia empirica', handelt es sich bei jenem Begriff nicht um eine bloße Rückübersetzung aus dem Französischen („*Psychologie expérimentale*", s. Anm. 16), wie man zunächst denken könnte, sondern vielmehr um die genuine Fortentwicklung des von Wolff angestoßenen Projekts einer erfahrungswissenschaftlich fundierten Psychologie.

Empirische und experimentelle Psychologie kommen darin überein, daß beide auf Erfahrung, insbesondere der äußeren Sinne, aufbauen. Der Weg psychologischer Erkenntnisgewinnung in Hinsicht auf die äußeren Sinne sei jedoch, wie Krüger kritisiert, von den Philosophen „verabsäumet" (§ 5, S. 13) und „vernachläßiget" (§ 4, S. 8) worden. In diesem Zusammenhang situiert Krüger die Physiognomik (und zwar in einem weiten, Pathognomik, Mimik, Gestik und medizinische Semiologie umfassenden Sinne), die seines Erachtens zu Unrecht aus der Seelenlehre „verbannet[e]" (§ 5, S. 14) worden sei. Da jedoch der Körper aufgrund des von Krüger unterstellten leibseelischen Influxus' „ein Spiegel, darinnen sich die Seele selber erblickt" (§ 4, S. 7), sei, müsse diese „Wißenschaft" (§ 4, S. 8) gerade in „unsere[n] durch die Vernunft aufgeklärten Zeiten" (§ 5, S. 11) in der empirischen Psychologie rehabilitiert werden.

Krügers Exkurs über Physiognomik (§§ 4–5, S. 5–14) als integraler Bestand der empirischen Psychologie sei hier herausgestellt, um die „Raserei für Physiognomik", die Lichtenberg in den siebziger Jahren des 18. Jahrhunderts im Blick auf die Bemühungen um eine „Semiotik der Seele" (Knigge) bzw. eine „Seelenzeichenkunde" (Moritz) diagnostizieren sollte, im Kontext der Herausbildung der Psychologie als einer Erfahrungswissenschaft durchsichtig zu machen.

Trotz der Aufwertung der Physiognomik im Rahmen empirischer Psychologie schließt Krüger sie jedoch aus der „Experimental=Seelenlehre" aus, da die physiognomischen Lehren durch „bloße Observationen" (§ 5, S. 14), jedoch nicht durch Experimente gewonnen würden. Der „Begriff eines Experiments" (§ 1, S. 2), den Krüger in der „Einleitung" expliziert, ist für die Experimentalseelenlehre methodisch konstitutiv (s. Schema 2). Es geht Krüger darum,

> Experimente mit der Seele anzustellen, und sie in Umstände zu versetzen, darein sie gewöhnlicher Weise nicht zu gerathen pfleget. Bemühungen von dieser Art würden einen neuen Theil der Seelenlehre hervorbringen, welcher zu der empirischen gehörte und die Experimentalseelenlehre genennet werden könnte. (§7, S. 18)

Die Unterscheidung zwischen Beobachtung und Experiment folgt derjenigen, die Bacon vorgegeben und Wolff in der *Psychologia empirica* (§ 456) übernommen hatte.[17] Bei der Observation bzw. Wahrnehmung wird „in der Sache selber oder in dem Gegenstande, welchen man erkennen will", sei es ohne oder unter Zuhilfe-

[17] Vgl. Fry, G., Experiment, in: Ritter, (wie Anm. 16), Bd. 2 (1972), Sp. 868–870. Wolffs Unterscheidung zwischen „*observatio*" und „*experimentum*" hebt Hinske, (wie Anm. 7), S. 103f., hervor.

nahme eines Instruments, nichts verändert, während beim Experiment bzw. Versuch, die Sache in Umstände versetzt wird, „darein sie sonst nicht gekommen seyn würde[n]" (s. Schema 3). Bei der Wahrnehmung treten wir einem Objekt mit Bewunderung entgegen, beim Versuch dagegen mit Zwang, da, wie Krüger schreibt, „wir die Natur zwingen, uns das zu zeigen, was sie sich vorgesetzt hatte für unsern Augen zu verbergen." (§ 6, S. 15) Vermutlich im Blick auf die zahllosen Hundeversuche, die etwa Haller in Göttingen zu physiologischen Zwecken vornehmen ließ, gibt Krüger ein einschlägiges Beispiel, um zu illustrieren, welcher Art der Zwang ist, der an der Natur im Experiment ausgeübt wird: „So macht der Naturforscher ein Experiment mit den Thieren, wenn er sie in die Nothwendigkeit versetzet, im luftleeren Raume zu sterben, in welches Unglück sie ohne seine Lehrbegierde nimmermehr gerathen seyn würden." (§ 6, S. 15)

Das Experiment ist ein gewaltvolles Enthüllungsgeschehen, „weil ein der Natur angebohrner Eigensinn vieles verbarg, was die neugierigen Augen der Sterblichen zu sehen verlangten." (§ 6, S. 16) Da Krügers Metaphorik an dieser Stelle von der Allegorie der Natur, d.h. ihrer Verkörperung in einer weiblichen Gestalt, gesteuert wird, liegt es nahe, den Zwang, der der Natur zur Enthüllung ihrer Geheimnisse im Experiment angetan wird, als Vergewaltigungsversuch zu deuten. Um „ins innere [!] der Natur zu dringen" (§ 7, S. 16), folge der Naturforscher „nicht nur ihren Schritten, sondern man wagte es auch, nach ihrem Rocke zu greifen, um ihre Füsse zu sehen" (§ 6, S. 16). Zwar konzediert Krüger, daß mancher Naturforscher für „diese Neubegierde sehr hart und nicht selten mit dem Leben bestraft" wurde, doch das Ziel der Begierde ist eindeutig. Statt nur ihre Füße, „[...] wünschten [die Weltweisen] freilich lieber sie gar nackend zu sehen" (ebd.).

Was passiert nun, wenn man „Experimente mit der Seele" (§ 7, S. 17) anstellt? Wird man, fragt Krüger ironisch, „die Geister unter die Luftpumpe bringen" (§ 1, S. 1)? Der für die Experimentalseelenlehre grundlegende methodische Ansatz belegt, daß Krüger gerade kein „Somatiker",[18] wie in der Moritz-Forschung behauptet wird, sondern vielmehr *Psycho*somatiker ist. Wieder ist nämlich der unterstellte wechselseitige leibseelische Influxus entscheidend, insofern Krüger davon ausgeht, daß nicht nur aus den Veränderungen der Seele Veränderungen des Leibes, sondern auch umgekehrt aus den Veränderungen des Leibes Veränderungen der Seele erkannt werden können. Hieraus schließt Krüger, „daß man durch ausserordentliche Veränderungen, die man mit dem Leibe vornimmt, Veränderungen in der Seele zuwege bringen könne, die sich sonst nach dem gewöhnlichen Lauffe der Natur bey ihr nicht gezeigt haben würden; und dieses heißt nichts anders, als daß es möglich sey, Experimente mit der Seele zu machen." (§ 7, S. 18) Ihrem Wesen nach zielt Krügers „Experimental=Seelenlehre" auf das Menschenexperiment.

---

[18] Bezold, Raimund, *Popularphilosophie und Erfahrungsseelenkunde im Werk von Karl Philipp Moritz*. Würzburg 1984, S. 133.

Tatsächlich schreckt Krüger jedoch vor dieser Konsequenz, die er wortreich ausmalt,[19] aus ethischen Gründen zurück. Die Ethikschranke wird von der „Stimme der Menschlichkeit“ eingefordert und bewahrt den Experimentalseelenlehrer davor, ein „grausamer Barbar“ bzw. ein „Tyrann von einer neuen Art“ zu werden (§ 7, S. 18f.). Das Menschenexperiment wird auf dreifache Weise substituiert:

1.) durch das Verbrecherexperiment. „Wäre es weniger grausam,“ fragt Krüger, „einen lasterhaften Menschen, der den Tod verdient hätte, zur Erweiterung unserer Erkenntniß aufzuopfern?“ (§ 7, S. 19f.) Doch auch diese Option ist mit der Menschenwürde nicht vereinbar, auch wenn der Naturwissenschaftler vom Grenznutzen des Verbrecherexperiments ganz offenbar fasziniert ist: „Doch ich gestehe die Wahrheit und bekenne, daß mein Hertz dergleichen Experimente zu unternehmen, viel zu empfindlich wäre; so gewiß ich auch versichert bin, daß dadurch, wenn sie mit gehöriger Klugheit angestellt würden, der Seelenlehre durch die Artzneygelahrheit [!] ein grosser Vortheil zuwachsen würde.“ (§ 7, S. 20)

2.) durch das Tierexperiment. Die Überlegung, „daß man viele Versuche mit Thieren anstellen kann“ (§ 7, S. 20), deutet Krüger nur an. Er diskutiert diese Option, die naturwissenschaftliche Praxis ist, jedoch nicht weiter, obwohl er dadurch, daß er in einem späteren Kapitel seines Werks den Tieren, entgegen der Cartesianischen Lehre, daß diese leidensfreie Automaten seien, ausdrücklich Seele bzw. Vernunft zuspricht (§§ 120–123), die exklusive Stellung des Menschen in der Schöpfung nivelliert.[20]

3.) durch die medizinische Fallsammlung. Als Datengrundlage der Experimentalseelenlehre favorisiert Krüger medizinische Fallbeschreibungen, in denen solche „Begebenheiten“ schriftlich fixiert sind, „da die Seele durch eine ausserordentliche Veränderung des Leibes in einen außerordentlichen und ungewöhnlichen Zustand gerathen ist, daß man solche billig als Experimente, die mit der Seele angestellt worden sind, erachten kann“ (§ 7, S. 20). Experimentator ist gewissermaßen der Zufall, und Krüger selbst konzediert, daß man darüber streiten könne, ob „Begebenheiten, die sich von selbst zutrügen“ Experimente genannt werden können.

Unterschwellig wird also bei Krüger das Experiment zugunsten von Observation, d.h. Wahrnehmung bzw. Beobachtung, wieder aufgegeben und dadurch – und das ist entscheidend – die medizinische Fallbeschreibung aufgewertet. Dieses Genre, das die Experimentalseelenlehre auf eine gleichermaßen empirische wie

---

[19] „Du willst vernünftiger Menschen Köpfe öffnen, um den Sitz ihrer Vernunft zu entdecken, du willst ihr Gehirne zerschneiden, um zu erfahren, wo ihr Gedächtniß seinen Sitz habe, du willst sie in die Flechsen und Beinhäute stechen, damit sie dir sagen können, ob diese Theile Empfindlichkeit haben [...].“ (§ 7, S. 18f.)

[20] „Unparteyische Weltweisen haben längst die Vernunft der Thiere erkannt.“ (§ 122, S. 335) Vgl. Ingensiep, Hans Werner, Der Mensch im Spiegel der Tier- und Pflanzenseele. Zur Anthropomorphologie der Naturwahrnehmung im 18. Jahrhundert, in: Schings, (wie Anm. 6), S. 54–79.

literarische Grundlage stellt, bringt Philosophie und Arzneikunst, wie Krüger betont, in eine „schwesterliche Verbindung“ (§ 7, S. 20). Statt zu experimentieren geht es darum, Fälle zu sammeln, d.h. „aus den Schriften der Artzneygelehrten die Wahrnehmungen zu sammlen, welche in der Experimental= Seelenlehre ein Licht anzuzünden geschickt sind.“ (§ 7, S. 21) Dementsprechend ist dem Werk Krügers ein 288seitiger *Anhang verschiedener Wahrnehmungen, welche zur Erläuterung der Seelenleehre dienen*, beigegeben. Hierin reichen die exzerpierten Fälle von Personen, welche plötzlich grau geworden (getr. Pag., S. 4f.), über kurierte Hypochondristen (ebd., getr. Pag., S. 5f.) und verschiedene Nachtwandler (ebd., getr. Pag., S. 209ff.) bis zur Beschreibung der Seelöwen (ebd., getr. Pag., S. 258ff.), die die Vernunft dieser Tiere belegen soll.

Die von Krüger ins Auge gefaßte Experimentalseelenlehre wird aufgrund der ethischen Bedenken, die Menschenversuche verbieten, auf die ‚zufälligen‘ Experimente, die durch Fallbeschreibungen überliefert sind, d.h. auf Observationen, zurückgenommen. Krügers „Experimental=Seelenlehre“ entpuppt sich als ‚Beobachtungsseelenkunde‘, wodurch an die Stelle des Menschenversuchs methodisch die medizinische Beschreibungsliteratur tritt. Krügers literarischer *Anhang*, der sein Werk supplementiert, bietet den Keim für jene „protonovellistischen“[21] Genres der zweiten Hälfte des 18. Jahrhunderts, in denen der ‚Fall‘ bzw. die ‚Begebenheit‘ ins Zentrum treten.

III. Erfahrungsseelenkunde

Aus der Tatsache, daß Krüger von Experiment auf Beobachtung zurückschaltet, folgt, daß seine „Experimentalseelenlehre“ der Erfahrungsseelenkunde von Moritz viel näher steht, als in der Forschung angenommen wurde. Moritz’ Projekt greift gleich doppelt auf Krügers Vorgabe zurück, insofern Moritz in seiner Berliner Programmschrift von 1782, *Aussichten zu einer Experimentalseelenlehre*,[22] sich

---

21 Riedel, Wolfgang, Anthropologie und Literatur in der deutschen Spätaufklärung. Skizze einer Forschungslandschaft, in: *IASL*, 6. Sonderheft: Forschungsreferate, 3. Folge. Tübingen 1994, S. 93–157, hier S. 140.

22 Moritz, Karl Philipp, *Aussichten zu einer Experimentalseelenlehre, an Herrn Direktor Gedike*. Berlin 1782. Mit verändertem Anfang und Schluß wiederabgedr. unter dem Titel *Vorschlag zu einem Magazin der Erfarungs=Seelenkunde* [!], in: *Deutsches Museum* 1782, Bd. I, S. 485–503. Hier zit. nach: ders., *Werke*. Bd. 3: *Erfahrung, Sprache, Denken*, hg. v. Horst Günther. Frankfurt/M. ^{2}1993, S. 85–99 (Text der *Aussichten*) und S. 759–761 (Varianten des *Vorschlag*[s]); im folgenden zit. in () bzw. als (*Vorschlag*) im Text. Zu Moritz’ ‚Erfahrungsseelenkunde‘ vgl. Schrimpf, Hans Joachim, Das Magazin zur Erfahrungsseelenkunde und seine Herausgeber, in: *Zeitschrift für deutsche Philologie* 99 (1980), S. 161–186; Davies, Martin L., Karl Philipp Moritz’ ‚Erfahrungsseelenkunde‘: Its Social and Intellectual Origins, in: *Oxford German Studies* 16 (1985), S. 13–35. Weitere Literatur nennt die Bibliographie der geplanten Moritz-Ausgabe auf der Homepage der Berlin-Brandenburgischen Akademie der Wissenschaften (http.//www.bbaw.de/vh/moritz/biblio/).

nicht nur ausdrücklich auf den Titel von Krügers Werk bezieht, sondern auch dessen Muster, worin die theoretische Darstellung durch Beschreibungen empirischer Fälle ergänzt wird, im Zeitschriftenprojekt des *Magazins* aufgreift und ausbaut. Was zuvor bloßer Anhang war, wird nun zum eigentlichen Werk. Die von der Moritz-Forschung herausgestellte Begründung, Moritz habe den ursprünglich avisierten Titel „Experimentalseelenlehre" zugunsten von „Erfahrungsseelenkunde" fallengelassen, weil er nicht auf psychologische Experimente, sondern auf empirische Selbst- und Fremdbeobachtung gesetzt habe,[23] übersieht die oben für Krüger geltend gemachte Rücknahme des Experiments zugunsten der Beobachtung sowie die damit einhergehende Literarisierung des Unternehmens. Tatsächlich setzte Krüger ebensowenig wie Moritz auf psychologische Experimente.

Mit der Herausstellung der „Fakta" und „Tatsachen", die er den „leeren Spekulationen" über die Seele entgegenstellt (S. 90f.), bezieht sich Moritz auf den mit den Namen Baumgarten, Krüger und Sulzer verbundenen Ausbau der empirischen Psychologie zum Nachteil der bloß rationalen. Seine Hoffnung auf „moralische Ärzte" (S. 88) knüpft an die ‚schwesterliche Verbindung' von Philosophie und Medizin an, die Krüger und seine Schüler praktizierten. Die Zuversicht, aus den „vereinigten Berichten mehrerer sorgfältiger Beobachter des menschlichen Herzens" (S. 88) einen Nutzen für den Fortschritt dieses Faches ziehen zu können, teilt Moritz mit Krüger, der geglaubt hatte, durch die Sammlung medizinischer Beobachtungen der Psychologie ‚ein Licht anzünden' zu können. Und auch die Ansicht, daß der Mensch zu wichtig sei, um an ihm „selber moralische Experimente zu machen" (S. 88), war bereits von Krüger dem suggestiven Titel seines Werks zum Trotz vertreten worden.

Mit dem Rat, den Begriff „Experimentalseelenlehre" zugunsten von „Erfahrungsseelenkunde" aufzugeben,[24] bietet Mendelssohn eine terminologische Korrektur, die er aufgrund seiner Kenntnis der zeitgenössischen philosophischen Systematik unternimmt. Moritz begeht einen Kategorienfehler, wenn er „Beobachtungen und Erfahrungen", die er seinem Projekt zugrunde legen will (*Vorschlag*, S. 760), gleichsetzt und z.B. in rhetorischer Absicht als Hendiadyoén behandelt. Moritz übersieht, daß Beobachtung und Erfahrung sich zueinander verhalten wie Unter- und Oberbegriff. Der gleiche Fehler liegt auch seiner Aussage zugrunde, „daß Lavaters Physiognomik immer ein vortrefflicher Beitrag zu einer *Experi-*

---

23 „Krüger vertritt neben wenigen anderen die damals in Deutschland kaum zum Zuge kommende medizinische Psychologie und befaßt sich mit Experimenten im naturwissenschaftlichen Sinne, während er Beobachtung und Selbstbeobachtung für nicht zureichend hält." Bennholdt-Thomsen, Anke/Guzzoni, Alfredo, Nachwort, in: *Gnothi sauton oder Magazin zur Erfahrungsseelenkunde* [...]. 10 Bde. Lindau i. B. 1979 [Faksimiledruck der Ausgabe Berlin 1783–1793], Bd. 10, S. 1–79 [getr. Pag.], hier S. 6. Vgl. Schrimpf, (wie Anm. 22), S. 186; Bezold, (wie Anm. 18), 133–135.

24 „Herr Moses Mendelssohn hat mir [...] die Veränderung der Benennung Experimentalseelenlehre, welche ich anfangs gewählt hatte, in Erfahrungsseelenkunde angeraten." (*Vorschlag*, S. 761)

mentalseelenlehre bleiben wird“ (S. 90). Der Physiognomiker, das hatte Krüger herausgestellt, leistet einen wichtigen Beitrag zur empirischen Psychologie, aber er experimentiert nicht, da er das Gesicht, in dem er die Seele des anderen liest, unangetastet und unverändert läßt. Insofern Erfahrung als Oberbegriff Beobachtung und Experiment umschließt, empfiehlt Mendelssohn mit dem Wort „Erfahrungsseelenkunde“, d.h. mit der eleganten Verdeutschung des Terms ‚psychologia empirica‘, den umfassenderen Begriff.

Gegenüber der Experimentalseelenlehre ist die Erfahrungsseelenkunde theoretisch die umfangreichere Disziplin, praktisch favorisiert Moritz jedoch quasi spiegelbildlich zu Krügers methodischer Festlegung auf das Experiment seinerseits einseitig die Beobachtung, und zwar in erster Linie die Selbstbeobachtung. Da Krügers „Experimental=Seelenlehre“ aus ethischen Gründen im wesentlichen auf Observationen ausweicht und Moritz' „Erfahrungsseelenkunde“ von den zwei Modi empirischer Datengewinnung sich praktisch auf Beobachtungen beschränkt, versprechen beide Projekte mehr, als sie jeweils einlösen und stehen methodologisch viel näher, als ihre Titel suggerieren.

Insofern nun der „Menschenbeobachter von sich selber“ ausgeht (S. 93) und „Beobachtungen über sich selber“ anstellt (S. 93), gerät der Selbstbeobachter in ein instrumentelles Verhältnis zu sich selbst, das als Selbstzwang dem Zwang ähnelt, den der Experimentator ausübt. Der Blick ins „innre Triebwerk“ (S. 92) fordert den „kalten Beobachter“ (S. 92). Kälte-, Distanz- und Bühnenmetaphorik kennzeichnen Moritz' auf die Selbstbeobachtung konzentrierten Diskurs. Als Zugleich von Subjekt und Objekt erscheint die Figur des Selbstbeobachters als Oxymoron von lebensweltlicher Spontaneität und methodischer Erstarrung. Die Verdoppelung des Ich in die Position des Beobachters und des Beobachteten führt zu dessen Spaltung. Der Selbstbeobachter steht auf der Bühne des Lebens und zugleich davor, er ist er selbst und zugleich ein anderer, d.h., wie Moritz schreibt, „ein anders von sich selber verschiednes Wesen“ (S. 94). Der Antrieb, mit sich selbst bekannt zu werden, führt zum entgegengesetzten Ergebnis. Der Selbstbeobachter wird sich fremd. Die Lektüre von Moritz' *Aussichten* bzw. *Vorschlag* deckt den gegenläufigen Sachverhalt auf, daß Selbstbeobachtung zur Selbstentfremdung führt.

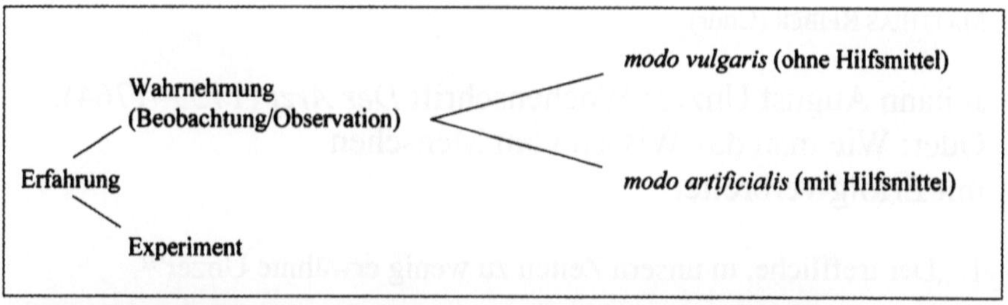

Schema 1 (nach Walch, *Philosophisches Lexicon.* Leipzig 1775, Art. ‚Erfahrung')

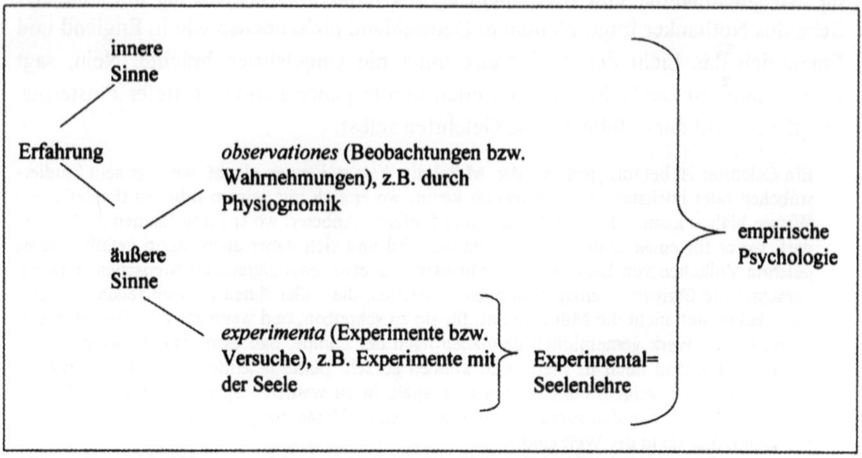

Schema 2 (nach Krüger, *Experimental=Seelenlehre.* Halle/Helmstädt 1756, §§ 4–7)

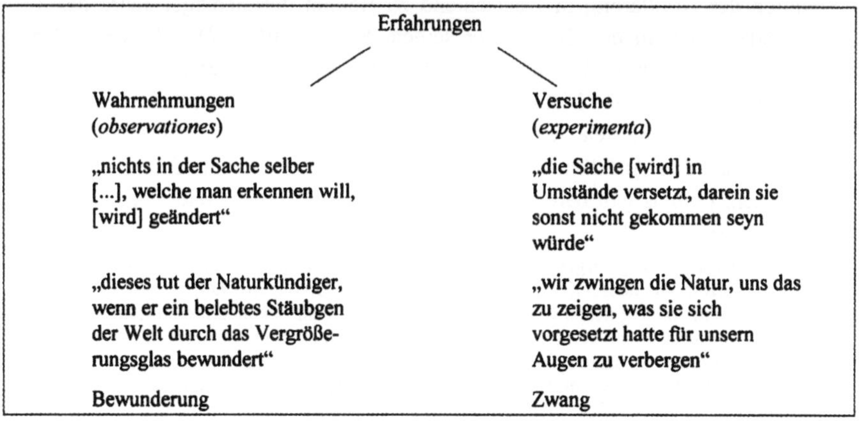

Schema 3 (nach Krüger, *Experimental=Seelenlehre.* Halle/Helmstädt 1756, § 7)

MATTHIAS REIBER (Chur)

Johann August Unzers Wochenschrift *Der Arzt* (1759–1764). Oder: Wie man das Wissen vom Menschen mit Erfolg verbreitet[1]

1. „Der treffliche, in unsern Zeiten zu wenig erwähnte Unzer“[2]

Gelehrte schrieben hierzulande fast nur für Gelehrte: Darüber läßt Friedrich Nicolai den Buchhändler und Menschenfreund Hieronymus klagen, als ihn Magister Sebaldus Nothanker fragt, ob man in Deutschland nicht ebenso wie in England und Frankreich das Licht der Aufklärung unter die Ungelehrten brächte. Nein, sagt Hieronymus, in Deutschland lägen noch immer ganze Länder in tiefer Finsternis, und die Schuld daran falle auf die Gelehrten selbst:

> Ein Gelehrter ist bei uns [jemand, der; M.R.] die Welt zu kennen glaubt, wenn er sein Studierstübchen oder höchstens die Universität kennt, wo er sich mit seinem bißchen theoretischen Wissen blähen kann, oder den Zirkel seiner fünfzehn Anbeter, wo er seine Launen auskramen darf, wo er für einen großen Mann gehalten wird und sich daher allein darin gefällt. Dieses gelehrte Völkchen von Lehrern und Lernenden, das etwa zwanzigtausend Menschen stark ist, verachtet die übrigen zwanzig Millionen Menschen, die außer ihnen deutsch reden, so herzlich, daß es sich nicht die Mühe nimmt, für sie zu schreiben, und wenn es zuweilen geschieht, so riecht das Werk gemeiniglich dermaßen nach der Lampe, daß es niemand anrühren will. Weder in England noch in Frankreich können so sehr platte gelehrte Originale wie hier in Deutschland sich zeigen, ohne allgemein ausgelacht zu werden [...]. Die zwanzig Millionen Ungelehrten vergelten den zwanzig Tausend Gelehrten Verachtung mit Vergessenheit; sie wissen kaum, daß sie in der Welt sind.[3]

So unrühmlich stellte sich für den streitbaren Erzaufklärer Friedrich Nicolai die Situation der Aufklärung in Deutschland zu Beginn der siebziger Jahre des 18. Jahrhunderts dar, in der Zeit, als er seinem Romanerstling *Das Leben und die Meinungen des Herrn Magisters Sebaldus Nothanker*, 1773 erstmals erschienen, den letzten Schliff gab. Mahnende Worte wie diese – die deutschen Gelehrten isolierten sich, quittierten den Bildungshunger der Ungelehrten mit Gleichgültigkeit – waren den Aufklärungsgelehrten in Deutschland schon früher zu Ohren gekommen. Leibniz gab bereits 1697 zu bedenken, daß die „Gelehrten, indem sie

---

[1] Der Beitrag faßt einige Ergebnisse meiner Untersuchung *Anatomie eines Bestsellers.* Johann August Unzers Wochenschrift „Der Arzt“ (1759–1764). Göttingen 1999, zusammen. Die Studie enthält im Anhang neben weiterführenden Hinweisen zur Sekundärliteratur, auf die in diesem Beitrag weitgehend verzichtet wird, eine Personalbibliographie Unzers, die sämtliche im *Arzt* erschienenen Aufsätze erfaßt, und den Reprint einiger Stücke aus dem *Arzt.*

[2] Jean Paul, *Werke in drei Bänden.* Dr. Katzenbergers Badereise (38. Summula), hg. v. Norbert Miller. Bd. 3. München [4]1986, S. 527.

[3] Nicolai, Friedrich, *Das Leben und die Meinungen des Herrn Magisters Sebaldus Nothanker*, mit Nachwort von Harry Timmermann und Norbert Miller. Frankfurt a.M./Berlin 1986 [Neudruck der dreibändigen Ausgabe Berlin 1773–1776], S. 105f.

fast nur für Gelehrte schreiben", all jene, „so kein Latein gelernet, von der Wissenschaft gleichsam ausgeschlossen" hätten, und verlangte, „Verstand, Gelehrsamkeit und Beredsamkeit" im Interesse einer breit angelegten Aufklärungsarbeit zu vereinen.[4] Nicolais spätaufklärerischer Kritik folgte in den achtziger Jahren des Aufklärungszeitalters und bis ins 19. Jahrhundert hinein eine Periode, die durch eine äußerst lebhaft geführte Diskussion über Möglichkeiten und Schwierigkeiten der Volksaufklärung geprägt war und mit einer Massenproduktion volksaufklärerischer Schriften einherging. Was aber war aus Leibniz' frühaufklärerischer Initiative geworden? Was hatten die Gelehrten zwischenzeitlich, zwischen 1697 und 1773, getrieben? Mußten sie sich Nicolais Rüge zu Recht gefallen lassen?

Johann August Unzer, 1727 in Halle geboren, 1750 bis 1769 als Hausarzt in Altona tätig, seit Ende der 1740er Jahre publizierend, las den *Sebaldus Nothanker* ohne jede Empörung, im Gegenteil: „Wie soll ich ihnen das Vergnügen beschreiben, den mir Ihr Magister Sebaldus gemacht hat", ließ er den Romanautor in Berlin wissen;[5] und Unzer hatte allen Grund, sich ohne persönliche Betroffenheit an Nicolais satirischen Spitzen gegen den Gelehrtenstand zu vergnügen. Ihn persönlich traf derlei Kritik nicht, schon gar nicht die eines Nicolai, der sein aufklärerisches Schaffen bewunderte und honorierte; und wohl hätte auch Leibniz mit Genugtuung feststellen können, daß Unzer dem propagierten Bildungsideal des gleichermaßen gelehrten wie beredsamen Aufklärers nahegekommen sei. Unzer stand um 1770 auf dem Gipfel seines Ruhms:

> Wem sind dieses gelehrten Mannes gemeinnützige Schriften unbekannt?
> Wer kan gegen das Verdienst des Herrn Unzer unempfindlich bleiben? Und wer nimmt nicht Antheil an dem Beifall, den ein Buch erhält, das ihn so sehr verdient und das keiner Empfehlung bedarf?
> Der Beyfall, mit welchem das Publikum dies Werk, das einzige in seiner Art, aufgenommen, ist außerordentlich, und grenzt bis an das Wunderbare, aber es verdient ihn.
> Unter unsern deutschen Wochenschriften hat durchaus keine ein solches Glück gemacht, als diese.
> Wir hätten dieses angenehme Buch fast verabsäumt, weil es zufälliger Weise sehr spät in unsere Hände gekommen ist: es wäre aber wirklich ein Mangel, wenn wir es verschwiegen hätten, da nicht leicht ein deutsches Buch über so ernsthafte Materien mit solcher Anmuth und Lebhaftigkeit geschrieben worden ist.

So bejubelte die deutsche Literaturkritik – ob in Wittenberg, Erfurt, Jena, Berlin oder Göttingen[6] – jenes Werk, in dem Unzer die Quintessenz seines aufkläreri-

---

[4] Leibniz, Gottfried Wilhelm, *Politische Schriften*, hg. v. Hans Heinz Holz u. Manfred Vollmer. Bd. 2. Frankfurt/M. 1967, S. 70.

[5] Unzer an Nicolai, 16.7.1773, autograph. [Standort: Staatsbibliothek Preußischer Kulturbesitz, Berlin; Nachlaß Nicolai 76].

[6] Zitate (Reihenfolge wie oben) aus folgenden Rezensionsorganen: *Wittenbergisches Wochenblatt zum Aufnehmen der Naturkunde und des ökonomischen Gewerbes* Bd. 2 (1769), S. 407; *Erfurtische gelehrte Zeitungen für das Jahr 1769* (1769), S. 411; *Jenaische Zeitungen von gelehrten Sachen auf das Jahr 1769* (1770), S. 394; *Allgemeine deutsche Bibliothek* Bd. 2 (1766), S. 52; *Göttingische Gelehrte Anzeigen* Bd. 4 (1771), S. CCCV.

schen Strebens niedergelegt hatte: die Wochenschrift *Der Arzt*. Kein Autor, so hieß es, habe bis dahin in Deutschland eine solche Öffentlichkeit erreicht, habe „aus allen Ständen, von der Königin in Dänemark bis zu den niedrigern" in vergleichbarer Weise Leser rekrutieren können.[7] Tausende von Lesern hätten damit seinen Sinn für wirklich „gemeinnützige Materien" honoriert; Kenner der gelehrten deutschen Dichtkunst wüßten, daß sie es überdies mit einer „unsrer besten Originalschriften" zu tun hätten.[8] Gellert hatte die Lektüre des *Arztes* seinen Hörern „zum Besten der Sitten und des Herzens" ans Herz gelegt und die Wochenschrift in den Kanon jener empfehlenswerten Schriften aufgenommen, in denen sich „das Nützliche mit dem Anmuthsvollen verbindet, und das Trockene, das die Gründlichkeit mit sich zu führen pflegt, durch Lebhaftigkeit verbirgt";[9] der gleiche Aspekt, Ernst und Anmut, Nützliches und Ergötzliches im Dienste der aufklärerischen Wirkungsabsicht harmonisch zusammengebracht zu haben, schien auch Albrecht von Haller als Referent der *Göttingischen Gelehrten Anzeigen* das hervorstechende Merkmal des Unzerschen *Arztes*. Und es ist zu vermuten, daß sich Leser vom Rang eines Lichtenberg, Kant oder Jean Paul nicht in die Lektüre des *Arztes* vertieft hätten, wären ihnen nicht außer der „medicinischen Geschicklichkeit auch noch andere Geistesfähigkeiten" des Autors ins Auge gestochen. Der Literaturkritiker Christian Friedrich Börner, der auf diese Begabungen als erster aufmerksam machte,[10] lobte dabei vor allem Unzers Sinn für den scharfsinnigen und wohlplazierten Witz; und er fügte noch einen weiteren, für die Masse der Leser wesentlicheren Aspekt hinzu: Dieser Schriftsteller „kennet das menschliche Herz".[11] Menschenkenntnis (auf einer breiten psychologisch-empirischen Basis) mit medizinischem Sachverstand und geistreicher Vortragskunst in gelungener Synthese vereint, so erkannte man, begründeten den publizistischen Erfolg des *Arztes*.

In der Literaturgeschichtsschreibung hat der einst als „Schriftsteller der Nation und der Menschheit"[12] gepriesene Verfasser des *Arztes* lange Zeit keinen Platz mehr eingenommen. Am ehesten war er noch an der Seite der anakreontischen Lyrikerin Johanne Charlotte Unzer, geborene Ziegler, der ‚Unzerin' oder ‚Zieglerin', wie die Zeitgenossen sie nannten, zu erblicken, wenn diese im Gesichtskreis literarhistorischer Forscher auftauchte.[13] Wie die meisten Autoren der Ära Gott-

---

7 *Jenaische Zeitungen*, (wie Anm. 6), S. 394.

8 *Allgemeine deutsche Bibliothek*, (wie Anm. 6), Bd. 13 (1770), S. 3.

9 Gellert, Christian Fürchtegott, *Moralische Vorlesungen*, hg. v. Johann Adolf Schlegel und Gottlieb Leberecht Heyer. Leipzig 1770, S. 246–248.

10 *Allgemeine deutsche Bibliothek*, (wie Anm. 6), Bd. 2 (1766), S. 51f.

11 Ebd., S. 52.

12 Kütter, Carl August, *Charaktere teutscher Dichter und Prosaisten*. Von Kaiser Karl, dem Großen, bis aufs Jahr 1780. Berlin 1781, S. 317f.

13 Vgl. Anger, Alfred, *Deutsche Rokoko-Dichtung*. Ein Forschungsgebiet. Stuttgart 1963 [Sonderdruck aus: DVjs 36 (1962), H. 3/4]; S. 59; Zeman, Herbert, *Die deutsche anakreontische Dichtung*. Ein Versuch zur Erfassung ihrer ästhetischen und literarhistorischen Erscheinungsformen im 18. Jahrhundert. Stuttgart 1972, S. 156 und 174–177; Gehring, Thomas Alfred, *Jo-*

scheds und Gellerts wurde Unzer das Opfer einer Literaturbetrachtung, die analog den Wertungskriterien der deutschen Klassik eine von gesellschaftlich-praktischen Wirkungsabsichten getragene Literatur als vordergründig, unschöpferisch und einer wissenschaftlichen Betrachtung unwürdig erachtete. Literarische und publizistische Zweckformen, die sich, vorderhand so wenig ‚poetisch' wie ‚tief', als Gebrauchsliteratur ohne ‚echten' dichterischen Anspruch ausgeben, konnten kaum ein Forscherherz erwärmen. Hinzu kam eine weitere Schwierigkeit, die sich bei der Erforschung von Unzers *Arzt* als Forschungshindernis erwies: Welcher Wissenschaftszweig sollte sich denn auf diesem Gebiet zuständig erklären? Literaturhistoriker, historisch interessierte Pädagogen, Publizisten oder – insofern schließlich ein Arzt den *Arzt* verfaßt hatte – Medizinhistoriker? Als ein Objekt im Grenzgebiet der traditionellen Fächer, im Niemandsland zwischen den Kompetenzbereichen der wissenschaftlichen Disziplinen, hat sich der *Arzt* dem Zugriff der Forschung bislang weitgehend entzogen.

2. Grundlagen eines glänzenden Geschäfts

Der *Arzt* war eine der erfolgreichsten, wahrscheinlich sogar die erfolgreichste deutschsprachige Zeitschrift im Zeitalter der Aufklärung. Erachtet man die Präsenz auf dem Buchmarkt als wichtigstes äußeres Indiz für den Erfolg eines literarischen Produkts und führt hierbei entsprechende Recherchen durch, so stößt man im Falle des *Arztes* in der Tat auf Zeugnisse einer außergewöhnlich weitreichenden Verbreitung. Schon die erste gebundene Fassung des *Arztes*, die von Georg Christian Grund in Hamburg parallel zu den 313 wöchentlichen Nummern herausgebrachte zwölfteilige Buchausgabe mit den Erscheinungsjahren 1759 bis 1764, war dermaßen gefragt, daß sie bis 1768 nachweislich viermal nachgedruckt wurde. Die tatsächliche Zahl der Nachdrucke in diesem Zeitraum dürfte weit höher gelegen haben, zumal sich bei den Recherchen Hinweise dafür ergeben, daß auch Raubdrucke dazu kamen.[14]

Durch Übersetzungen ins Schwedische, Dänische, Holländische und Französische, die zwischen 1763 und 1768 erschienen sind, wurde der *Arzt* schon früh auch außerhalb des deutschen Sprachraums bekannt. Und auch dort mußte der enormen

hanne Charlotte Unzer-Ziegler (1725–1782). Ein Ausschnitt aus dem literarischen Leben in Halle, Göttingen und Altona. Bern/Frankfurt a.M. 1973, S. 10–14 u.ö; Pietsch, Wolfgang Joseph, *Friedrich von Hagedorn und Horaz*. Untersuchungen zur Horazrezeption in der deutschen Literatur des 18. Jahrhunderts. Phil. Diss. Graz 1985, S. 118–122.

14 Die Vielfalt der Nachdrucke wird dann deutlich, wenn man die vergleichende Prüfung des vermuteten Nachdruckexemplars mit dem Grundschen Erstdruck nicht nur anhand des Vergleichs der bibliographischen Angaben vornimmt, sondern weitere Kriterien heranzieht wie die verschiedenartige Gestaltung der Titelblätter (insbesondere die Qualität der Vignetten), unterschiedliche Papierqualitäten und Schriftspiegel, das Fehlen oder Vorhandensein von Wort- und Sachregistern oder das verschiedene Ausmaß an Druckfehlern.

Nachfrage mit Nachdrucken begegnet werden. Allein die holländische Version des *Arztes* erfuhr bis 1768 wenigstens fünf Neuauflagen.

Für die von Unzer überarbeitete Neuauflage von 1769 konnte Gotthilf Christian Berth, der als neuer Verleger gewonnen wurde, 1165 Subskribenten werben – eine für damalige Verhältnisse ganz ungewöhnlich hohe Anzahl und ein Vielfaches dessen, womit andere Verleger in dieser Zeit zu kalkulieren hatten. Die auf der Grundlage der Subskribentenzahl von Berth für die Neuausgabe veranschlagte Auflagenhöhe von 3500 Exemplaren – eine Auflagenstärke, die, soweit bekannt, von keinem anderen in Buchform herausgebrachten deutschsprachigen Periodikum im 18. Jahrhundert erreicht wurde – erwies sich angesichts der unverminderten Nachfrage als zu knapp bemessen. Nach der Leipziger Ostermesse 1769 war die druckfrische Berthische Ausgabe sofort vergriffen, so daß sie noch im gleichen Jahr nachgedruckt wurde.

Von den Buchhändlern des südlichen und südöstlichen deutschen Sprachraums, die wirtschaftlich gegenüber Nord- und Mitteldeutschland benachteiligt waren, wurde nachweislich zumindest der Buchhändler und Verleger Rudolf Gräffer in Wien initiativ, der 1778 noch eine Ausgabe des *Arztes* für seine vornehmlich österreichische Kundschaft herausbrachte. Es war dies die letzte Ausgabe unter den ursprünglichen Titelkennwörtern *Der Arzt. Eine medicinische Wochenschrift.*

Es ist bezeichnend für die außergewöhnliche Wirksamkeit des *Arztes*, daß er zum Ausgangspunkt einer Reihe von popularmedizinischen Organen der deutschen Spätaufklärung wurde, die in ihm ihren Vorfahren sahen. Augenfällig ist dies besonders bei jenen literarischen Produkten, die ihre Abhängigkeit vom *Arzt* durch die Titelwahl zum Ausdruck brachten, indem sie sich – mit einigen zusätzlichen Titelkennwörtern versehen – selbst *Ärzte*[15] nannten. Daß im Zuge der intensivierten medizinischen Volksaufklärung im letzten Viertel des 18. Jahrhunderts publizistische Erzeugnisse auf den Buchmarkt kamen, die sich dem *Arzt* ebenso verpflichtet fühlten, ohne ihm deshalb im Titel zu folgen, darf als sicher angenommen werden. Ein 1778 in Riga erschienenes *Handbuch für Leute die keine Aerzte sind*, in dem der Unzersche *Arzt* sogar auszugsweise abgedruckt wurde, ist hierfür ein Beispiel.

Wenn man die wesentlichen Faktoren für den Erfolg des *Arztes* analysiert, wird man solche, die mit der Schrift selbst in Zusammenhang stehen, von solchen, die durch die Umstände seiner Distribution und Rezeption bedingt sind, unterscheiden.

Was den *Arzt* selbst betrifft, läßt sich zunächst feststellen, daß er offenbar den Zeitgeschmack traf, nachweislich und einhellig zumindest den Geschmack der

---

[15] In einer „Kurzen Geschichte von den in verschiedenen Absichten geschrieben Aerzten", die Georg Friedrich Franz, seinen *Arzt der Reisenden* (Leipzig 1774, o.S.) einleitend, skizzierte, werden allein für den Zeitraum 1769 bis 1773 sechs Ärzte vorgestellt, die „Unzern den Vorzug einräumen, daß er durch seinen [...] Arzt, ein grosses Licht über die medicinische Gelehrsamkeit verbreitet hat, und [...] Nachahmer von ihm seyn wollten, indem sie ihren Büchern von seiner Schrift den Nahmen beylegten".

damaligen deutschen Literaturkritik. Man habe bis zum Erscheinen des *Arztes* kaum einmal ein deutsches Buch zu Gesicht bekommen, das „über so ernsthafte Materien mit solcher Anmuth und Lebhaftigkeit geschrieben worden ist", notierte 1771 Albrecht von Haller.[16] Sein Urteil dürfte für die Einschätzung der meisten zeitgenössischen Leser repräsentativ gewesen sein, die an einer Schrift Gefallen fanden, die sie „stets unterrichtete, aber doch immer noch mehr entzückte".[17] Der *Arzt* erfüllte damit auf beispielhafte Weise den von der Aufklärungspoetik seiner Zeit als verpflichtend angesehenen Grundsatz, daß Dichtung das Nützlich-Lehrhafte mit dem Unterhaltenden und Angenehmen zu verbinden habe, wenn sie den ganzen Menschen erfassen und bewegen sollte. Verstandesgemäße und sinnliche Erkenntnis mußten gleichermaßen angesprochen werden, damit Literatur praktisch wirksam werden konnte.

Innerhalb dieses vorgegebenen Spielraums, der durch eine trockene, nur um Verständlichkeit bemühte, abstrakte Lehre einerseits und eine auf bloßen Zeitvertreib bedachte, den moralischen Ernst vernachlässigende Lektüre andererseits begrenzt war, ist die Aufklärungssatire angesiedelt. Sie gibt die Laster dem Spott preis und fordert den Rezipienten heraus, darüber zu reflektieren, was im Sinne einer aufgeklärten Sicht der Dinge stattdessen zu tun und zu lassen sei. Wenn die zeitgenössische Literaturkritik den Verfasser des *Arztes* in den Rang der besten deutschen Schriftsteller hob, dann geschah dies deshalb, weil er ein Meister der Satire war. Die Satire im Gewand des fingierten Leserbriefes ist die von ihm bevorzugte literarische Strategie. Daneben schöpft er aber auch kräftig aus dem Fundus der übrigen literarischen Formen, die dem Wirkungsprinzip der Satire folgen. Hierbei bedient er sich gern des Sinngedichts, der Erzählung, der Reisebeschreibung und des Traums.

Das nachfolgende Beispiel betrifft einen Traum, von dem der *Arzt* berichtet. Strategisch geht es darum, den Leser an eine kritische Auseinandersetzung mit jenem Lebensstil heranzuführen, der nach den damaligen Wertmaßstäben von der tugendhaften Lebensweise, das heißt dem einfachen und natürlichen, arbeitsamen und maßvoll genußreichen Leben, besonders weit entfernt war: der müßiggängerischen, ruinösen Lebensführung des Hypochonders. Der *Arzt* hat das Hyperchondertum – *die* Zivilisationskrankheit des 18. Jahrhunderts – auf vielerlei Art aufs Korn genommen, unter anderem in Gestalt eines Lustspiels, das er nach der Vorlage von Molières *Eingebildetem Kranken* arrangierte.[18] Der eingebildete Kranke heißt im *Arzt* Herr von Lux. Und dieser Herr von Lux tritt auch außerhalb des Lustspiels immer dann in Erscheinung, wenn es dem *Arzt* darum geht, Empfindelei, Unzufriedenheit und Krankheitsfurcht als Laster zu verurteilen. In einer Wo-

---

16 *Göttingische Gelehrte Anzeigen*, (wie Anm. 6), S. CCCV.
17 Unzer, Johann August, *Der Arzt*. Eine medicinische Wochenschrift. Tl. 1 (1759), Vorrede, o.S.
18 Reprint des Lustspiels bei Reiber, (wie Anm. 1), S. 389–404.

chenausgabe berichtet er einmal, er habe geträumt, wie er in einem Friedhof spazieren gegangen sei, wobei er folgendes gesehen habe:

> An einem prächtigen Leichenstein stand der vergoldete Name eines Herrn *von Luxen* mit dem Lobe, ‚daß er, aus Liebe zu seinem Nächsten, und um der Welt desto länger nützlich zu sein, seine stets schwächliche Natur viele Jahre lang mit großer Sorgfalt gepflegt, und sich der Wohltaten der edlen Heilungskunst, ohne Ansehung der Kosten, reichlich bedient. Endlich aber habe es doch dem Herrn alles Fleisches nach seinem unerforschlichen Rathe gefallen, ihn aus dieser Zeitlichkeit hinweg zu nehmen und dadurch der Welt einen großen Wohltäter in der Blüte seiner Jahre zu entziehen.' – Auf der anderen Seite lauteten die Nachrichten etwas anders. ‚Der Herr von Luxen, hieß es, war einer von denen, die nie mit ihrem Zustande zufrieden sind. Er befand sich wohl. Aber weil er sich stets besser befinden wollte, so befindet er sich hier. Die Menge der Aerzte und Arzneyen haben ihn umgebracht'.[19]

Ist es hier beißende Ironie, die der *Arzt* dazu einsetzt, mit dem verwerflichen Charakter des Hypochonders Lux ein letztes Mal – gleichsam posthum – abzurechnen, findet man an anderen das Hypochondertum kritisch reflektierenden Stellen der Wochenschrift überraschende Vergleiche, Metaphern und Hyperbeln, Stilfiguren also, mit denen der *Arzt* Komik auslöst, um damit desillusionierend und verunglimpfend den satirischen Prozeß aufrechtzuerhalten.

„Der Lehren Kraft und Glück beruht / Nur auf der Kunst, sie vorzutragen", erklärte der *Arzt* in seiner *Vorrede* zur Grundschen Erstausgabe (1759), folgte dieser Devise – und machte sein Glück. Daß er mit einer vorzüglichen Vortragskunst seinen Absatz beförderte, ist gewiß, doch läßt sich das glänzende Geschäft des *Arztes* damit allein nicht erklären. Nebst dem Schreibstil mußten auch die strukturellen Gegebenheiten und der stoffliche Gehalt der Schrift dem Zeitgeist entsprechen, wollte er seine Botschaft mit Erfolg lancieren. Drei Aspekte sind hierbei wesentlich.

Erstens: Es lag im Trend der Zeit, ein Periodikum als Medium für die aufklärerische Botschaft zu wählen. Die Zeitschrift galt nach allgemeiner Auffassung als die geeignetste Kommunikationsform für den modernen Wissensdiskurs. Sie bot das Forum, die Öffnung der Wissenschaften voranzutreiben. Im Namen einer möglichst umfassenden Aufklärung über den Menschen sollten die Grenzen der Wissenschaften geöffnet werden – die Grenzen der Fachdisziplinen im Hinblick auf eine interdisziplinäre Debatte über den Menschen, die Grenzen der gelehrten Welt insgesamt in der Hinwendung auf ein bildungsfähiges Publikum. Das zwanglose Äußere der Zeitschrift ließ es zu, die Vielfalt der literarischen und fachlichen Beiträge über den Menschen in einer offenen Struktur zu fassen. Dem Prinzip der Aktualität verpflichtet, war sie stets aufgeschlossen auch für Neues, das mit dem Alten, den Lesefrüchten aus der Geschichte, bunt gemischt präsentiert werden konnte. In seiner Vielfalt und Kürze erwies sich der periodische Unterricht als

---

19 Unzer, Johann August, *Der Arzt*. Eine medicinische Wochenschrift. Neueste von dem Verfasser verbesserte und viel vermehrte Ausgabe. Zweyter Druck. Mit Churfüstl. Sächs. Privilegio. Bd. 2 (1769), S. 394.

probates Mittel gegen Langeweile und Ermüdung des Lesers. Man war sich des Vorteils bewußt, wenn Wissenswertes gewissermaßen in mundgerechten Portionen serviert wurde, zumal man auf ein Publikum setzte, das nicht willens oder fähig war, auf die schwere Kost aus Wissenschaft und Literatur zurückzugreifen.

Zweitens: Das Erscheinungsbild des *Arztes*, seine Stoffdarbietung, seine Art, den Leser anzusprechen und zu führen, war von den Vorgaben der Moralischen Wochenschriften geprägt. Bewußt hat er an die bewährten und erfolgversprechenden Strukturen und Strategien angeknüpft, die mit dem *Spectator*, dem großen englischen Vorbild dieser Zeitschriftengattung, gegeben waren. Wenn die zeitgenössische deutsche Literaturkritik dem *Arzt* attestierte, er habe wie kaum ein zweiter dem *Spectator* die Kunst des Unterrichtens abgeschaut, dann war dies für seinen Verfasser wohl die höchste Auszeichnung, die er damals erhalten konnte.

Drittens: Spätestens seit der Mitte des 18. Jahrhunderts entsprach ein Gelehrter den Erwartungen aufgeklärter Zeitgenossen, wenn er seinen Blick auf den ganzen Menschen richtete. Im Gegenzug gegen die cartesianische Trennung von *res cogitans* und *res extensa* und die verschiedenen metaphysischen Versuche ihrer Bewältigung etablierten sich in der Mitte des Jahrhunderts neue Erfahrungen vom Menschen und mit diesen ein Wissensdiskurs, der zunächst einmal den Zusammenhang zwischen der körperlich-stofflichen und der seelisch-geistigen Natur des Menschen zum Gegenstand hatte. Im notwendigerweise interdisziplinär geführten Diskurs nahmen die Ärzte eine Sonderstellung ein, waren sie doch am nächsten, wo es galt, über die Natur des Menschen Erfahrungen zu sammeln. In einem Wissensdiskurs, der im Zeichen der Empirie geführt wurde, sprach man den Ärzten besondere Kompetenz zu;[20] sie prägten das Profil der Auseinandersetzung. Aus dieser günstigen Position heraus schaltete sich der *Arzt* in die laufende Debatte ein. Zeitgemäß präsentierte er sein Fach als umfassende Lehre über den Menschen. Indem er sich so einer wesentlichen Herausforderung seiner Zeit stellte, konnte er sich des Interesses seiner Zeitgenossen gewiß sein.

Der Verfasser des *Arztes* hat die Zeichen der Zeit früh erkannt: Bereits 1746 hatte Johann August Unzer drei Bände in einem Jahr herausgebracht, in denen er medizinische Erfahrungen über das Wechselspiel von Leib und Seele diskutierte: *Neue Lehre von den Gemüthsbewegungen, Gedanken vom Einfluß der Seele in ihren Körper* und *Gedanken vom Schlafe und denen Träumen nebst einem Sendschreiben an Herrn N.N., worin erwiesen wird, daß man ohne Kopf empfinden könne*, lauten die Titel dieser Publikationen des gerade einmal achtzehnjährigen Hallenser Medizinstudenten.

---

20 Beispielhaft hier Johann Wolfgang Goethe (Frankfurter Ausgabe sämtlicher Werke. Erste Abteilung, Bd. 14: *Aus meinem Leben*. Dichtung und Wahrheit, hg. v. Klaus-Detlef Müller. Frankfurt/M. 1986, S. 714), der im Rückblick auf die Zeit, in die er hineingeboren wurde, festhält: „Erfahrung war also abermals das allgemeine Lösungswort, und jedermann tat die Augen auf, so gut er konnte; eigentlich aber waren es die Ärzte, die am meisten Ursache hatten, darauf zu dringen, und Gelegenheit, sich darnach umzutun."

1750 ließ Unzer eine *Philosophische Betrachtung des menschlichen Körpers überhaupt* folgen, die den Entwurf einer „mitleren Wissenschaft" ins Auge faßt, „die so zu sagen, zwischen der Weltweisheit und der Arzneiwissenschaft zu stehen kommen müste".[21] Unzer qualifizierte seinen Entwurf selbst als Entdeckung. Seine Betrachtungen zu einer philosophisch-medizinischen Wissenschaft, die im Namen einer ganzheitlichen Menschenkunde etabliert werden sollte, dürften für das Wirken der philosophischen Ärzte in der deutschen Spätaufklärung wegweisend gewesen sein. Zwar bezeichneten diese die fächerübergreifende Modewissenschaft mit Ernst Platner gerne als „Anthropologie",[22] wo der frühreife Hallenser Medizinstudent zweiundzwanzig Jahre zuvor noch vorsichtig von einer „mitleren Wissenschaft" gesprochen hatte. Terminologische Differenzen können jedoch nicht darüber hinwegtäuschen, daß den Bemühungen des jungen Unzer genau jene Aufgeschlossenheit der Denkhaltung zugrunde gelegen hatte, die dem Selbstverständnis der späteren „Anthropologen" ebenso entsprach wie demjenigen der aufklärerisch tätigen Erfahrungsseelenkundigen, der weltweisen Eklektiker oder der Popularphilosophen – jenes Denken, das als Kraft bei der Öffnung der Wissenschaften in Halle wirksam wurde.

Daß Unzer seinen Bildungsweg in Halle begann – zunächst als Schüler der Franckeschen Lateinschule, dann, 1742 bis 1750, an der Friedrichs-Universität als Student und schließlich als Lehrbeauftragter –, darf man in diesem Zusammenhang als ein Vorrecht für den aufstrebenden Aufklärer verstehen. Denn in Halle wurden die neuen aufklärerischen Tendenzen früher als andernorts in Deutschland sichtbar. Unzer konnte sie aus erster Hand aufnehmen: den Rückgriff auf die Empirie, die demonstrative Aufwertung der Sinnlichkeit, die Entwicklung der Eklektik als Methode und Praxis von Wissensvermittlung, die Suche nach geeigneten rhetorischen Formen für die Didaktik von Wissen und das fächerübergreifende Bemühen um eine Erfahrungswissenschaft vom ganzen Menschen. Die beiden Hallenser Hochschullehrer Georg Friedrich Meier und Johann Gottlob Krüger hatten sich entschieden für diese Entwicklungen eingesetzt. Hierdurch prägten sie das geistige Profil Unzers nachhaltig.

Widmet man sich weiter der Frage, welche Faktoren für den enormen Geschäftserfolg des *Arztes* verantwortlich gewesen sein dürften, richtet man die Aufmerksamkeit mit Gewinn auf eine Analyse der Rezeptionsbedingungen.

Die Untersuchung von Werbung, Verlag und Vertrieb der Wochenschrift zeigt dann, daß hierbei offenbar besonders günstige Umstände vorgelegen hatten: Der *Arzt* kam zwischen 1759 und 1768 im Druck- und Verlagshaus Grund in Hamburg heraus, einem Familienunternehmen, das sich durch die Produktion und den Vertrieb des Nachrichtenblattes *Hamburgischer unpartheyischer Correspondent* pro-

---

21 Unzer, Johann August, *Philosophische Betrachtung des menschlichen Körpers überhaupt*. Halle 1750, Vorrede, unpag.,)(5^r.

22 Platner, Ernst, *Anthropologie für Aerzte und Weltweise*. Erster Theil. Leipzig 1772.

filiert hatte. Der *Correspondent* galt hinsichtlich der Qualität der Berichterstattung, der Auflagenzahl und seiner geographischen Reichweite zu dieser Zeit als die führende Tageszeitung in Europa.[23] Im *Correspondenten* wurde wiederholt für den *Arzt* geworben. Die Zeitschriftenexpedition des *Arztes* war dem hochentwickelten Vertriebssystem des *Correspondenten* angeschlossen. Gleichsam im Kielwasser des *Correspondenten*, erlangte der *Arzt* somit schon in den ersten Erscheinungsjahren eine außergewöhnliche publizistische Reichweite.

Der glückliche Start des *Arztes* in Hamburg ist ein sichtbares Zeichen dafür, daß sich Unzers Abschied von Halle auf sein publizistisches Schaffen förderlich auswirkte. Als er 1750 in Hamburg eintraf, hatte er einen fruchtbaren Boden für Aufklärungspublizisten betreten. Aufklärer durften sich dort von weiten Teilen eines selbstbewußten, für das Gemeinwesen ungewöhnlich engagierten Bürgertums getragen wissen.[24] Mit dieser Gewißheit und im Vertrauen auf ein ausreichend großes Lesepublikum konnte Unzer in Hamburg seinen Einstieg in den Journalismus planen. Das *Hamburgische Magazin*, dem er 1750 bis 1752 als Mitarbeiter angehörte, die 1753 bis 1754 publizierten *Gesellschaftlichen Erzählungen* und der 1756 bis 1758 erschienene *Physikalische und ökonomische Patriot*, deren Herausgeber und weitgehend alleiniger Verfasser er war, waren die wesentlichen journalistischen Stationen Unzers im Vorfeld des *Arztes*. Alle drei Organe sind – wie der *Arzt* selbst – publizistische Dokumente eines aufklärerischen Selbstverständnisses, das man damals patriotisch nannte.

3. Wirkung und Nachwirkung des *Arztes*

Im Verhältnis zwischen aufklärerischer Intention und Rezeption, zwischen intendierten und realen zeitgenössischen Rezipienten, zwischen Zielpublikum und konkretem historischem Lesepublikum, läßt sich ein Bild von der Wirksamkeit des *Arztes* entwerfen.

Das Zielpublikum des *Arztes* kann hierbei, Erwin Wolff folgend,[25] auf wenigstens drei Arten untersucht werden: Zunächst einmal bietet sich an, Äußerungen des *Arztes*, in denen er seinen Adressaten explizit benennt, ins Blickfeld zu rücken. Zu weiteren Erkenntnissen gelangt man indirekt, indem man den Adressaten im Spiegel der Darbietungsweise und im Spiegel fingierter Leserzuschriften betrachtet. Die Untersuchung des Zielpublikums kommt mit diesen Methoden zu folgenden Ergebnissen: Der *Arzt* wandte sich erklärtermaßen an alle Zeitgenossen, deren

---

[23] Vgl. Tolkemitt, Brigitte, *Der Hamburgische Correspondent*. Zur öffentlichen Verbreitung der Aufklärung in Deutschland. Tübingen 1995.

[24] Vgl. Kopitzsch, Franklin, *Grundzüge einer Sozialgeschichte der Aufklärung in Hamburg und Altona*. 2 Teile Hamburg 1982.

[25] Wolff, Erwin, Der intendierte Leser. Überlegungen und Beispiele zur Einführung eines literaturwissenschaftlichen Begriffs, in: *Poetica* 4 (1971), S. 141–166.

Wissen über den Menschen in Vorurteilen verhaftet war. Mit der seltenen Ausnahme einiger gebildeter und erfahrener Berufskollegen, die er „aufgeklärte, wahre Ärzte" nannte,[26] war dies jedermann, unabhängig von Stand, Beruf und allgemeiner Bildung. Das äußere Erscheinungsbild des *Arztes* und sein sprachlicher Duktus, das stets ersichtliche Bemühen um eine sinnfällige und gefällige Darbietung, zeugen von dem Vorhaben, nach Möglichkeit immer für den Gelehrten und Ungelehrten zugleich und niemals für den Gelehrten oder Ungelehrten allein schreiben zu wollen. In den fingierten Leserzuschriften läßt der *Arzt* fast ausnahmslos aus der bürgerlichen Lebenswelt berichten. Aus dieser Welt nahm er den Stoff für seinen Unterricht, und dies ist die Welt, für die er primär schrieb.

Aussagen über die realen zeitgenössischen Rezipienten, das konkrete historische Lesepublikum, sind vorrangig durch die Analyse der Subskribentenliste des *Arztes* und durch das Aufspüren literarischer Lesezeugnisse möglich: Das 1769 erstellte Subskribentenverzeichnis für die Neuauflage des *Arztes*, das über Namen, Stand beziehungsweise Beruf und Herkunftsort von 1165 Käufern informiert, erlaubt, einen repräsentativen Ausschnitt des historischen Lesepublikums zu rekonstruieren. Demnach waren gut vier von fünf Lesern medizinische Laien, das heißt nicht in Heilberufen Tätige. Deren Standes- bzw. Berufszugehörigkeit läßt dann jeweils erwarten, daß sie über Allgemeinbildung und eine gewisse Muße für Lektüre verfügten. Nur jeder fünfzigste Subskribent war ein Vertreter des Handwerkerstandes. Dem Landvolk war keiner der Subskribenten zuzurechnen. Der Anteil weiblicher Subskribenten betrug etwa vier von hundert.

Anhand literarischer Lesezeugnisse ist es vereinzelt möglich, den historischen Leser des *Arztes* gewissermaßen persönlich kennenzulernen. Lesezeugnisse von Personen, die literarischen Rang erreichten, sind auch heute bequem zugänglich. Immanuel Kant,[27] Johann Peter Frank,[28] Jean Paul[29] und Georg Christoph Lichtenberg beispielsweise haben den *Arzt* studiert und ihre Leseerlebnisse in ihren Schriften niedergelegt.

Blättert man etwa in Lichtenbergs *Sudelbüchern*, stößt man in dem in den Jahren 1768 bis 1771 entstandenen *Schreibebuch B* auf die Notiz: „Daß das Genie eine Art von Krankheit ist, hat Herr Untzer so vortrefflich in seinem *Arzt* bewiesen, daß es jemanden grauen sollte sich diese gefährlichste der Nerven-Krankheiten zu wünschen [...]"[30] – Lichtenberg bezog seine Bemerkung offenbar

---

[26] Unzer, Johann August, *Der Arzt*, (wie Anm. 19), Bd. 5 (1769), S. 425.

[27] Kant, Immanuel, Versuch über die Krankheiten des Kopfes, in: ders., *Werke*, hg. v. Wilhelm Weischedel. Vorkritische Schriften bis 1768. Bd. 2. Zürich 1977, S. 900.

[28] Frank, Johann Peter, *System einer vollständigen medicinischen Policey*. Bde. 2–4. Mannheim 1780–1788. Beeindruckt von der „gute[n] Art, mit welcher Unzer in seinem unvergeßlichen Arzt die Wahrheit zu sagen wußte" (Bd. 2, S. 544), gab Frank in seiner Schrift Raum für den Nachdruck von immerhin 20 Wochenausgaben des Arztes.

[29] Jean Paul, (wie Anm. 2), S. 527.

[30] Lichtenberg, Georg Christoph, *Sudelbücher*, hg. v. Franz H. Mautner. Frankfurt/M. 1984, S. 94.

auf Unzers *Beweis, daß die Gelehrsamkeit eine Krankheit der Menschen sey* und das *Schreiben von der Verwandschaft der Gelehrsamkeit mit dem Unsinne* im 79. Stück und im 108. Stück des *Arztes*. Lichtenbergs Aufzeichnungen in den *Sudelbüchern* zeugen von einer unablässigen Beschäftigung mit den Menschen. Daß Lichtenberg in seinen Studentenjahren den *Arzt* las und exzerpierte, dürfte neben dem Bestreben, den Menschen in einem umfassenden Sinn kennenzulernen, auch dem persönlichen Bedürfnis entsprungen sein, den schon in jungen Jahren geplagten eigenen Leib besser zu verstehen. Neben anderem litt Lichtenberg unter Hypochondrie.

Wie genau Lichtenberg den *Arzt* studiert haben mußte, so daß er Jahre, nachdem er die Lektüre kennengelernt hatte, sie noch hervorholte oder wenigstens sich sehr gut an sie zurückerinnern konnte, erhellt ein Brief Lichtenbergs an Georg Heinrich Hollenberg am 8. Juli 1781. Lichtenberg nahm offenbar zu einigen Artikeln Hollenbergs Stellung, die ihm dieser, in der Hoffnung, Lichtenberg werde sie im *Göttinger Taschen Calender* veröffentlichen, zugeschickt hatte:

> Mein Lieber Herr Hollenberg. Ihre beyden Briefe habe ich empfangen und mit vielem Vergnügen gelesen. Leid war es mir indessen zu hören, dass die Russische Clubhistorie schon gedruckt ist, denn Ihre Japanische ist es auch und zwar 2 mal [...]. Die Erzählung vom Nachtwanderer steht, dünckt mich, in Untzers *Arzt* und daraus wolte ich doch nicht gerne etwas genommen zu haben scheinen.[31]

Betrachtet man mit Blick auf die vorgängig aufgeworfene Frage nach der aufklärerischen Wirksamkeit des *Arztes* zusammenfassend jene Aussagen, die anhand von Rezeptionszeugnissen und auf der Grundlage der Subskribentenlisten über das faktische historische Lesepublikum des *Arztes* möglich sind, im Verhältnis zu dem Bild, das sich der *Arzt* selbst von seinem Adressaten gemacht hat, läßt sich festhalten, daß der *Arzt* die gebildeten Stände sicher, die niederen bürgerlichen Stände und das Landvolk wahrscheinlich nicht primär erreicht hat. Gleichwohl kann man annehmen, daß der *Arzt* im Verlauf seiner Wirkungsgeschichte, die bis ins neunzehnte Jahrhundert hineinreichte, auf weiterführenden Distributionswegen, das heißt über Leihbibliotheken, Volksbibliotheken, Lesegesellschaften und Vorlesezirkel, seinen sozialen Aktionsradius noch ausweiten konnte.[32]

Die Vorreiterrolle des *Arztes* für eine Reihe späterer popularmedizinischer Schriften, die in ihm ihren Vorfahren sahen und ihn zuweilen sogar in Auszügen nochmals abdruckten, ist der bedeutsamste Aspekt seiner Nachwirkung. Hervorzuheben sind außerdem drei weitere Aspekte, die wirkungsgeschichtlich relevant sind.

---

[31] Lichtenberg an Hollenberg, 8.7.1781, zit. nach: Lichtenberg, Georg Christoph, *Briefwechsel*, hg. v. Ulrich Joost und Albrecht Schöne. Bd. 2. München 1985, S. 236.

[32] Für die Rekonstruktion derartiger Distributionswege bietet sich die Auswertung historischer Bibliothekskataloge an; vgl. Reiber, (wie Anm. 1), S. 183–190 und 215–217.

Erstens: Der *Arzt* hat für seine Arbeit keineswegs nur Lob erhalten. Er gab auch Anlaß zu Einwendungen, ja sogar Empörung. An Unzers Handel mit einer geheimen Universalarznei, der durch den *Arzt* publizistisch geschickt vorbereitet worden war, nahm der Altonaer Stadtphysikus und spätere dänische Ministerpräsident Johann Friedrich Struensee derart Anstoß, daß er sich entschloß, mit einigen scharfen Pasquillen gegen Unzer vorzugehen.[33] Struensees Spottschriften wurden von der Zensur beschlagnahmt. Eine weitere Debatte über den Arzneihandel des *Arztes* war dadurch nicht aufzuhalten. Die Frage, ob Unzer ein Scharlatan sei, wurde auch nach Struensee noch aufgeworfen. Da Unzer die Rezeptur seiner Universalarznei weiter geheimhielt, blieb der Vorwurf der Scharlatanerie auf ihm sitzen. Dies war zwar seinem Ruf unter einigen Zeitgenossen abträglich, nicht aber seinem Arzneihandel, der über seinen Tod hinaus florierte.

Zweitens: Ein weiterer kritischer Einwand gegen die Arbeit des *Arztes* betraf die Frage, ob es nicht zu riskant sei, den Laien mit medizinischen Kenntnissen auszustatten. Mißverständnisse seien unvermeidlich, wo unterrichtet werde, in Gesundheitsdingen seien sie aber besonders folgenschwer. Während diätetische Unterweisungen allein begrüßenswert seien, könne es gefährlich werden, vor dem Laien zusätzlich therapeutische Maßnahmen für den Krankheitsfall auszubreiten, wurde der *Arzt* kritisiert.[34] Die Kritik an der Arbeit des *Arztes* dürfte die spätaufklärerische Kontroverse über die Chancen und Risiken medizinischer Laienbildung in Gang gebracht haben. Besonders der Aspekt, daß medizinische Aufklärungspublizistik aus dem ehedem vertrauensselig Ratsuchenden einen kritisch, gelegentlich mißtrauisch nachfragenden Mitwisser im Sprechzimmer heranbilden kann, hat die ärztlichen Gemüter bewegt.[35]

Drittens und letztens: Für Unzer persönlich war die nachhaltigste Folgeerscheinung des *Arztes*, daß Friedrich Nicolai auf ihn aufmerksam wurde und ihn dazu einlud, als Rezensent für die *Allgemeine deutsche Bibliothek* zu arbeiten. Unzer nahm den ehrenvollen Auftrag an und lieferte zwischen 1767 und 1784 rund 240 Rezensionen und Kurzbesprechungen medizinischer Neuerscheinungen. Unter den von Unzer beurteilten Büchern findet man einige bedeutende anthropologische Schriften der deutschen Spätaufklärung, so etwa Ernst Platners *Briefe eines Arztes*

---

33 Struensee, Johann Friedrich, Lobrede auf die Hunde und das Album Graecum, in: *Monatschrift zum Nutzen und Vergnügen*, hg. v. Johann Friedrich Struensee. Hamburg 1763, Drittes Stück [September], S. 234–253.

34 *Allgemeine deutsche Bibliothek*, (wie Anm. 6), Bd. 2 (1766), S. 52–55.

35 Vgl. z.B. Murray, Johann Andreas, Vom begrenzten Wert praktischer medizinischer Bücher, die für den Volksgebrauch bestimmt sind (Göttinger Universitätsrede am 17. Sept. 1779), in: Ebel, Wilhelm (Hg.), *Göttinger Universitätsreden aus zwei Jahrhunderten (1739–1934)*. Göttingen 1978, S. 118–131.

an seinen Freund über den menschlichen Körper (1770/71)[36] und Melchior Adam Weikards Publikation *Der philosophische Arzt* (1775–1777).[37]

Der arbeitsame und geschäftstüchtige Verfasser des *Arztes* hatte nach 1769 seinen Gelehrtenfleiß fast gänzlich aufs Rezensieren gerichtet. Das Medium seiner Botschaft war nun das maßgebende und meistgelesene literaturkritische Organ der deutschen Spätaufklärung. Für seinen Einfluß auf die Meinungsbildung der gelehrten wie literarischen Öffentlichkeit hatte Unzer dadurch – und über den *Arzt* hinaus – gesorgt.

36 *Allgemeine deutsche Bibliothek*, (wie Anm. 6), hier Bd. 14/I (1771), S. 81–90; Bd. 16/I (1772), S. 254–256.

37 Ebd., Bd. 26/II (1775), S. 316–326; Bd. 28/II (1776), S. 455f.; Bd. 31/II (1777), S. 465f.; Bd. 33/I (1778), S. 143–149.

HANS-UWE LAMMEL (Rostock)

Kinds-Mord und Historiographie. Ärztlich-forensische Praxis und Reformations-Deutung in der zweiten Hälfte des 18. Jahrhunderts am Beispiel von Johann Carl Wilhelm Moehsen (1722–1795)

Michel Vovelle kam vor über 20 Jahren bei der Auseinandersetzung mit dem von Philippe Ariès entwickelten Modell einer Geschichte des Todes im Abendland zu der Feststellung, daß dieses „vorgetragene Modell vom Tod" sich im „Verlaufe des 18. Jahrhunderts schrittweise" aufgelöst habe. Er fügte hinzu, daß gerade „die Jahre um 1730 bzw. des Jahrzehnts 1750–1760 [...] große Wendepunkte" nicht nur auf der „Ebene bewußter sozialer Handlungen", sondern ebenso auf derjenigen der kollektiven Verhaltensweisen bildeten. Dabei benützte Vovelle den von Pierre Chaunu geprägten Begriff der Entsozialisierung des Todes.[1] Die bis dahin nebeneinander existierenden, unterschiedlichen Einstellungen zu Krankheit und Tod als „höchster Ausdruck der Soziabilität" [2] waren dadurch gekennzeichnet, daß in diesen Ereignissen des Gemeinschaftslebens Privatheit und Öffentlichkeit miteinander verschmolzen. Diese ‚Piété baroque' mit ihren großen Gesten wurde gefolgt von einem Vorgang der Dechristianisierung, deren erste Indices bereits im 18. Jahrhundert zu spüren waren als Angst vor dem Lebendigbegrabenwerden und dem Verbot der Leichenbestattung in der Kirche. Schwer ausmachbar dabei seien nach Chaunu die Anteile, die jeweils den beiden Kirchenreformbewegungen bzw. der Lumières zugeschrieben werden dürfen.

Auch in Deutschland brechen unter dem Ansturm der sich radikalisierenden Frühaufklärung, die eine Abnabelung von Pietismus und Rationalismus gleichermaßen anstrebt, diese traditionellen Einstellungen auf. Der Prozeß der Säkularisation stellt den Tod als privates und öffentliches Ereignis zur Disposition. Neuartig ist, daß es vor allem Ärzte sind, die dieses Dispositiv nutzen. Zu denken ist hier nur an die Flut von Schriften zur Klärung des Problems, lebendig begraben zu

---

1 Vovelle, Michel, Les attitudes devant la mort: problèmes de méthode, approches et lectures différentes, in: *Annales* 31 (1976), S. 120–132; hier zitiert nach ders., Die Einstellungen zum Tode: Methodenprobleme, Ansätze, unterschiedliche Interpretationen, in: Imhof, Arthur E. (Hg.), *Biologie des Menschen in der Geschichte*. Beiträge zur Sozialgeschichte der Neuzeit aus Frankreich und Skandinavien. Stuttgart/Bad Cannstatt 1978, S. 174–197, hier S. 189. Gemeint ist Chaunu, Pierre, Un nouveau champ pour l'histoire sérielle: le quantitatif au troisième niveau, in: *Mélanges en l'honneur de Fernand Braudel*. Bd. 2: *Méthodologie de l'Histoire et des sciences humaines*. Toulouse 1973, S. 105–125.

2 Foisil, Madeleine, Die Sprache der Dokumente und die Wahrnehmung des privaten Lebens, in: Ariès, Philippe/Duby, Georges (Hg.), *Geschichte des privaten Lebens*. 5 Bde. Frankfurt/M. 1989–1992, hier Bd. 3: *Von der Renaissance zur Aufklärung*, hg. v. Philippe Ariès und Roger Chartier (1991), S. 333–370, hier S. 346.

werden, und zur Bestattungshygiene, die – in Auseinandersetzung mit Theologen und Philosophen – gerade Ärzte zu ihren Verfassern zählen.

Der Kern dieses Dispositivs wird vom Problem des Verhältnisses von Körper und Seele gebildet, und es ordnet sich ein in eine Wissenschaft vom Menschen, in der physische, moralische, psychologische und historische Interessen zusammenkommen.[3] Das Konfluieren von Interessen verweist auf nicht mehr verfügbare Ordnungsprinzipien und auf partikularisierte Wissensbestände, die erneut zum Zwecke ihrer Neuordnung und Verfügbarmachung aktiviert werden sollen.

Dabei scheinen neben dem Säkularisierungsvorgang, für den als Indiz die Abtrennung der Aufklärung vom Pietismus steht,[4] weitere Literarisierungsphänomene verantwortlich zu sein, die auf diesen Vorgang stimulierend zurückwirken. Von einigen der bedeutenderen Momente, denen allen eine antiintellektualistische Stoßrichtung als der säkularen Hauptströmung des Zeitalters gemeinsam ist,[5] soll an dieser Stelle zunächst die zunehmende Rezeption der französischen Aufklärung, insbesondere des Materialismus, herausgehoben werden. Für La Mettrie ist die psychophysiologische Konstitution des Menschen als eines lebenden, denkenden und fühlenden Organismus entscheidend, und er bindet diese Vorstellung eng an den Bewegungsbegriff.[6] Dabei spricht er Theologen und Philosophen jegliches Verständnis des menschlichen Körpers ab und bezeichnet die Medizin als die wahre Religion.[7] Gleichzeitig erfolgt mit der Reorganisation der Berliner Societät seit 1740 durch Friedrich II. eine deutliche Akzentuierung einer empiristisch orientierten Naturforschung.[8] Die erste Preisfrage der Berliner Akademie zielte 1744 auf die „wahre Ursache von der Electricität der Cörper". Aber nicht nur das. Die feierliche Eröffnungssitzung der neuen Académie Royale des Sciences et des Belles-

---

3 Vgl. Günther, Felix, *Die Wissenschaft vom Menschen.* Ein Beitrag zum deutschen Geistesleben im Zeitalter des Rationalismus mit besonderer Rücksicht auf die Entwickelung der deutschen Geschichtsphilosophie im 18. Jahrhundert. Gotha 1907.

4 Vgl. Wollgast, Siegfried, *Ehrenfried Walther von Tschirnhaus und die deutsche Frühaufklärung.* Berlin 1988.

5 Vgl. Kondylis, Panajotis, *Die Aufklärung im Rahmen des neuzeitlichen Rationalismus.* Stuttgart 1981, S. 562.

6 Vgl. Honoré, Lionel, The philosophical satire of La Mettrie, in: *Studies on Voltaire and the eighteenth century* 215 (1982), S. 175–222, und zuletzt Jauch, Ursula Pia, *Jenseits der Maschine.* Philosophie, Ironie und Ästhetik bei Julien Offray de La Mettrie (1709–1751). München/Wien 1998, S. 400–429.

7 Vgl. Cohen Rosenfield, Leonora, La Mettrie and Quesnay, physician-philosophes of the Enlightenment, in: Bingham, Alfred J./Topazio, Virgil W. (Hg.), *Enlightenment studies in honour of Lester G. Crocker.* Oxford 1979, S. 263–282, insb. S. 270 und 272. Siehe auch: Thomson, Ann, *Materialism and Society in the Mideighteenth Century:* La Mettries's Discours préliminaire. Genève 1981; Wellman, Kathleen, *La Mettrie:* Medicine, Philosophy, and Enlightenment. Durham/London 1992; Williams, Elizabeth A., *The physical and the moral:* Anthropology, physiology, and philosophical medicine in France, 1750–1850. Cambrigde/London/Melburne 1994.

8 Ich folge hier Sacher, Jörg, *Die Berliner Preisfrage für 1745: „Über die Ursache der Elektrizität".* Magisterarbeit TU Berlin 1994, S. 50–57. Den Hinweis auf diese Arbeit verdanke ich Conrad Grau, Berlin.

Lettres war ganz der Elektrizität gewidmet. Nach der Verlesung der neuen Statuten kam es zu einer ausführlichen Darstellung der geschichtlichen Entwicklung der Elektrizitätslehre durch den Direktor der physikalischen Klasse, Johann Theodor Eller,[9] woran sich die Darbietung aller bekannten Experimente vor dem versammelten preußischen Hochadel nebst ausländischen Prinzen durch Johann Nathanael Lieberkühn anschloß. Von Berlin ging im Frühjahr 1748 auch eine von zwei Ehrenmitgliedern der Akademie und Kuratoren der preußischen Universitäten durchgeführte Inspektion der Universität Halle aus, die sicherlich auch vor dem Hintergrund einer sich wandelnden Wissenschaftslandschaft betrachtet werden kann, erfahren doch Georg Friedrich Meier und Johann Gottlob Krüger im Inspektionsbericht eine herausgehobene Würdigung.[10]

Im folgenden soll die ärztliche Nutzung des Leib-Seele-Dispositivs vor einem sich wandelnden Wissenschaftsverständnis dargestellt werden. Dabei wird von der Anschauung Michèle Duchets ausgegangen, daß die Anthropologie „une science des discours“ ist, die notwendigerweise konkurrieren muß mit „l'histoire, l'histoire des idées et celle des idéologies, l'analyse interne des œuvres et de leur écriture“.[11] In einer solchen Perspektive kann Anthropologie des 18. Jahrhunderts unmöglich auf physische Anthropologie beschränkt und ausschließlich als eine Noch-Nicht-Situation im Vergleich zur Abstammungslehre der zweiten Hälfte des 19. Jahrhunderts verstanden werden.[12] Es soll gezeigt werden, wie die ihres traditionellen religiösen Deutungsraumes beraubten und um ein anthropologisches Verständnis gruppierten Wissensbestände, hier das Leib-Seele-Modell, von einem einzelnen Autor, Johann Carl Wilhelm Moehsen (1722–1795), für unterschiedliche Zwecke in unterschiedlicher Weise genutzt werden konnten.[13] Die Zwecke, denen Moehsen

---

9 Archiv der Berlin-Brandenburgischen Akademie der Wissenschaften, I M 68. Zu Eller vgl. die von mir betreute Arbeit von Heinrich, Jörg, *Johann Theodor Eller – ein bedeutender Arzt, Wissenschaftler und Medizinalbeamter in Brandenburg-Preußen in der ersten Hälfte des 18. Jahrhunderts*. Med.-dent. Diss. HU Berlin 1997, insb. S. 36–45.

10 Vgl. Grau, Conrad, Gelehrten-Kommunikation in der Mitte des 18. Jahrhunderts: Halle – Berlin – St. Petersburg, in: Donnert, Erich (Hg.), *Europa in der Frühen Neuzeit*. Festschrift für Günter Mühlpfordt. 5 Bde. Weimar/Köln/Wien 1997–1999, hier Bd. 2: *Frühmoderne*, S. 165–180, insb. S. 178.

11 Duchet, Michèle, *Anthropologie et Histoire au siècle des lumières*. Buffon, Voltaire, Rousseau, Helvétius, Diderot. Paris 1971, S. 481.

12 So Lepenies, Wolf, Naturgeschichte und Anthropologie im 18. Jahrhundert, in: *Historische Zeitschrift* 231 (1980), S. 21–41. Dazu Conze, Werner, Evolution und Geschichte. Die doppelte Verzeitlichung des Menschen, in: *Historische Zeitschrift* 242 (1986), S. 1–30, der die Kulturgeschichte als zweite Evolution herausstellt und die „vor 200 Jahren entdeckte doppelte Verzeitlichung“ (S. 30) als Legat für eine moderne Geschichtswissenschaft begreift.

13 Einige Angaben zur Person: geb. 9. Mai 1722 in Berlin; Studium der Medizin in Jena, dann in Halle bei Friedrich Hoffmann (1660–1742), Promotion in Halle 1742 mit der Arbeit *De passionibus iliacae causis et curatione*, Präses Johann Heinrich Schulze (1687–1744), Professor der Medizin, Beredsamkeit, der Geschichte des Altertums und der Philosophie; Rückkehr nach Berlin, 1745 Mitglied der Leopoldina, 1747 Mitglied des Obermedizinalkollegiums, Physikus des Teltowschen Kreises, 1763 Mitglied des Obersanitätskollegiums, 1766 Arzt am Kadettenkorps und an der Ritterakademie, 1778 Leibarzt Friedrichs II.; 1783 Mitglied der Berliner

nachkommt, sind zum einen diejenigen einer medizinisch-forensischen Praxis, wie sie aus der Mitgliedschaft im Berliner Obercollegium medicum und den damit verbundenen gutachterlichen Aufgaben erwuchsen, zum anderen diejenigen einer aufgeklärten historiographischen Praxis, die mehr im privaten, dem Dilettantismus verpflichteten Raum, zu verorten ist, wobei die von ihm bekleidete Funktion eines Leibarztes dabei nicht unterschätzt werden darf.[14] Die sich daraus ergebenden unterschiedlichen Vorgehensweisen sollen in den nachfolgenden Ausführungen detaillierter vorgestellt werden. Dieser Ansatz soll auch dazu dienen, die Schmelztiegelfunktion dieser Neuordnungsbemühungen des Wissens zu verdeutlichen. Die These ist, daß das anthropologische Interesse teil hat an einem epistemischen Umbauprozeß innerhalb des 18. Jahrhunderts, der dazu dient, Wissensbestände neu zu verteilen, ihre gesellschaftliche Indienstnahme zu forcieren und einen neuen Typ von Gelehrten[15] hervorzubringen. Dieser Umbauvorgang soll anhand des Werkes eines einzelnen Schriftstellers und seiner Interessen verfolgt und exemplifiziert werden.

I.

Dazu zunächst eine „Fallbeschreibung" aus dem medizinisch-forensischen Alltag des 18. Jahrhunderts, und zwar die Geschichte einer zweifachen Mörderin: Anna Magdalena Stenners, „ungefähr 51 Jahre alt", wie sie von sich selbst sagt, war dreimal verheiratet. Das erste Mal habe sie nach eigenen Aussagen 20 Jahre „sehr vergnügt gelebt", mit dem anderen Mann seien es 17 Wochen der Gemeinsamkeit gewesen. Mit Jobst Hermann Beckmann, ihrem jetzigen Gatten, ist sie schon drei Jahre zusammen. In der ersten Ehe wurden von ihr sieben Kinder geboren, von denen nur noch ein jetzt 26jähriger Sohn übrig geblieben sei. Mit den beiden ersten Männern habe sie sich „ganz gut und friedlich vertragen". Ihren jetzigen Mann, Jobst Hermann, der zwei Kinder, einen Sohn und eine Tochter, in die Ehe gebracht hat, nahm sie „ihrer Aussage nach, gleich nicht gerne". Sie habe ihm

Mittwochsgesellschaft, 1786 Wahl in die Académie Royale des Sciences et Belles Lettres, gest. 22. Sept. 1795 in Berlin.

14 Vgl. Kraus, Andreas, Der Beitrag der Dilettanten zur Erschließung der geschichtlichen Welt im 18. Jahrhundert. Eine Überschau über die Behandlung der Geschichte in deutschen Zeitschriften des Jahrhunderts der Aufklärung, in: *Römische Quartalschrift für christliche Altertumskunde und Kirchengeschichte* 56 (1961), S. 192–225; Lammel, Hans-Uwe, Interessen und Ansätze der deutschen Medizingeschichtsschreibung in der zweiten Hälfte des 18. Jahrhunderts, in: Bröer, Ralf (Hg.), *Medizinhistoriographie der Neuzeit*. Pfaffenweiler 1998, S. 19–29.

15 Vgl. Broman, Thomas, Rethinking Professionalization: Theory, Practice, and Professional Ideology in Eighteenth-Century German Medicine, in: *The Journal of Modern History* 67 (1995), S. 835–872; ders., Der ärztliche Beruf zwischen 1750 und 1820: Einige Bemerkungen zum Thema „Professionalisierung", in: Schneck, Peter/Lammel, Hans-Uwe (Hg.), *Die Medizin an der Berliner Universität und an der Charité zwischen 1810 und 1850*. Husum 1995, S. 241–253.

deshalb für den Fall einer Lösung des „Ehezettels" noch „5 Thaler Abstands-Geld angeboten", worauf er aber nicht eingegangen sei. „Weil er sie Alters halber nicht geachtet, oft geschlagen und bey den Haaren herumgezogen, sich auch um andere Weiber bekümmert", wäre die Ehe „eben nicht sehr vergnügt gewesen".

Diese Angaben stammen aus einem Vernehmungsprotokoll,[16] das am 6. Februar 1762 aufgenommen wurde, dem Tag der zweiten Befragung, nachdem Anna Magdalena erstmalig mehr als ein Vierteljahr zuvor (27. Oktober 1761) bereits vorstellig geworden war. Damals hatte sie sich selbst im Amte Sparenberg des Engerschen Distriktes des Mordes an ihren beiden Stiefkindern bezichtigt.

Den Notizen dieser initialen Selbstanzeige zufolge stellt sie das Geschehen folgendermaßen dar: Im Juli 1759, neun Tage nach der Ankunft in ihrem neuen Domizil, seien die Franzosen, vor denen sie geflohen waren, „auch nach Besenkamp gekommen und hätten mit bloßen Säbeln" an die Tür geschlagen, oder, einer späteren Befragung zufolge, „einen entsetzlichen Lerm gemacht, worüber sie so bestürzt" gewesen sei. Aus Angst, „daß sie den Kindern kein Brod würde schaffen können, und ihnen das Leben ohnedem sauer" geworden sei, hätte sie – ihr Mann war nicht greifbar gewesen – Hermann Heinrich, ihren dreijährigen Stiefsohn, in den Brunnen des Anwesens, auf dem sie jetzt lebten, geworfen. Sie habe nicht den Vorsatz gehabt, dies zu tun, bis die Franzosen gekommen seien und sie „in dem Schrecken gesetzet hätten". Als ihr Mann schließlich eingetroffen sei und das verunglückte Kind entdeckte, habe sie, um von sich abzulenken, Geschrei gemacht.

Weiter gibt sie zu Protokoll: Zur Fastenzeit 1761, nach einem zum Jahreswechsel überstandenen sechswöchigen hitzigen Fieber, habe sie darüber hinaus mit dem Tode ihrer siebenjährigen Stieftochter „lediglich und allein Schuld" auf sich geladen. In Pödinghausen, wo sie damals lebten, habe sie das Kind „aus Mißmuth und zur Strafe" in den Mistpfuhl vor ihrem Katen geworfen, weil „ihr Mann sie nicht leiden" mochte und „nicht als seine Ehefrau" behandelte. Er hatte das umgekommene Kind dazu gebracht, sie einen alten Teufel zu nennen. Durch diese beständig wiederholte Beschimpfung sei sie „zur That gebracht worden". Aber sie habe das Kind nur schrecken, nicht eigentlich umbringen wollen.

Allerdings habe Jobst Hermann mehrere Verhältnisse gehabt und sei mit seiner Tochter „in unzüchtiger Weise" umgegangen, wofür ihrer Aussage zufolge Zeugenberichte und eine Selbstauskunft des Mädchens vorlagen. Doch bereits am

---

16 Moehsen, Johann Carl Wilhelm, Pro Memoria über die möglichst beste und gründlichste Bestimmung und Festsetzung der Begriffe in Ertheilung medizinischer Responsorum über zweifelhafte Gemüthszustände, im Junius 1763 beym Königl. Ober=Collegio Medico bey Gelegenheit eines vom hochl. K. Kammer=Gericht verlangten Gutachtens über eine eines zwiefachen Kindermordes schuldige Person zur Beurtheilung übergeben – von einem Mitgliede desselben, dem Herrn Leibarzt und Rath Dr. Möhsen, nebst angehängtem ausführlichen Bericht und Gutachten, in: Pyl, Johann Theodor (Hg.), *Repertorium für die öffentliche und gerichtliche Arzneiwissenschaft* 2 (Berlin 1790), 1. St., S. 28–77, hier S. 41.

13. März 1761 hatte Anna Magdalena auch gerichtlich zu Protokoll gegeben, daß ihr Mann während und nach ihrer Krankheit mit Ilsabein Meyer Everts, dem Dienstmädchen ihres Wirts Colonus Brining, in „Unehren" lebte und „auch mit seiner eigenen Tochter [...] Unzucht triebe".[17] Sie bat damals das Gericht um Hilfe, denn sie wolle sich von ihrem Manne trennen.[18]

Diese gerichtsnotorischen Auszüge sind Bestandteil eines „Pro Memoria", das Johann Carl Wilhelm Moehsen im Juni 1763 dem Berliner Obercollegium medicum überreicht und das von Johann Theodor Pyl 1790, also fast 30 Jahre später, in seinem *Repertorium für die öffentliche und gerichtliche Arzneiwissenschaft* abgedruckt wird.[19] Der Berliner Stadtarzt Pyl, der bekanntermaßen zu den eifrigsten Autoren in Moritzens *Magazin zur Erfahrungsseelenkunde* gehörte,[20] weist einleitend darauf hin, daß Moehsen erst nach wiederholter Nachfrage seine Erlaubnis zu dieser Veröffentlichung erteilt und im übrigen ausdrücklich verlangt habe, „daß man den Zeit- und Gesichtspunkt, in dem dieser Aufsatz geschrieben worden, nicht aus den Augen verlieren möge." Daß Moehsen eine derartige Zurückhaltung an den Tag legte, erstaunt zunächst, sind sich doch Autor und Herausgeber offenbar darin einig, hier einen Text vorzustellen, der die „fortgesetzte[n] und vereinte[n] Bemühungen der Philosophen und Aerzte" repräsentiert, die „Lehre von den Würkungen und dem Einfluß der Seele in den Körper und dieses in jene um vieles" aufzuklären.[21] Wenn also auf dem wissenschaftsinternen Feld eine Übereinstimmung zwischen Autor und Zeitschriftenherausgeber ausgemacht werden kann, so müssen für die Zurückhaltung Moehsens andere Gründe verantwortlich sein. Es soll vermutet werden, daß Pyl diesen Fall deshalb so schätzte, weil er einerseits keine Tat demonstrierte, die von religiöser Schwärmerei diktiert wurde, andererseits Moehsens Einschätzung von der Kompetenz der damals herangezogenen Experten eher negativ ausfiel, so daß das Ganze noch eine pädagogisch-didaktische Funktion erfüllen konnte.

Vor allem aber hatte sich die Stellung der Medizin in der Gesellschaft gewandelt. Herausgetreten aus der individuellen Begegnung zwischen Arzt und Patient im Sinne einer in ein Patronage-Verhältnis eingebundenen Individualmedizin,[22]

---

17 Ebd., S. 46.

18 Zum juristischen Hintergrund vgl. McCarthy, John A., „Ein Verbrechen, wozu man gezwungen wird, ist kein Verbrechen mehr". Zur Spannung zwischen Rechtspflege und Aufklärungsmoral im 18. Jahrhundert, in: *Das achtzehnte Jahrhundert* 20 (1996), H. 1, S. 22–44.

19 Der Rezensent in: *Allgemeine deutsche Bibliothek* 103 (1791), 1. St., S. 104f., nennt den „umständlich erzählte[n]" und „gründlich beleuchtete[n]" Fall eine „für den Psychologen sowohl, als den gerichtlichen Arzt äußerst merkwürdige" Geschichte.

20 Vgl. Kaufmann, Doris, *Aufklärung, bürgerliche Selbsterfahrung und die „Erfindung" der Psychiatrie in Deutschland, 1770–1850*. Göttingen 1995, S. 68f.

21 Moehsen, (wie Anm. 16), S. 28 Anm. und S. 38f.

22 Vgl. Jewson, Nicolas D., Medical Knowledge and the Patronage System in 18th Century England, in: *Sociology* 8 (1974), S. 369–385; ders., The Disappearence of the Sick-Man from Medical Cosmology, 1770–1870, in: *Sociology* 10 (1976), S. 225–244; Lachmund, Jens/Stolberg, Gunnar, The Doctor, his Audience, and the Meaning of Illness: The Drama of

galt ihre zunehmende Aufmerksamkeit Menschengruppen, ihrem gesundheitlichen Verhalten und der Beurteilung abweichenden und das Zusammenleben gefährdenden Betragens.[23] Es ging nun weniger um Einzelfälle als um Typisierungen. Damit im Zusammenhang hatte sich die forensische Praxis insofern geändert, als daß seit den 1790er Jahren in Preußen ausdrücklich die „Lektüre der Akten vor der Befragung“ untersagt wurde. Dabei sollte das bisher übliche Verfahren, „sich vor der Begegnung mit der Person aus den Akten heraus ein Vor-Urteil zu bilden“, beendet werden. Der Arzt wurde auf den „Blick“ festgelegt.[24]

Moehsen spricht nämlich in seinem Votum davon, daß es in den Akten einige Umstände gibt, die nicht zueinander passen, und andere, die bei der Befragung „etwas genauer und näher“ hätten untersucht werden sollen,[25] und kritisiert die Methoden der offiziell mit dem Fall beauftragten Personen. Was er ihnen vorhält, ist ein Mangel an Selbsterfahrung und Menschenbeobachtung, wozu die Benennung des Abweichenden und die Sehweisen auf das Abweichende ebenso gehören wie Objektivierung und Distanzierungsweisen.[26] Während er die unzureichende Befragung durch Beichtvater Pastor Tropphagen, der nur seine eigenen Reden und Vermahnungen zu Protokoll gegeben hat, durch den Bielefelder Stadt- und Landphysikus Dr. Nassau, der nicht einmal den richtigen Namen von Anna Magdalena kannte, sowie durch den Inspektor und Pastor Hoffbauer, der mit Nassau in dem Urteil einig war, die Inquisitin sei nicht „wahnwitzig“, aber „in summo gradu einfältig“, berührt, gelangt Moehsen selbst in seinem Gutachten zunächst zu der Überzeugung, daß es sich bei Anna Magdalena Stenners um keine melancholica handele. Vielmehr hätte sie die erste Tat bei vollem Verstande ausgeübt. Er attestiert ihr somit eine „Integration der inneren und äußeren Organisation“ (Franz von Baader),[27] was ihre Willens- bzw. Handlungsfreiheit als Bestandteil einer bürgerlichen Identität nicht beeinträchtigt hat und eine Verantwortlichkeit auch für den dunklen Teil der inneren Natur mit einschließt. Dafür sprächen die vorgebrachten

---

Medical Practice in the Late 18th and Early 19th Centuries, in: dies. (Hg.), *The Social Construction of Illness.* Historical, Sociological and Anthropological Perspectives. Stuttgart 1992, S. 53–66.

23 Vgl. Waddington, Ivan, The Role of the Hospital in the Development of Modern Medicine: A Sociological Analysis, in: *Sociology* 7 (1973), S. 211–224.

24 Lorenz, Maren, „Er ließe doch nicht eher nach biß er was angefangen“. Zu den Anfängen gerichtspsychiatrischer Gutachtung im 18. Jahrhundert, in: van Dülmen, Richard/Chvojka, Erhard/Jung, Vera (Hg.), *Neue Blicke.* Historische Anthropologie in der Praxis. Wien/Köln/Weimar 1997, S. 199–222, hier S. 218, und zuletzt dies., *Kriminelle Körper – Gestörte Gemüter.* Die Normierung des Individuums in Gerichtsmedizin und Psychiatrie der Aufklärung, Hamburg 1999. Suzuki, Akihito, Anti-Lockean Enlightenment? Mind and Body in Early Eighteenth-Century English Medicine, in: Porter, Roy (Hg.), *Medicine in the Enlightenment.* Amsterdam 1995, S. 336–359, diskutiert die Frage von „two Enlightenments“, allerdings auf die englischen Verhältnisse bezogen, um Wandel und Kontinuität im Leib-Seele-Problem des 18. Jahrhunderts zu erfassen.

25 Kaufmann, (wie Anm. 20), S. 57.

26 Ebd., S. 109.

27 Ebd., S. 90.

Gründe der Tat und die gezielte Verschleierungstaktik nach der Ankunft ihres Mannes.

Geschwächt durch die lange Krankheit und gereizt durch die schlechten Worte ihrer Stieftochter, macht Moehsen im Anschluß daran allerdings für deren Tötung, die zweite Tat, eine Melancholie ex concursu causarum physicarum et moralium verantwortlich. Dabei nimmt er die eingebildete und falsche Idee der Eifersucht und die unerwiesene der Unzucht aus dieser Begründung völlig heraus und fragt, ob, wenn zwar eine „unrichtige und falsche Idee" vorhanden ist, diese aber nicht mit allen Handlungen „Connexion" hat, es also Bereiche gibt, in denen die Inquisitin Handlungsfreiheit besitzt und „sich nicht unvernünftig" bezeigt, [ob] in einem solchen Fall, da die Straftat nicht einer eingebildeten Idee, welche „die Unrichtigkeit ihrer Einbildungskraft" anzeigt, entstammt, man überhaupt die Inquisitin als melancholica, da dies doch einem Freispruch gleichkäme, oder ob man sie gleichsam in einem lichten Intervall eines Furiosi befindlich, oder bei „gesundem Verstande" angeben solle.[28] Moehsen überläßt dieses Problem der freien Entscheidung.

Der Herausgeber Pyl setzt unter Bezugnahme auf den Entwurf einer Entgegnung zum Moehsenschen Promemoria, die der anonyme Autor nutzt, um festzustellen, Anna Magdalena habe den ihrem Mann gegenüber begangenen Irrtum nicht eingesehen, könne also nicht bei völliger Vernunft gewesen sein, in einer Fußnote hinzu: „Wenn jeder Mensch, der seinen Irrtum nicht erkennen will, melancholisch sein soll, wie viele vernünftige Leute würden wir dann im Staate behalten!" Und beruhigt sich und den Leser damit: „Gottlob, jetzt argumentirt man so nicht mehr!"[29] Hatte man um 1740 noch die einzelnen Arten eines möglichen Verhältnisses von Körper und Seele von einander unterschieden, so eröffnet hier eine bestimmte „Unschärfe" einen „Spielraum", der es erlaubte, „zwischen Materialismus und Dualismus zu agieren."[30] Es geht also um die mit einer freien Willensentscheidung verbundene Möglichkeit des Irrtums und dessen Erkenntnis.[31]

Wir sind damit in einen heiklen Bereich geraten. Das vom frühen anthropologischen Verständnis präferierte influxionistische Leib-Seele-Modell gerät an dieser Stelle in eine Konkurrenzsituation zu den Zielen einer Aufklärung, die von dem Siegeszug einer autonomen Vernunft träumt. Wenn man das Problem „nur so oben hin" nehme, sagt Moehsen, dann müsse einer, dem die natürlichen Gesetze „ins Herz geschrieben" sind, der aus den göttlichen Gesetzen weiß, daß er nicht totschlagen soll, und der von der „Schärfe der menschlichen Gesetze unterrichtet" ist, und der einen Totschlag vorsätzlich begeht, „seine Sinnen und seinen Verstand

---

[28] Ebd., S. 73.

[29] Ebd., S. 77 Anm.

[30] Hagner, Michael, *Homo cerebralis.* Der Wandel vom Seelenorgan zum Gehirn. Darmstadt 1997, S. 59.

[31] Zu der hier in der Diskussion nicht berücksichtigten hirnorganologischen Ebene, vgl. ebd., insb. S. 25–61.

nicht gebraucht", sich also in einer perturbatio mentis befunden haben.[32] Die Folge eines solchen Denkens sei aber, daß man alle Mörder entweder zu melancholici oder furiosi, alle Diebe zu Hypochondristen macht.[33] Da eine Bestimmung aus dem Gefüge der äußeren Bedingungen ihm nicht hinreichend erscheint, müsse es hingegen darum gehen, den „statum animi [zu] entscheiden".[34] Dazu will er die bisherige Praxis aufgeben, die die „rationes dubitandi & decidendi ex actis herausnimmt, um diese oder jene Meynung, die man für wahr hält, zu behaupten".[35] Dagegen setzt er ein Verfahren, das auf Vollständigkeit der prämittierten species facti aus ist und darauf zielt, „keine Haupt-Momenta" auszulassen. Das Zugrundelegen eines Leib-Seele-Modells bringt ihn in eine Situation, wo er sich gegen eine eindeutig monokausale Interpretation und für eine mehr multifaktoriell konditionale Sicht im Sinne eines Bedingungsgefüges ausspricht, was unter Schärfung seines empirischen Wahrnehmungsvermögens bei der Lektüre eines literarischen Textes geschieht.[36] Offensichtlich scheint ihm die Möglichkeit, der Delinquentin Wahnsinn zu bescheinigen, was einer wesentlichen Erleichterung des Strafrechts gleichkäme, fern zu liegen. Ausgrenzung widerspricht seiner Vorstellung der Perfektibilität von Vernunft. Erinnert sei hier nur an sein Engagement in der Berliner Mittwochsgesellschaft an der Seite von Moses Mendelssohn und Dohm, wie es die Forschungen von Birgit Nehren u.a.[37] gezeigt haben, bei dem gerade diese Komponente seiner Freiheitsvorstellungen ausdrücklich und in ganz besonderem Maße zum Tragen kommen.

II.

Dieser erste Abschnitt, der die Darstellung von Moehsens Umgang mit dem Leib-Seele-Modell in der Geschichtsschreibung gleichsam einleiten sollte, war nötig,

---

32 Kaufmann, (wie Anm. 20), S. 29f. Lorenz, (wie Anm. 24), S. 41, geht davon aus, daß verheiratete Kindsmörderinnen „unter Gemütszustandsgutachten" fielen, da ein Nachweis der Tat nicht mehr erbracht werden mußte und diese Frauen nur wegen ihrer Verstandeskräfte „überhaupt rechtsmedizinisch relevant" wurden.

33 Ebd., S. 30f.

34 Ebd., S. 32.

35 Ebd., S. 75.

36 Zu dem Problem der Literarisierung von Wissen siehe zuletzt: Fulda, Daniel, *Wissenschaft aus Kunst*. Die Entstehung der modernen deutschen Geschichtswissenschaft 1760–1860. Berlin/New York 1996; Broman, Thomas H., J. C. Reil and the „Journalization" of Physiology, in: Dear, Peter (Hg.), *The Literary Structure of Scientific Argument*. Historical Studies. Philadelphia 1991, S. 13–42.

37 Nehren, Birgit, Selbstdenken und gesunde Vernunft. Über eine wiederaufgefundene Quelle zur Berliner Mittwochsgesellschaft, in: *Aufklärung* 1 (1986), S. 87–101; Heinz, Marion, Die Bestimmung des Menschen: Herder contra Mendelssohn, in: Niemeyer, Beate/Schütze, Dirk (Hg.), *Philosophie der Endlichkeit*. Festschrift für Erich Christian Schröder zum 65. Geburtstag. Würzburg 1992, S. 262–285.

um die ärztlich-praktischen Implikationen dieses Modells beispielhaft zu vergegenwärtigen. Meine Annahme lautet: Das Leib-Seele-Modell ist Bestandteil eines kognitiven Modells, das in der Historiographie entwickelt wurde, um Vorgänge historisch einzuordnen, die sich einer eindeutig kausalen Erklärungsweise entziehen. Dabei ist weit weniger seine hermeneutische Funktion von Bedeutung;[38] es geht nicht um die Frage des Verstehens, nicht darum, für ein historisches ‚Ereignis' ein Verständnis zu entwickeln. Allemal Bestand hat die Aufgabe des Deutens jener Formen, in denen Vernunft sich verkleidet. Die Arbeit, die von diesem Modell geleistet werden soll, besteht in der Einordnung dessen, was in einem vorgestellten Prozeß geschah, der von der Eigenschaft der perfectibilité der Vernunft ausgeht und nach den Momenten fragt, die „aufgeklärt und verbessert, oder vernachläßiget und auf Abwege geführet" haben.[39] Die Absicht dieser Betrachtungsweise, in der alte und neue Erklärungsmuster nebeneinander stehen, ist „kritisches Durchschauen der geschichtlichen Zwänge, die Vernunft daran hindern, sich als Organ der menschlichen Natur zu begreifen." Wenn es darum gehen soll, diese „Natur zu perfektionieren", so ist dies nur möglich durch „Optimierung der Selbsterhaltungs- und Selbststeigerungstendenz".[40]

Der historiographische Ort, an dem Moehsen die Bedeutung der Beziehungen zwischen Leib und Seele für sein Geschichtsverständnis explizit macht, ist die Beschreibung der nachreformatorischen Epoche. Hier sieht er ein Überhandnehmen von Aberglaube, Teufelsbesessenheit und Unvernunft. Die Bedingungen dafür interessieren ihn. Er will „natürliche Ursachen" herausfinden, diese Geschichte „mit Vernunft" untersuchen.[41] Denn es sei wohl erstaunlich, daß „nach der Reformazion dergleichen Teufeleien in dem Gehirn der Menschen häufiger entstanden" seien und es mehr Besessene gegeben habe als „zur Zeit des Pabstthums selbst".[42] Worum es hier geht, ist der mit der Reformation im Zusammenhang gesehene Verlust an seelendiätetischen Regimina. Worüber die ersten Generationen der protestantischen Theologen nicht verfügt hätten, war eine wirkli-

---

38 Vgl. Bühler, Axel/Cataldi Madonna, Luigi (Hg.), *Hermeneutik und Aufklärung*. Hamburg 1994 (Aufklärung, 8. 2, 1993); Scholz, Oliver R., „Hermeneutische Billigkeit" – Zur philosophischen Auslegungskunst der Aufklärung, in: Niemeyer/Schütze (Hg.), (wie Anm. 37), S. 286–309.

39 Moehsen, Johann Carl Wilhelm, *Beschreibung einer Berlinischen Medaillen=Sammlung, die vorzüglich aus Gedächtnismünzen berühmter Aerzte bestehet; nebst einer Geschichte der Wissenschaften in der Mark Brandenburg, besonders der Arzneiwissenschaft, von den ältesten Zeiten an bis zu Ende des sechszehnten Jahrhunderts*. Tl. 2: *Geschichte der Wissenschaften in der Mark Brandenburg, besonders der Arzneiwissenschaft; von den ältesten Zeiten an bis zu Ende des sechszehnten Jahrhunderts; in welcher zugleich die Gedächtnismünzen berühmter Aerzte, welche in diesem Zeitraume in der Mark gelebt haben, beschrieben werden*. Berlin/Leipzig 1781, S. 3.

40 Buck, Günther, Selbsterhaltung und Historizität, in: Koselleck, Reinhart/Stempel, Wolf-Dieter (Hg.), *Geschichte – Ereignis und Erzählung*. München 1973, S. 29–94, hier S. 78.

41 Moehsen, *Beschreibung*, (wie Anm. 39), S. 502.

42 Ebd., S. 503.

che Alternative zu den seelenreinigenden körperlichen Übungen, wie sie beispielshalber die Wallfahrten und strenges Fasten im katholischen Verständnis darstellten. „Der durch Aberglauben und blinde Unterwürfigkeit unter die Befehle der Seelsorger, unterdrukte Verstand“ brachte die Menschen dahin, „daß sie willig Folge leisteten; welches der Eigensinn dieser Kranken gemeiniglich dem Arzt zu versagen pflegt.“[43] Nachdem die Reformation eingeführt worden war, wollten die Geistlichen „dergleichen Kranken noch nicht den Aerzten“ überlassen, sondern „selbst behandeln“. Da es keine „Promenaden zu Fuße“, kein „Wallfahrten, Fasten und Kasteien“ mehr gab, kein Ablaß mehr verkauft werden konnte, war „alles [...] Sünde, im Eßen, Trinken, in Moden, und sie mochten thun was sie wolten“. Und die Befreiung davon wurde schwerer gemacht. 200 Jahre hätten nicht nur die Theologen, sondern auch die „Rechtsverständige[n]“ und „die meisten Aerzte“ gebraucht, um „diese Vorurtheile abzulegen“.[44] So verstehen sich die Ärzte seiner Generation demgemäß auf diesem Sektor als Vollender der Reformation,[45] da sie eine Naturalisierung der Seele und ihres Verhältnisses zum Körper befördert haben.

Moehsen beschreibt sein kognitives Modell:[46] In „gewissen trüben Stunden“ sei unsere Seele mit einer „Art von Sorge, Befürchtungen und Schrecken“ okkupiert, die von unterschiedlicher Seite hervorgerufen werden kann. Als ersten Faktor nennt er die „unglückliche Beschaffenheit der öffentlichen oder auch [der] Privatangelegenheiten“. Ein zweites Moment sieht er in einer „finstern und melancholischen Gemüthsart“. Drittens spricht er eine „schwächliche Leibeskonstituzion“ an. Schließlich nennt er viertens den seiner Auffassung nach bedeutsamsten Faktor: „Besorgniß über die Zukunft“ und „erschreckende Aussichten auf die Ewigkeit“. Und es seien gerade „hypochondrische, hysterische, voll- und dikblütige Menschen“, die in „größere Seelennoth“ geraten, wenn sie auf diese „Ideen verfallen“. Ganz ähnlich verhalte es sich, wenn „dergleichen Personen [...] so mit Würmern geplaget sind“. In verdorbene „Einbildung“ gerät man aber auch bei „schlechtem Unterricht in der wahren Religion, in Phantasien und Verückungen des Verstandes“, was gegen die vom Pietismus übertrieben praktizierte Gewissensausprägung geht.

Bei der Erklärung des von ihm untersuchten Phänomens ist ein ständiges Changieren zwischen einer Außen- und einer Innenperspektive auffällig, ohne daß irgendwie erkennbar würde, daß einer Sichtweise der Vorzug gegeben werden soll. Und damit ja keiner den Verdacht habe, als Arzt bevorzuge er eine irgendwie mehr somatische Zuordnung, gießt er Spott darüber aus, daß es „in diesen aufgeklärten

---

43 Ebd., S. 504.

44 Ebd., S. 507.

45 Vgl. zur Mühlen, Karl-Heinz, Die von Luther herkommende Komponente der Aufklärung in Deutschland, in: Gründer, Karlfried/Rotenstreich, Nathan (Hg.), *Aufklärung und Haskala in jüdischer und nichtjüdischer Sicht*. Heidelberg 1990, S. 23–41.

46 Moehsen, *Beschreibung*, (wie Anm. 39), S. 400 (hier auch das folgende).

Zeiten Kreuzluft-Vögelein" gäbe, die sich in das „Seitenhöhlgen [des Gehirns] [...] zu verkriechen suchen", was bei den betroffenen Personen dazu führe, daß sie sich „auf eine übel verstandene Weise um das Wohl ihrer Seelen für die Zukunft bekümmert[en]".

Diese dichte Beschreibung der Faktoren und auch die unterschiedlichen sprachlichen Mittel weisen m. E. darauf hin, daß wir hier keine historiographische Verstehensleistung vor uns haben, sondern daß man durch die Benennung eines kontextuellen Gefüges eine historiographische Verortung zu erreichen sucht, die immerhin soviel leistet, daß aus der Summe der mehr oder minder wahrscheinlichen Faktoren ein Blick in eine Zukunft möglich wird, in der unter Beachtung dieses concursus causarum physicarum et moralium bei der Gestaltung des menschlichen Zusammenlebens ähnliche Phänomene minimierbar erscheinen. Die Historiographie erweitert ihre Perspektive nach vorn.

Moehsens Geschichtsschreibung lebt, wie gesagt, von einem ähnlichen konditionalen Gefüge, von dem sein Verständnis der Leib-Seele-Beziehung getragen wird: Es geht dabei allerdings um ein besonderes Genre von Historiographie, um Wissenschaftsgeschichtsschreibung unter Verwendung eines landesgeschichtlichen Ansatzes, in der diese Leib-Seele-Beziehung zentral ist. Ich darf die grundlegende Zielstellung kurz umreißen: Wissenschaften und Künste eines Territoriums hängen seiner Auffassung zufolge von der „Denkungsart" und den „Einsichten" , d.h. von dem „mehr oder weniger aufgeklärten Verstande" der dieses Territorium bewohnenden Völker, von der im Lande „herrschende[n] Religion", den „allgemein angenommene[n] Vorurtheile[n], [den] eingeführten Sitten, [den] Regierungsmaximen der Fürsten" und von „Wachsthum oder Verfall" von Handel und „Nahrungszustand", was die allgemeine ökonomische Situation beschreiben soll, ab. Diese Faktoren gehen unterschiedliche Kombinationen untereinander ein, die jedoch das System der Wissenschaften und Künste nicht grundlegend in Frage stellen.

Was den Endpunkt dieser Entwicklung angeht, ist Moehsen recht pessimistisch. Denn er hält Krankheit und Irrtum als den anthropologischen Kern seiner Historiographie für zwei Dinge, die es solange geben wird, wie es Menschen gibt, oder, wie er es ausdrückt, „als bis wir aufhören, Menschen zu seyn". Krankheit und Irrtum als historisierte Formen von Leib und Seele machten in der Geschichte nur dauernd Metamorphosen, Gestaltwandlungen durch, so daß sie sich phänomenologisch immer wieder wie neu offenbarten. Die Entwicklung der Geschichte könne man als eine ständige Auseinandersetzung der Vernunft mit diesen chamäleonartig gewendeten Zuständen betrachten, als eine Folge von Verbesserungen und Verschlimmerungen. Dahinter steht zum einen im Gegensatz zum westeuropäischen Denken – d'Holbach spricht von Religion als „contagion sacrée" – die Vorstellung, daß der religiöse Antrieb des Menschen angeboren sei, als Teil der Vernunft natürlich zum Menschen gehöre und in einer kontinuierlichen Bewegung Myriaden von religiösen Andachtsformen hervorbringe,[47] und zum anderen ein Relativismus, der davon ausgeht, daß man mit Hilfe der abstrakten Vernunft nur unzureichend die moralische und soziale Welt des Menschen begreifen kann, und das Unvermögen der Aufklärungshistorie, eine zwischen normativem und subjektivem Verständnis vermittelnde Theorie zu liefern.[48] Mithin ist auch die Vernunft historisiert.

So relativiert sich eine Entwicklungsvorstellung, die hier aufscheinen könnte. Moehsen teilt die von ihm betrachtete brandenburgische Geschichte in vier Perioden ein, die in sich wieder Teilsysteme bilden, die er mit dem gleichen, oben angeführten Faktorengefüge auf ihren Beitrag zur Aufklärung hin prüft. Es sind Zustandsberichte, die für ihn hinreichend sind, die gegebene Situation zu charakterisieren. Als Resultat läßt er vor uns eine Beschreibung von vier historiographischen Systemen entstehen, deren Verhältnis untereinander ein rein chronologisches ist. Es ist nicht zu übersehen, daß Moehsen jenem aufgeklärten historischen Verständnis anhängt, das, von Leibniz ausgehend, eine Vermeidung mechanistischer Erklärungsmuster anstrebte, die Idee der Perfektibilität und die Theorie der Monade aufnahm und auf Entwicklung und Individualität, die beiden an sich unvereinbaren Pole, setzte. Arno Seifert hat in kritischer Auseinandersetzung mit dem Verzeitlichungskonzept von Wolf Lepenies darauf aufmerksam gemacht, daß in einer gegenläufigen Entwicklung zu derjenigen, wie sie sich in der Naturgeschichte als „Verzeitlichung" erkennen läßt, die Geschichtsschreibung des 18. Jahrhunderts von einer Entzeitlichung besetzt wird, was dazu führt, daß Geschichte gleichsam stillgehalten wird,[49] um die Darstellung von Real- und Zeitzusammenhang, wie sie als Methode von Geschichtsschreibung von der pragmatizistischen Geschichtsauffassung gefordert wurde,[50] zu realisieren. Das Ergebnis verdient unser Interesse. Die Leistung dieser Historiographie liegt in der Aufzeichnung von Brüchen, wie sie sich als qualitative Zustandsänderungen beim Übergang von der Beschreibung eines geschlossenen Subsystems zu der des folgenden ergeben. Perioden oder auch Kulturen werden als Perspektiven, als bestimmte Ansichten von Geschichte, aufgefaßt, die nur verstanden werden können, wenn man sie als notwendige und konstitutive Teile eines Ganzen betrachtet.[51] Dieses Resultat führt uns auch zu unserem eingangs erwähnten Beispiel und zu Anna Magdalena Stenners zurück.

---

[47] Vgl. Reill, Peter Hanns, *German Enlightenment and the Rise of Historicism.* Berkeley/Los Angeles/London 1975, S. 198.

[48] Ebd., S. 192.

[49] Vgl. Seifert, Arno, „Verzeitlichung". Zur Kritik einer neueren Frühneuzeitkategorie, in: *Zeitschrift für historische Forschung* 10 (1983), S. 447–477.

[50] Vgl. Schlözer, August Ludwig, Vorstellung seiner Universal-Historie (1772), in: Blanke, Horst Walter/Fleischer, Dirk (Hg.), *Theoretiker der deutschen Aufklärungshistorie.* Bd. 2: Elemente der Aufklärungshistorik. Stuttgart/Bad Cannstatt 1990, S. 663–688.

[51] Vgl. Reill, (wie Anm. 47), S. 214f.

III.

Der Herausgeber Pyl hatte nicht nur Mühe, Moehsens Einverständnis für eine mit knapp 30jähriger Verspätung beabsichtigte Publikation seiner Pro memoria zu erreichen, ihn drückten darüber hinaus offenbar auch Zweifel an der Legitimität des Unternehmens. Jedenfalls gab er das Manuskript einem Juristen vorab noch einmal zur Lektüre. Aus dessen Kommentar ergibt sich zum einen die interessante Einsicht, daß die Rechtsprechung der 90er Jahre das vormalige Vorgehen für unzureichend ansah. Besonders wird bemängelt, daß Moehsen keine eindeutige Zustandsbestimmung von Anna Magdalena Stenners, die inzwischen gestorben war, angibt und „man hier doch eigentlich nur durch Intuition, nicht aber durch Abstraction" entscheiden könne. Ansonsten sei die Untersuchung „erbärmlich geführt" worden.[52]

Hinzufügen müßte man aber auch den Umstand, daß Lebensbeschreibung und Selbsterfahrung im Begriffe waren, Stellenwert und Aussagekraft gegenüber anatomischer und physiologischer Untersuchung einzubüßen.[53] Mir scheint dies ein wesentlicher Punkt zu sein, der als Erklärungshilfe herangezogen werden könnte, wenn man sich in der Anthropologiegeschichtsschreibung des 18. Jahrhunderts die bisherige Fokussierung auf Platner[54] und die Folgen klar machen möchte. Der Trend des Jahrhunderts nach kausalen Erklärungsmustern, wie er von der Naturforschung, aber erst in der zweiten Jahrhunderthälfte vom Vitalismus, genährt wurde, war schließlich so mächtig geworden, daß man in bestimmten Bereichen eine konditionale Betrachtungsweise als nicht mehr opportun ansah. Während Moehsen einer solchen Vorgehensweise in seiner Geschichtsschreibung einen grundlegenden Platz sichert und damit eine Bewegung vollzieht, wie sie für die anfänglich auf ein kausales Erklärungsmuster eingeschworene pragmatizistische Historiographie charakteristisch ist, kann er dies für den ärztlich-praktischen Bereich nicht mehr aufrecht erhalten. Gerade im forensischen Sektor, wo es am Ende des Jahrhunderts um die Sicherung der ärztlichen Expertenposition gegenüber den Juristen und Psychologen ging, verband sich die Forderung nach kausaler Interpretation des Geschehens mit einer entschiedenen Wendung zum Empirizismus, denen Aufgaben wie die der Normenbildung, Disziplinierung und Ausgrenzung auf der Grundlage einer zunehmend somatischen Interpretation des Geschehens oblagen.[55]

---

52 Moehsen, *Pro Memoria*, (wie Anm. 16), S. 30f. Anm.

53 Vgl. Hagner, (wie Anm. 30), S. 57.

54 Beispielhaft Košenina, Alexander, *Ernst Platners Anthropologie und Philosophie*. Der ‚philosophische Arzt' und seine Wirkung auf Johann Karl Wezel und Jean Paul. Würzburg 1989.

55 Vgl. Hagner, Michael, Aufklärung über das Menschenhirn. Neue Wege der Neuroanatomie im späten 18. Jahrhundert, in: Schings, Hans-Jürgen (Hg.), *Der ganze Mensch*. Anthropologie und Literatur im 18. Jahrhundert. DFG-Symposium 1992. Stuttgart 1994, S. 145–161.

Das epistemologische Paradoxon, vor dem wir uns befinden, besteht darin, daß mit der Verabschiedung einer mechanistischen Denkweise und der Zuwendung zu einem organizistischen Modell scheinbar kausales Denken aus seiner Vorrangstellung ausgehebelt wird. Tatsächlich scheint es aber gerade so gewesen zu sein, daß dieser epistemologische Wandel das Gegenteil bewirkte. Kausales Verständnis wird in einen neuen Zusammenhang gebracht, wo es in sehr viel stärkerem Maße als zuvor seine erkenntnisleitenden Verbindlichkeiten geltend machen konnte.[56] Dies korrespondiert mit einer grundsätzlich veränderten, ärztlichen Expertenposition, und das ist es auch, was Moehsen meint, wenn er von einem grundlegenden Wandel zwischen den 60er und 90er Jahren des 18. Jahrhunderts spricht. Der Blick des Arztes war aus der individuellen Patienten-Beziehung herausgelangt und hatte sich, verbunden mit einem Zuwachs an Kompetenz und Macht, den medizinischen Belangen des öffentlichen Ganzen, den praktischen Erfordernissen einer Politik der allgemeinen Glückseligkeit geöffnet und sich ihnen verpflichtet.[57] Dieser neue gelehrte Arzt, der sich eng an den Zielsetzungen eines Staatswesens orientiert, fühlt sich gerade dadurch der Aufklärung verpflichtet und verbunden, indem er dies tut. Er erblickt hier eine Chance zur Erheischung einer größeren öffentlichen Reputation, die ihn von den immer bedrängenderen Problemen und Konkurrenzsituationen des Gesundheitsmarktes erlösen soll.

Um den Bogen zum Schluß nach Halle und zu unserem Tagungsthema zu schließen, noch einige kurze Bemerkungen zu Moehsens wissenschaftlichem Herkommen. Moehsen hatte in Halle bei Friedrich Hoffmann studiert und unter Johann Heinrich Schulze[58] promoviert. Der Umstand, daß er neben Johann Joachim Winckelmann in den medizinhistorischen und numismatischen Vorlesungen Schulzes gesessen hat, als auch die Tatsache, daß seine ersten größeren Veröffentlichungen kunsthistorischen Themen gelten, könnten zu der Vermutung Anlaß geben, Moehsen habe Kontakte zu dem hier in Rede stehenden Kreis von sog.

---

56 Vgl. Kiernan, Colin, *The Enlightenment and Science in the Eighteenth-Century France*. Oxfordshire 1973 (Studies on Voltaire and the Eighteenth Century, Bd. 59), S. 104.

57 Vgl. von Bueltzingsloewen, Isabelle, *Machines à instruire, machines à guérir*. Les hôpitaux universitaires et la médicalisation de la société allemande (1730–1850). Lyon 1997.

58 Zu Schulze siehe: Archäologisches Seminar (Hg.), *Johann Heinrich Schulze*[,] *ein Vorläufer der halleschen Altertumswissenschaft*[,] *anläßlich der 75-Jahr-Feier des Archäologischen Museums Robertinum.* Halle 1966; Kaiser, Wolfram/Völker, Arina, *Johann Heinrich Schulze (1687–1744).* Halle 1980; Kaiser, Wolfram, Arzt und Polyhistor: Zur 300. Wiederkehr des Geburtstages von Johann Heinrich Schulze (1687–1744), in: *Zeitschrift für die gesamte innere Medizin* 42 (1987), S. 220–226; Kaiser, Wolfram/Völker, Arina (Hg.), *Johann Heinrich Schulze (1687–1744) und seine Zeit.* Hallesches Symposium 1987. Halle 1988 (Wissenschaftliche Beiträge der Martin-Luther-Universität Halle-Wittenberg 1988/40 [T 68]), darin zu Moehsens Verhältnis zu Schulze: Grau, Conrad, Hallesche Impulse für einen Berliner Wissenschaftshistoriker im 18. Jahrhundert: Johann Heinrich Schulze und Johann Carl Wilhelm Moehsen, S. 77–84, und zuletzt Hans-Joachim Kertscher, Die ‚Prüfende Gesellschaft' in Halle, in: *Gelehrte Gesellschaften im mitteldeutschen Raum*, T. III (in Druckvorbereitung). Ich danke Herrn Kertscher sehr herzlich für den Hinweis auf diesen Aufsatz.

„Psychomedizinern“[59] gehabt. Dafür finden sich aber nach meinem bisherigen Wissen keine Belege. Andererseits sollten meine Ausführungen auch dazu dienen, ihn selbst als einen solchen „Psychomediziner“ zu charakterisieren. „Psychomediziner“ ist der völlig irreführende, aber in Ermangelung eines besseren bisher verwandte Begriff für eine Gruppe von Ärzten, deren Vorstellungen einen Bruch mit der rationalistischen Tradition einleiteten und dabei psychologische, ästhetische und historische Positionen einnahmen und ausbauten. Ästhetik war das Auffangbecken für alles, was nicht zur traditionellen Logik gehörte. Diese neue Ästhetik verließ das Ziel der Schaffung passiver künstlerischer Normen und wandte sich dem Problem des Schaffens und Verstehens von Schönheit zu, was mit psychologischen Begriffen versucht wurde.[60] Geschichte und Ästhetik hatten nicht nur die gleichen philosophischen Probleme, sondern auch die gleichen Dokumente, das geschriebene Wort und das künstlerische Werk.[61]

Die Glückseligkeitsvorstellung Moehsens, die ohne ein Erklärung anbietendes Leib-Seele-Modell nicht auskommt, wobei der Zustand der Seele das Formale der Glückseligkeit, und Vermögen, Gesundheit und Verstand die „würkende[n] Ursachen“ sind, und die dennoch dem Hoffmannschen Referenzmodell der „Maschine“ anhängt,[62] hat ihre Wurzeln bei Seneca[63] und Christian Wolff.[64] So jedenfalls mein

---

59 Meines Wissens hat Zelle, Carsten, Nachwort, in: Unzer, Johann August, *Neue Lehre von den Gemüthsbewegungen, mit einer Vorrede vom Gelde begleitet von Herrn Johann Gottlob Krügern*, mit Textkommentar und Zeittafel hg. von Carsten Zelle. Halle 1995, S. 70–96, erstmalig von „psychomedizinischer Hallenser Schule“ (S. 71) bzw. „psychomedizinischem Kreis“ (S. 82 und 85) gesprochen. Grundlegend dazu Geyer-Kordesch, Johanna, *Pietismus, Medizin und Aufklärung in Preußen im 18. Jahrhundert*. Das Leben und Werk Georg Ernst Stahls. Tübingen 2000 [Habil.-Schr. Münster 1987].

60 Vgl. Mauser, Wolfram, Anakreon als Therapie? Zur medizinisch-diätetischen Begründung der Rokokodichtung, in: *Lessing Yearbook* 20 (1988), S. 87–120. Herrn Mauser danke ich sehr für den Hinweis auf diesen Aufsatz.

61 Vgl. Reill, (wie Anm. 47), S. 59.

62 Moehsen, Johann Carl Wilhelm: *Beschreibung einer Berlinischen Medaillen=Sammlung, die vorzüglich aus Gedächtnis=Münzen berühmter Aerzte bestehet; in welcher verschiedene Abhandlungen, zur Erklärung der alten und neuen Münzwissenschaft, imgleichen zur Geschichte der Arzneigelahrtheit und der Literatur eingerücket sind.* Tl. 1. Berlin, Leipzig 1773, S. 204–206, wo es heißt: „Wenn nach denen Erklärungen der neuern Weltweisen [gemeint ist hier vor allem Wolff, auf den sich der Fußnotenverweis bezieht – H.-U. L.], der Zustand einer beständigen Freude die Glückseeligkeit ausmacht, so darf man selbige gewiß nicht bei solchen Personen suchen, denen die angenehmsten Vorstellungen, durch einen siechen und mit Schmerzen beladenen Körper, gemäßigt oder unterdrückt werden. Und bei dem, so die Sorgen der Nahrung quälen, wird der Zustand einer beständigen Freude wohl nicht gefunden werden. Fehlt der Verstand, so wird man seine Glückseeligkeit nicht erkennen und einsehen, und man kann sich das Gute so man hat, nicht gehörig vorstellen, noch eine wahre Freude/S. 205/ darüber haben. Es ist dieser Zustand der Seele, das Förmliche der Glückseeligkeit, wovon Vermögen, Gesundheit und Verstand die würkende Ursachen sind. Der Französische Übersetzer des vorher erwähnten Buchs des Seneca, dessen Verdienste erst nach seinem Tode merklich geworden, hat in dem vorangesetzten Discours sur le meme Sujet, die Glückseeligkeit bestimmet: daß selbige entweder in der Tugend und der Erkenntnis der Wahrheit, oder in dem Ruhm, oder in denen sinnlichen Lüsten bestände. Jene hält er für eingebildete Glückseeligkeiten, das wahre Glück aber sucht er in denen sinnlichen Lüsten, und hauptsächlich in denen, so

Befund beim frühen Moehsen: Eklektizismus.[65] Es bleibt eben interessant, daß man in der Anti-Wolff-Debatte wieder auf Wolff zurückging.[66] Die Maschinenmetapher scheint hier kombiniert zu sein mit einer anderen, von Leibniz stammen-

---

die Liebe verschaffen kan. Werden aber auch nicht die sinnlichsten Lüsten, bey hypochondrischen Verkrampfungen und Geld=Mangel, ihre Annehmlichkeiten verlieren? und wird nicht die Reue, so sich allemahl, bei nachdenkenden Menschen, nach der Ergebung in bloß sinnlichen Lüsten einfindet, alles vorhergegangene Vergnügen bitter machen? Sein Gegengift, so er wider die Gewissensbisse anpreiset, und das vornehmlich in Wiederholung der sinnlichen Vergnügungen bestehet, wird schwerlich jemanden würklich heilen. Es ist ein schlechtes besänftigendes Mittel, welches weder die Probe aushält, noch aus dem Grunde heilet. Die Werkzeuge der sinnlichen Lüste werden durch zu vielen Gebrauch abgenutzet, und die Zeit, so zu ihrer Erholung nöthig ist, giebt einem Menschen, der Ueberlegung hat, so viel Verdruß, daß er das vorhergegangene Vergnügen weit übertrifft; zumahl wenn schmerzhafte Krankheiten, als gewöhnliche Folgen der sinnlichen Lüste, sich einfinden. Und sollten nicht die unangenehmen Empfindungen bei langwierigen Krankheiten, und die Quaal eines langsamen Tods, die kurtze Lust ungemein überwiegen, so man bei übermäßigen Genuß einer angenehmen Speise empfunden? Der Lehrer dieser Sätze hat davon eine klägliche Erfahrung an sich selbst gemacht, und, wie bekannt, sich den Tod durch seine Unmäßigkeit zugezogen. Wie ist es möglich, denen sinnlichen Lüsten nachzuhängen, sie mögen von welcher Art seyn als sie wollen, ohne seinen Körper und Gesundheit zu verderben! Man setze auch die Glückseeligkeit in den sinnlichen Lüsten, so wird dennoch Gesundheit erfordert, um sie gehörig zu empfinden, Verstand, um selbige so einzurichten, daß man dem Körper nicht schade, und Vermögen, um sie öfters zu verschaffen. Es bleibt also bei dem Ausspruch des weisen Thales, daß die wahre Glückseeligkeit auf Gesundheit, Vermögen, und einen geübten Verstand gegründet wird. Dergleichen Glückseeligkeit kann durch keine Wissenschaft leichter erhalten werden, als durch die Arzneigelahrtheit. Die vornehmste Sorge des Arztes, um seiner gantzen Wissenschaft, gehet dahin, wie die Gesundheit erhalten, und denen Krankheiten entweder vorzubeugen, oder, wenn sie bereits vorhanden, selbige/S. 206/geschwinde und sicher zu vertreiben sind. Es wäre töricht, wenn der Arzt nicht bei sich selbst den Anfang machte, und seine Gesundheit, so viel möglich, besorgte." Der Arzt, der täglich „mit einer Maschine" umginge, solle „gemischte Mathematik", Experimentalphysik, Zergliederungs- und Scheidekunst, wie auch Naturgeschichte kennen, da dies Wissenschaften sind, wo „man den richtigen Gebrauch der Sinne mit dem Verstande vereiniget" (S. 206f.).

63 Seneca, *De beata vita*, cap. 3.

64 Christian Wolff, *Vernünfftige Gedancken Von der Menschen Thun und Lassen, Zu Beförderung ihrer Glückseeligkeit, den Liebhabern der Wahrheit mitgetheilet*, Halle ^{7}1743, S. 35, § 52: „Der Zustand der beständigen Freude machet die *Glückseeligkeit* aus. Da nun das höchste Gut oder die Seeligkeit mit einer beständigen Freude verknüpfet; so ist der Mensch, der es besitzet, in dem Zustande einer beständigen Freude. Und dannenhero ist das höchste Gut mit der Glückseeligkeit verbunden." Siehe auch Gerlach, Hans-Martin, Christian Wolff – bedeutender Repräsentant der deutschen Aufklärungsphilosophie, in: Buhr, Manfred/Förster, Wolfgang (Hg.), *Aufklärung – Gesellschaft – Kritik*. Studien zur Philosophie der Aufklärung (I). Berlin 1985, S. 356–394, sowie Buschmann, Cornelia, Wolffianismus in Berlin, in: Förster, Wolfgang (Hg.), *Aufklärung in Berlin*. Berlin 1989, S. 73–101.

65 Vgl. Hoffmann, Paul, La théorie de l'âme dans la medicina rationalis systematica de Friedrich Hoffmann, in: *Revue de Synthèse* 105 (1984), S. 55–82. Zum Eklektizismus vgl. Albrecht, Michael, *Eklektik*. Eine Begriffsgeschichte mit Hinweisen auf die Philosophie- und Wissenschaftsgeschichte. Stuttgart/Bad Cannstatt 1994; dazu die Rezension von Mulsow, Martin, in: *Das achtzehnte Jahrhundert* 19 (1995), H. 2, S. 242–244; Schmidt-Biggemann, Wilhelm/Häfner, Ralph, Richtungen und Tendenzen in der deutschen Aufklärungsforschung, ebd., S. 163–171, insb. S. 165f.

66 Vgl. Reill, (wie Anm. 47), S. 32.

den Metapher, nach der die zusammengesetzte Maschine mehr als die Summe ihrer Teile ist, was ihre Beschreibung mit Begriffen wie Wachstum und Entwicklung notwendig werden läßt.[67] Die aufgeklärte Vorstellung von Geschichte beruhte indessen auch auf zwei Grundannahmen der Leibnizschen Philosophie: die Idee der Perfektibilität und die Theorie der Monade. Mit dieser Orientierung sollte eine mechanistische Erklärungsweise vermieden werden.[68] Andererseits hatte die Leib-Seele-Diskussion auch unmittelbar Einfluß auf das Denken der Historiker. „According to Chladenius", so hat schon Peter Hanns Reill feststellen können, „a moral body such as the state consisted of a unity of wills possessing a definite and unique character. Like an individual, the moral body had an outward form or constitution and an inward spirit or soul which mutually influenced each other."[69]

Ich meine, die Suche nach einer „mittleren Wissenschaft" zwischen Medizin und Philosophie, wie sie im Halleschen Kontext von Ärzten formuliert wurde, konnte zunächst alles sein und führte noch nicht unmittelbar zu einer Syntheseleistung, sondern ist vielmehr Ausdruck einer Dissoziierung von bisher Zusammengehörigem. Medizin und Philosophie meinen hier die beiden extremen Pole menschlichen Wissens: empirisches und abstraktes Wissen. Mehr noch nicht. Die Forderung nach einer „mittleren Wissenschaft" bewirkt zunächst nur eines: Eine althergebrachte Ordnung des Wissens wird empfindlich gestört. Die Wissensbestände müssen neu sortiert werden. Eine Neuorientierung ist notwendig. Es stellen sich einige Kandidaten, die dies Werk leisten zu können vorgeben, vor; man diskutiert Optionen. Was um 1740 passierte, war eine Zurückweisung oder eine Umwertung der Wolffschen Philosophie mit dem Ergebnis einer Zuwendung zur westeuropäischen Denkrichtung der Lumières oder einer Wiederbelebung jener Tradition, die Christian Thomasius am Beginn des Jahrhunderts mit seiner Forderung nach praktischer Philosophie, nach „Gelahrtheit", und der damit verbundenen

---

[67] Ebd., S. 103f.

[68] Ebd., S. 214f. Siehe auch Kondylis, (wie Anm. 5), S. 587 und 589. Vgl. dazu die Deutung von Zelle, (wie Anm. 59), S. 85f., wonach die „anthropologische Wende der Seelenlehre zur empirischen Psychologie" der „Autonomie verstandesmäßiger Erkenntnis den Boden" entzog, so daß die „heutige Sichtweise der Psychosomatik und der damalige anthropologische Psychodynamismus [...] auf einander" verweisen würden.

[69] Reill, (wie Anm. 47), S. 132. Bei Chladenius, Johann Martin, *Allgemeine Geschichtswissenschaft, worinnen der Grund zu einer neuen Einsicht in allen Arten der Gelahrheit geleget wird.* Leipzig 1752, S. 76f., heißt es: „Der Mensch bestehet aus Leib und Seele, die aufs genaueste mit einander verbunden sind, so daß die Begebenheiten dieser wesentlichen Theile, als Begebenheiten einer einzigen Sache angesehen werden: wie sie denn auch so genau an einander hangen, daß es nicht möglich ist, nur eine Begebenheit des Leibes anzugeben, daran die Seele nicht Antheil nähme; und so auch mit den Veränderungen der Seele. Doch *äussern* sich diese Begebenheiten bald hauptsächlich in der *Seele*, bald hauptsächlich im *Leibe*. Denn so kommen in Ansehung des *Verstandes*, Erkenntniß und Unwissenheit, Irrthum und Wahrheit; in Ansehung des *Willens*, Tugend und Laster, Affecten und Entschlüssungen vor; in Ansehung des *Leibes* aber Kranckheit und Gesundheit. Dieses alles sind Veränderungen der gantzen Person, die wir aber hauptsächlich nur auf der *einen Seite* erkennen. Ein Scholastischer Philosoph würde den Leib oder der Seele des subjectum *quo* solcher Begebenheiten nennen."

Abkehr von aller Pedanterie sowie der Umwandlung des deutschen Bürgers in einen Weltbürger begründet hatte.[70] Die Erkenntnis des Wesens der Vernunft hat nach Thomasius die Erkenntnis dessen, „ ‚was *der ganze Mensch* sei' "[71] zur Voraussetzung. Hier wie auch in der vom Pietismus angestrebten neuen Religiosität in Form der Vita activa gewann das rhetorische Moment wieder stärkere Beachtung. Diese Rhetorikbeschäftigung war indessen nicht rückwärts gewandt, sondern bezog ihre Mittel aus der modernen Naturforschung und Philosophie. Hinzu kam die weitere Veröffentlichung Leibnizscher Texte seit Beginn der 1760er Jahre, während bis zu diesem Zeitpunkt die Interpretation durch seinen vermeintlichen Schüler Christian Wolff grundlegend war.[72] Diese zwei unterschiedlichen Momente des Einflusses von Leibniz auf die Aufklärung führten dazu, daß sich die Aufklärer nur widerstrebend als Leibnizianer bezeichneten, obgleich der monistische Ansatz für die deutsche Spätaufklärung bedeutsam wurde.[73] Aus diesem Grund stand Thomasius in höherem Ansehen, betonte doch seine eklektische Philosophie Geschichte und Psychologie und konzentrierte sich mehr auf den Vorgang des Denkens als auf dessen Produkte. Dennoch ist die Auffassung von Geschichte als Lebensprozeß, mit der Leibniz das komplizierte Problem von Wandel und Individualität fassen wollte, ein nicht zu unterschätzendes Legat. In der Geschichtsschreibung findet es sich in den beiden Strategien von struktureller und genetischer Analyse wieder, die sehr unterschiedliche Weisen der Untersuchung und der Darstellung erforderlich machten. Dieser Eklektizismus gedeiht auf einem Boden, den Jutta Heinz mit der Einführung des Spielerischen charakterisiert, als Übergang von einer disziplinierten Form der ‚vernünftigen Gedanken' bei Wolff zu einer entdisziplinierten Form der „Gedancken", des Denkens, bei Krüger und Nicolai benannt hat.[74] Mit scheint dieses ungebundene spielerische entdisziplinierte Denken mit seinem antiintellektualistischen Impuls allerdings eine außerordentliche disziplinierende Außenwirkungspotenz zu besitzen und direkt in den Aufklärungsdiskurs zu gehören. Unter Umständen ist eine erste Sedimentation einer derartigen disziplinären Entdisziplinierung Platners Anthropologie gewesen, im Sinne eines faßbaren historischen Produktes oder Ereignisses, so wie etwa der Siebenjährige Krieg oder die französi-

---

70 Vgl. Reill, (wie Anm. 47), S. 7 und 108; Bloch, Ernst, Christian Thomasius, ein deutscher Gelehrter ohne Misere, in: *Wissenschaftliche Zeitschrift der Karl-Marx-Universität Leipzig* (1952/53), H. 6, S. 339–352; Geyer-Kordesch, Johanna, Die Medizin im Spannungsfeld zwischen Aufklärung und Pietismus. Das unbequeme Werk Georg Ernst Stahls und dessen kulturelle Bedeutung, in: Hinske, Norbert (Hg.), *Zentren der Aufklärung I*: Halle. Aufklärung und Pietismus. Heidelberg 1989, S. 255–274, insb. 267ff.

71 Kondylis, (wie Anm. 5), S. 549.

72 Vgl. Reill, (wie Anm. 47), S. 32.

73 Zur Wiederentdeckung von Leibniz und ihrer Verschränkung mit Shaftesburys und Spinozas Einfluß vgl. Kondylis, (wie Anm. 5), S. 576–595.

74 Siehe den Beitrag von Jutta Heinz in diesem Band, S. 141–155. Zu den Formen der Auseinandersetzung von Intellektualismus und Empirismus in der deutschen Frühaufklärung sowie den Gegensätzen und Berührungspunkten von Wolffianismus und Pietismus vgl. Kondylis, (wie Anm. 5), S. 545–575.

sche Deklaration der Menschenrechte solche monumentalen Ablagerungen bilden. Vielleicht sollte man diese Perspektive der prozeßhaften und durch Rückfälle gekennzeichneten Ausprägung einer anthropologischen, aber auch psychologischen, ästhetischen und historischen Mentalität in die Diskussion mit einbeziehen und sie mit dem gewandelten Wissenschaftsverständnis des späten deutschen 18. Jahrhunderts verknüpfen.

Ästhetik einerseits und Psychologie andererseits, die versuchen, „a rationalist or sensationalist formulation" zu umgehen, unterscheiden zwischen Form, Einbildung und Wirkung bzw. Vernunft, Wille und Wahrnehmung, wobei das jeweils mittlere Element als beherrschend angesehen wird. Der Wille leitet die Vernunft, Einbildung schafft die Form. Beide, Wille und Einbildung, unterscheiden in der Kombination als Element menschlicher Natur den Menschen von anderen Spezies und garantieren Freiheit. Abgeleitet aus dieser Position wird ein geschichtliches Verständnis entworfen, das jedes historische Phänomen als eine unendliche Kombination von komplexen und individuellen Elementen begreift. Damit treten kausale Prinzipien und ein intuitives, unmittelbares und moralisches Verständnis gleichberechtigt nebeneinander. Es werden normatives Denken und ewige Wahrheiten verabschiedet und die Grundfrage gestellt, ob historisches, psychologisches oder ästhetisches Wissen objektive Wissensformen sind.[75] Andererseits wäre aber auch eine Interpretation möglich, die von einem gewissen Abschluß anthropologischen Denkens seit der Antike ausgeht[76] und ihn mit der Hallischen Situation im Zusammenhang sieht, während das späte 18. Jahrhundert mit seinen vielfältigen Diskursen in einen Zusammenhang gehört, der in das 19. Jahrhundert verweist und als eine durchgreifende Historisierung, oder in den Begriffen Chaunus und Vovelles, als Dechristianisierung, aufgefaßt werden könnte.

---

[75] Vgl. Reill, (wie Anm. 47), S. 218f. und 43.

[76] So Müller, Reimar, *Anthropologie und Geschichte*. Rousseaus frühe Schriften und die antike Tradition. Berlin 1997.

Elena Agazzi (Bergamo)

Gibt es eine Rezeption der Halleschen Ästhetik und Anthropologie in Italien? Überlegungen zu einer Ethik der Medizin im 18. Jahrhundert

Grundlage der antiken wie jeder Diätetik ist die Überzeugung, daß der Mensch nicht von der vegetativen Steuerung und Regulierung abhängt wie sie das Leben der Tiere und Pflanzen bestimmt. Er könne vielmehr durch den Intellekt seine Lebensweise (*diatia*) selbst planvoll nach Regeln gestalten und damit – von Naturumständen unabhängig – gesünder und länger leben, wenn es ihm gelingt, das rechte Maß der *sex res non naturales* in sich zu rekonstruieren (*cibus et potus, aer, motus et quies, somnus et vigilia, excreta et secreta, affectus animi*).

Aber als soziale Form eines sympathetischen Verhältnisses, das den Namen Volksdiätetik bekam, scheint die an den Maßstäben der medizinischen Praxis orientierte Diätetik am Ende des 17. Jahrhunderts aufgrund von Thomasius' *Einleitung zur Sittenlehre* (1692) neue Aktualität zu gewinnen. Diese Schrift bildet ein authentisches Modell des therapeutischen Verhaltens, das, beeinflußt durch die pietistische Lehre, das medizinische Verhältnis zwischen Arzt und Patient veränderte und die Beziehung zwischen Leib und Seele verkehrte. Gerhard Sauder hat diese Situation wie folgt kommentiert:

> Thomasius Liebesethik der ‚caritas ordinata' (Augustin) hat eine anthropologische Grundlage: Das Wesen des Menschen besteht in der vernünftigen Liebe zum Mitmenschen; seine ‚socialitas' geht aus der kommunikativen Vernunftnatur des Menschen hervor. [...] Unter ‚vernünftiger Liebe' ist eine persönliche affektive Zuneigung zu verstehen, deren Idealtypus die vollkommene Liebe zwischen Mann und Frau repräsentiert. [1]

Dieser Anfang einer neuen ethischen Verfassung im Kontext der alltäglichen menschlichen Beziehungen, die offensichtlich die Grenzen zwischen dem ‚starken' und ‚schwachen' Subjekt (Mann und Frau, Arzt und Patient usw.) zu überwinden weiß, ermöglicht auch die Überwindung des Vorurteils, der Patient sei ein passives Wesen, das wegen seelischen Mangels an moralischen Prinzipien auch am Körper erkrankte. Thomasius vertritt die Idee, es sei die affektive Psychologie, die den Menschen bestimmt und nicht der Verstand, und bewertete damit die Lehre vom *Gefühlsinn*. Georg Ernst Stahls Lehre trug ihrerseits stark dazu bei, die Cartesianische Dichotomie von Seele und Leib zu verdrängen; sie stellte deshalb die beiden Elemente *nicht* nebeneinander, sondern betonte entgegen einem metaphysischen Einfluß im okkasionalistischen Sinne eine Wechselwirkung. Gleichwohl findet

---

[1] Sauder, Gerhard, Christian Thomasius, in: *Hansers Sozialgeschichte der deutschen Literatur*, Bd. 3.1: *Deutsche Aufklärung bis zur französischen Revolution (1680–1789)*, hg. v. Rolf Grimminger. München 1980, S. 239–250, hier S. 243.

man in Stahls Studien noch iatromechanische Anteile, weil die Überzeugung weiterbestand, daß sich auch die einzelnen Teile des Organismus frei verhalten müßten. Stahls bedeutende Arbeit *Theoria medica vera* (1708)[2] ist physiologischen Beobachtungen und der vermischten Natur des Gemüts gewidmet, die sowohl auf die körperliche Seite des Individuums wirkt wie auch auf die seelische. Bezogen auf das Arzt/Patient-Verhältnis wäre Stahl, nach Meinung einiger Forscher, sogar ein Vorläufer der Freudschen Verdrängungstheorie. Die eingehende Bewertung der Daten, die man während der Analyse gesammelt hat, ihre Verwendung in der Absicht, bei der Therapie gute Ergebnisse zu erzielen, sowie die psychische und seelische Beratung und Pflege des Patienten, sind die geläufigsten Aspekte dieser Beziehung, durch die das Leiden aufgrund einer gesunden Lebensführung geheilt werden kann. Stahl ahnt zu Recht, daß jeder Ausbruch der Pathologien weniger dem schlechten Zustand des Körpers als der Wirkung der Einbildungskraft auf den Leib, die physische Belastungen hervorruft, zuzuschreiben ist. Mutig behandelt er deshalb das Thema wie folgt:

> Damit wir uns aber allhier nicht allzulange aufhalten, indem wir von den Spiritibus, als der gemeinsten Meynung, noch gar offt werden Gelegenheit zu reden haben, so wollen wir uns anjetzo aus denenjenigen außerordentlichen Bewegungen, die bei denen Gemüts-Bewegungen vorkommen, und welche hauptsächlich vor einem *tumultum* und *inordinatum motum Spiritum* ausgegeben worden, zeigen, daß die Sache falsch, und diese Meynung nicht Stich halte: z.B. in *nausea immaginaria*, in Eckel usw.[3]

Wir haben uns zuerst Stahl zugewandt, weil er – zusammen mit Hoffmann – der in Italien am stärksten rezipierte Hallesche Arzt war. Es gibt keine direkten Hinweise auf Persönlichkeiten wie Unzer, Krüger oder Ernst Anton Nicolai. Das heißt jedoch nicht unbedingt, daß ihre praktischen medizinischen Anregungen nicht auch jenseits der Alpen wahrgenommen wurden. Nichtsdestotrotz möchte ich an dieser Stelle lieber von einem gegenseitigen Einfluß zwischen Deutschland und Italien sprechen.

Damit kommen wir zum Thema der Verbreitung medizinischer Abhandlungen in deutscher Sprache, die dem italienischen Publikum lange fremd waren. Es ist mit Sicherheit eine erste italienische Rezeption in der zweiten Hälfte des 18. Jahrhunderts feststellbar. Zu nennen sind die drei Werke von Giuseppe Pasta (1742–

---

2 Vor *Theoria medica vera* (1708) wurden von Stahl vier wichtige Abhandlungen veröffentlicht: *Über den mannigfaltigen Einfluß von Gemütsbewegungen auf den menschlichen Körper* (Halle 1695); *Über die Bedeutung des synergischen Prinzips für die Heilkunde* (Halle 1695); *Über den Unterschied zwischen Organismus und Mechanismus* (Halle 1714) und, ein wenig abseits von unserem Thema, *Überlegungen zum ärztlichen Hausbesuch* (Halle 1703); siehe Bd. 36 der Reihe *Sudhoffs Klassiker der Medizin*, hg. v. Josef Gottlieb Bernward. Leipzig 1961.

3 Stahl, Georg Ernst, *Der Vernünfftige Medicus In der Physiologie, Pathologie und Praxii*, hg. v. Samuel Forbiger [1. Aufl. 1718]. 3. Aufl. Leipzig 1735, S. 13.

1823), Protophysikus in Bergamo,[4] der an die ,philosophische Toleranz' appellierte und auf die ,natürliche Heilung der Krankheiten' (spontanea guarigione dei mali) einen besonderen Akzent setzte. Er publizierte u.a. die folgenden Abhandlungen: *Del coraggio delle malattie* (Vom Mut in den Krankheiten; 1792), *Galateo dei Medici* (Anstandsbuch der Ärzte; 1794) und *La tolleranza filosofica delle malattie. Osservazioni medico-pratiche* (Die philosophische Toleranz der Krankheiten. Medizinisch-praktische Beobachtungen), die in Italien 1795 bereits in dritter Auflage erschien.[5] In diesem zuletzt genannten Werk befindet sich ein Anhang mit 33 Briefen von Antonio Cocchi, einem Arzt, von dem noch später die Rede sein wird.

Pasta liegen die wichtigsten Quellen zum sogenannten *morbus hypochondriacus* vor, so daß er im Text über die ,philosophische Toleranz' nachdrücklich auf Robert Wytt hinweisen kann, der u.a. wegen seiner *Observations on the nature, causes and cure of those disorders wich have been commonly called nervous, hypochondriac, or histeric, to which are prefixed some remarks on the sympathy of the nerves* (Edinbourgh 1765) bekannt wurde. Im *Galateo* wird dagegen hauptsächlich Stahl erwähnt.

Es besteht auch eine starke Affinität zwischen den medizinischen Vorschriften von Christian Bolten in seinen *Gedancken von psychologischen Curen* (Halle 1751) und dem Text von Antonio Fracassini *Opuscula Pathologica alterum De Febribus alterum De Malo Hypochondriaco recusa cum indice*. Dieser wurde 1758 in Leipzig veröffentlicht und zeichnet sich u.a. dadurch aus, daß er die geschlechtsspezifische Zuordnung von Hysterie und Hypochondrie durchbricht. Die Aufmerksamkeit, die Bolten seinerseits den pathologischen Zuständen des Leibes schenkte, ist bemerkenswert. Sie wirken so auf die Seele, daß der Patient offensichtlich zugleich melancholisch und schwach wird. Auch darf hier der von Bolten im 23. Paragraphen diskutierte sogenannte ,tarantolato'-Zustand nicht unerwähnt bleiben:

> Die Taranteln, eine Art der giftigsten Spinnen in Italien, können durch ihren Biß, in dem Körper des von ihnen verwundeten Menschen die gräslichste und betrübteste Unordnung anrichten. Wer eine Beschreibung dieses schädlichen Geschöpfes verlanget, kann dieselbe in dem Hamburgischen Magazin finden.[6]

Es ist sicher kein Zufall, wenn Fracassini im Rahmen der *propositio quarta* das Beispiel des ,tarantolato' in bezug auf Baglivi (1668–1707) als Autor der *Dissertatio epistolaris de anatome, morsu et effectibus Tarantulae* (Roma 1696) erwähnt.

---

4 Giuseppe Pasta könnte persönlichen Umgang mit Calepio (1693–1762) gehabt haben, der sich intensiv mit Johann Jacob Bodmer (1698–1783) über den guten Geschmack auseinandersetzte. Die Grundlage der von Bodmer 1736 veranstalteten Sammlung bilden zehn aus den Jahren 1728, 1729 und 1731 stammende Briefe. Bodmer gab ihr den Titel *Brief-Wechsel von der Natur des Poetischen Geschmacks*. Zürich 1736 [Reprint: Stuttgart 1966].

5 *La tolleranza filosofica delle malattie. Osservazioni mediche pratiche di Giuseppe Pasta*. Con trentatré lettere inedite del celebre dottore Antonio Cocchi. Venezia [3]1795.

6 Bolten, Johann Christian, *Gedancken von psychologischen Curen*. Halle 1751, S. 46f.

Die *Opera omnia* des Baglivi erschien ein Jahr nach der ‚editio princeps' 1705 in Lübeck in deutscher Sprache und noch einmal drei Jahre später in Leipzig. Auch seine Abhandlung *De fibra motrice et morbosa* aus dem Jahr 1704 wurde in Basel 1705 veröffentlicht. Einer kleinen biographischen Schilderung von Baglivi entnimmt man, daß er, parallel zu Stahls Abhandlung *Über den mannigfaltigen Einfluß von Gemütsbewegungen auf den menschlichen Körper* (Halle 1695), die starke Wechselbeziehung zwischen Psychologie und Pathologie verteidigte und damit auf den psychophysischen Influxus einen besonderen Akzent setzte. Gleichwohl muß daran erinnert werden, daß Baglivi den Tonus-Begriff als oszillatorische Bewegung der Fasern auffaßte, während Stahl im *Motus tonicus vitalis* die biodynamische Verbindung zwischen Seelischem und Körperlichem sah. In seiner Untersuchung der wie von der Tarantel gestochenen Menschen versuchte Baglivi bereits, die hypochondrischen Erscheinungen mit den hysterischen zu verknüpfen. Obwohl er noch davon überzeugt war, daß Frauen stärker zu hysterischem Verhalten neigten, weil sie besonders leicht von solchen Spinnen gebissen würden und demzufolge mit paroxistischem Verhalten ihre Krise zeigten, setzte Baglivi sich mit der Meinung durch, Hysterie sei nicht nur Frauen zuzuschreiben.

Später polemisierte Francesco Serao (1702–1783), der Anhänger der iatromechanischen Schule, gegen diese Hypothese. Bolten nahm wohl dessen Position nicht wahr, weil er trotzdem Baglivis Meinung folgte, daß Musik-Therapie das beste Mittel gegen solche Anfälle wäre:

> Man bringt einen Musickverständigen zu dem Patienten. Dieser spielet verschiedene Stücke. Der Patient bleibet so lange in seiner finstern Melancholie liegen, bis der Kunstverständige eines trift, welches ihm besonders gefällt. Alsdenn erhebt er sich, fanget an zu tanzen, und durch diese heftige Bewegung, kommt er in einen starcken Schweis. Sezzet man dieses Verfahren einige Zeit gegen ihn fort, so wird das Gift nach und nach aus dem Körper des Patienten geschaffet, und er selbst wiederhergestellet. Was ist aber dieses für eine Cur? Gewis keine andere als eine psychologische. Denn wenn man bedencket, daß der von der Tarantel gebissene nicht bei jedem Stücke, das ihm vorgespielt wird, zu tanzen anfanget; sondern nur bei solchen, die ihm für andern angenehm sind, so geräht man ganz natürlich auf die Gedancken, daß durch das ihm beliebige und wohlgefällige Stück angenehme Vorstellungen bei ihm erreget werden, welche die traurigen und die verdrieslichen aus der Seele verdrängen. Da dieses nun nach denen Gesezzen der Natur der Seele geschieht, so muß diese Cur psychologisch sein.[7]

Meine These von einem möglichen Einfluß der italienischen Arzneikunde auf die Hallenser Mediziner kann dadurch verstärkt werden, daß Ernst Anton Nicolai bereits vor Bolten 1745 Giorgio Baglivis Idee über die ‚tarantolati' in seiner Abhandlung *Die Verbindung der Musik mit der Artzneygelahrtheit* als Beispiel für eine therapeutische Lösung zitiert: „Ich komme nunmehro zu der Wirckung, wel-

---

[7] Ebd., S. 47f. Bolten fügt auf S. 49 hinzu: „Die Arzneiverständigen werden gar selten mit diesen Leuten fertig: dahingegen [haben] die psychologischen Curen hier die vortrefflichsten Würckungen gethan. Man findet sie in vielen Schriften angeführet, besonders kan man des gelehrten Herrn Hofrath und Professor Nicolai, Würckungen der Einbildungskraft hierbei zu Rathe ziehen."

che die Musik bey denjenigen hervorbringet, so von den Tarantulen gebissen worden. Zum Ende will ich diese Begebenheit hierher setzen, so wie sie der berühmte Bagliv erzehlet".[8] Nicolai appelliert an die Einbildungskraft, um zu betonen, daß der kranke Mensch in der Lage ist, die glücklichen Augenblicke zurückzurufen, in denen er die Musik gehört hat, die sowohl im normalen wie auch im kranken Zustand hilfreich gewesen zu sein schien. Die affektive Verwicklung, die die Musik verursacht, ist zwar nicht unmittelbar heilsam, indem sie aber den Patienten zum Tanzen zwingt, macht sie es ihm auch möglich, die giftige Flüssigkeit durch den Schweiß zu entfernen. Man muß an dieser Stelle noch hinzufügen, daß später auch Giuseppe Pasta in der *Tolleranza filosofica delle malattie*, in der er über die Hypochondrie schreibt und auf Wytt verweist, die nützlichen Hinweise aus Giovanni Francesco Zulattis *Discorso della forza della Musica nelle Passioni, nei Costumi e nelle Malattie* (Rede über die Kraft der Musik in den Leidenschaften, in den Sitten und in den Krankheiten; Venezia 1787) erwähnt. Zulattis musiktherapeuthischen Bemerkungen fügt Pasta einen diätetischen Gedanken hinzu:

> Soviel hilft die Musik bei den Nervenstörungen und demzufolge bei der Hypochondrie! Aber dasselbe hat man auch bei dem annehmbaren Essen, dem süßen Vergessen von den Curen, der philosophischen Geduld, der Verachtung des Bösen und der Medizin und besonders bei den körperlichen Aktivitäten, als Beweis, daß viele Hypochondristen aufgrund solcher Betätigungen wieder gesund werden.[9]

Fracassini, der aufgrund der hippokratischen Lehre noch von Hoffmanns Theorien abhängig ist, weist auf den Hallenser wegen dessen Charakterisierung der hypochondrischen Krankheit:

> Dices cum Hoffmanno (T. IV, p. 3, cap.VI) ceterisque plurimis has hypochondriaci morbi affectationes universales fieri illo mediante consensu, quem nervosae et membranosae partes invicem nactae sunt, ideo ventriculi, et intestinorum spasmi ad alias etiam remotiores regiones propagantur.[10]

Fracassini stützt sich dabei auf Sydenham (*Opera medica*, Genf 1716) sowie auf Stahl, um die eigene Position gegen die Vorstellung, daß es ausschließlich Frauen seien, die unter hysterischen Anfällen litten, zu verteidigen:

> Affectationem hypochondriacam compositam illam appellamus, quae cum alio specifico morbo conjungitur, vel in illum definit, quorum prima sit hypochondriaca hysterica. Haec affectio, foemineo sexu peculiaris, ist hypochondriaci cum hysterico morbo copulatio, quae tamenfortasse melius pro affectatione hypochondriaca muliebri definiretur. Non affectio hypochondriaca & hysterica in foeminis eamdem pene agnoscunt originem seu dispositivam cau-

---

8 Nicolai, Ernst Anton, *Die Verbindung der Musik mit der Artzneygelahrheit*. Halle 1745 [Reprint, mit einem Nachwort von Christoph Schwabe. Kassel/Basel/London/New York 1990], S. 54.

9 Pasta, *La tolleranza*, (Anm. 5), S. 43 [meine Übers.; E.A.].

10 Fracassini, Antonio, *Opuscula Pathologica alterum De Febribus alterum De Malo Hypochondiaco recusa cum indice*. Leipzig 1758, S. 243.

sam, nec a viri hypochondriaca differt muliebres, nisi in illis symptomatibus, vel potius symptomatum intentionis gradibus, qui a peculiari foeminei corporis constitutione ortum ducunt.[11]

Man kann wohl sagen, daß die empirische Psychologie einerseits und die Zusammenführung von Ästhetik und praktischer Medizin andererseits im Ergebnis zu einer recht eigenständigen sensitiven Erkenntniswissenschaft geführt haben, welche Ähnlichkeit mit den Überlegungen des Hallenser Kreises aufweist. Gezielt wird dabei vor allem auf eine nähere Untersuchung der Gemütsbewegungen und ihrer Rolle in besonderen Lebensumständen. Als Beispiel sei Antonio Cocchis Abhandlung *Del matrimonio* (1762) genannt, die im Jahr 1766 in einer deutschen Übersetzung unter dem Titel *Vom Ehestande* erschien. Hierin werden verschiedene Zustände der Seele in der Ehe analysiert. Und zwar nimmt Cocchi eine kleine Klassifizierung der Affekte, welche die Individuen aneinander bindet, vor, und benennt dabei die Gutmütigkeit, die Dankbarkeit und das Mitleid. Die Beziehung zwischen Gefühl und Einbildungskraft wird in Hinsicht auf die verschiedenen Grade gegenseitiger emotionaler Anteilnahme näher betrachtet und von einer nur noch routinehaften Verbindung mit dem Tastsinn hergeleitet. Nur ein Beispiel hier für die humorvolle Art, mit der Cocchi das Thema der Ehe behandelt:

Das vornehmste Vergnügen, welches einen Menschen zum ehelichen Leben anreizt, ist das Sinnliche, welches aus dem Beischlaf entsteht. Die Structur der Coerper aller Thiere ist so beschaffen, dass wenn sie zu einer gewissen Staerke und Alter gelangt, sich in denselben gewisse Saefte von dem Blut absondern, welche, indem sie wieder in den Kreislauf des Blutes zurücktreten oder stehen bleiben, das Nerven-System bewegen und heftige gleichsam convulsivische Reizungen und Triebe hervorbringen, zu deren Befriedigung die Organen beider Geschlechter so eingerichtet sind, dass daher die heftigste Begierde entsteht sich zu diesem Endzweck zu vereinigen.[12]

Cocchi wurde freilich nicht aufgrund dieses Essays bekannt, sondern durch eine längere Schrift über die Bäder von Pisa. Dem wohltuenden Effekt des Wassers, dessen Wirkung er empirisch beweist, fügt Cocchi die ästhetische Wirkung einer lieblichen Landschaft hinzu, dank der die Melancholie überwunden wird und der Körper die Genesung wiederfinden kann:

Hier fehlt es nicht an leichten und angenehmen Wegen und flachen und hügeligen im Schatten oder unter der Sonne, wo man spazierengehen oder reiten kann [...]. Und weil die mangelnden Curen und die friedliche Beschäftigung der Vernunft sehr viel dabei helfen, die Gesundheit

---

[11] Ebd., S. 352.

[12] Cocchi, Antonio, *Vom Ehestande*. Nebst einem Fragment den Ehestand betreffend. Berlin 1766, S. 6f. Cocchis Essay *Del matrimonio. Ragionamento d'un filosofo mugellano* wurde 1762 in zwei Editionen unter der falschen Ortsanagabe von Paris und London veröffentlicht, was verständlich ist, da die sehr starke materialistische und naturalistische Züge aufweisende Abhandlung in Italien sofort unter das Verdikt der Zensur fiel. Im übrigen Europa wurden Cocchis Gedanken dagegen, wie die Berliner Übersetzung zeigt, positiv aufgenommen.

des Körpers zu erhalten [...], muß man sehr die unmittelbare Nähe [des] Monte Pisano schätzen.[13]

Es ist möglich, daß Cocchi mit dem Terminus *Phantasie*, mit dem er die Fähigkeit des Gehirns und des Nervensystems beschreibt, auf die Erregung der Einbildungskraft verweisen wollte, auf die Elemente, die ihrem Temperament entsprechen und darum auch dem gesunden Zustand des Körpers nützlich sein können.

Ein anderer Arzt, der über die Alpen hinaus bekannt wurde, war Giuseppe Petrini, der 1787 in Deutschland die *Neue Heilmethode des nervigten Hüftwehs* (*Della sciatica nervosa e del nuovo metodo di guarirla e di operarla*, Venedig 1784) veröffentlichte. Petrini schreibt, daß sich bisher niemand darum bemüht habe, das nervöse Hüftweh vom rheumatischen zu unterscheiden. Weil das ‚nervige Hüftweh' seinen Sitz im Oberschenkelnerv habe, dehne sich von dort ein pulsierender Effekt über den ganzen Organismus aus. Da die Ausbreitung des Schmerzes nicht von den Membranen der Muskeln abhänge, empfiehlt Petrini eine mäßige Bewegung, die er hingegen für rheumatische Hüftbeschwerden für schädlich hält. Dem Arzt Petrini ist natürlich bekannt, daß sich der Gemütszustand bei jeder Anstrengung verschlechtert. Deshalb könnte man aus dem Leiden eines Schwermütigen entnehmen, daß dieser zwar physisch geschwächt, aber nicht unbedingt nervenkrank sei. Eine solche Krankheit, die nicht leicht zu diagnostizieren sei, müsse durch eine nicht eindringende Therapie ("terapia non intrusiva") geheilt werden. Wie die meisten Anhänger der neuen diätetischen Medizin verabscheut er die Anwendung von Aderlaß und Abführmitteln, die den Organismus entkräften und Nebenwirkungen verursachen. Er empfiehlt die Gabe von Opium, Electrizität, kalte Bäder und Tropfbäder sowie Brennmittel und Blasenpflaster. Besonders spricht sich Petrini gegen gewalttätige Methoden aus. Er bemerkt dazu:

> Nicht alle Kranke sind im Stande, die Wirksamkeit gesagter Mittel zu vertragen, ohne daß dadurch die ganze Einrichtung ihrer Gesundheit in Gefahr geriethe. Können wohl die Hypochondristen, die hysterischen Frauenzimmer, und andere, die ein schwaches empfindliches Nervensystem haben, dergleichen Arzneyen vertragen? Lehren uns nicht genug die Beobachtungen bey den Krankenbetten, daß schwache Frauenzimmer durch den unüberlegten Gebrauch stark abführender Arzneyen, ehe man sichs versahe, mit Wassersuchten befallen wurden?[14]

Giuseppe Pasta, den ich am Anfang zitiert habe, war im Bereich seiner therapeutischen Methode davon überzeugt, daß viele Krankheiten „sich von alleine heilen lassen", ohne daß Arzneimittel benutzt werden müßten: „In welcher Form Krankheit und Natur auch immer von den Menschen betrachtet worden sind, stets galt es

---

[13] Cocchi, Antonio, *Discorsi e lettere.* 2 Bde. Milano 1826, hier Bd. 2, S. 46.

[14] Petrini, Giuseppe, *Neue Heilmethode des nervigten Hüftwehs*, übersetzt v. Carl Heinrich Spohr. Detmold/Meyenberg 1787, S. 44. Vgl. ders., *Della sciatica nervosa e del nuovo metodo per guarirla.* Opera arricchita di utilissime annotazioni ad uso di chiunque professa l'Arte Medica e Chirurgica. Venezia 1784, S. 28.

als Axiom medizinischer Kunst, daß die Natur die Ärztin der Krankheiten ist.“[15] Worin muß sich dann aber der der ärztliche Mut zeigen? Nach Pasta

> hat der Geist die Möglichkeit von innen und von außen auf sich selbst zu wirken. In der Sensibilität, nämlich im Gefühl, ist er mehr *passiv* als *aktiv*, weil er nicht in der Lage ist zu empfinden, ohne daß ein Objekt auf ihn einwirkte. Im Nachdenken, nämlich im Denkvermögen, beginnt der Geist *aktiv* zu sein, weil er selbst die Aufmerksamkeit auf das, was er will, konzentriert. Im Gedächtnis, (dem Erinnerungsvermögen), ist er sowohl *aktiv* als auch *passiv*, weil er sich eine Idee herbeirufen kann oder sich ihm diese unmittelbar erscheint. Im Willen, (der Willenskraft), ist er immer *aktiv*, weil er sich selbst zu irgend einem Zweck bestimmt. Wenn der Geist sich der Willenskraft bedient, kann [der Körper] auch über sich hinausgehen, das heißt über den Körper; [man kann diese Fähigkeit] auch *Bewegungskraft* nennen, weil ihre Wirkung ermöglicht, verschiedene Körperbewegungen zu erregen. (Nur weil der Geist den Mut antreibt, können auch in den Krankheiten solche Bewegungen oder Veränderungen im Körper erreicht werden, die sonst nicht entstehen; dies kann vorteilhaft sein, weil er nur für sich selbst handelt, sei es, daß die mechanische Medizin mit ihren Mitteln dazu beiträgt, zu einem Objekt zu gelangen,was durch andere Methoden nicht zu erreichen gewesen wäre).[16]

Im Verlauf der intensiven Untersuchung über die Beziehungen zwischen deutscher und italienischer Medizin habe ich im Kontext der Temperamentpsychologie einen Essay in deutscher Übersetzung gefunden unter dem Titel *Hypochondrie, hypochondrische Flatulenz, Windsucht und die übrigen Blähungsbeschwerden. Ärzten, besonders aber Hypochondristen gewidmet* (1799). Bei aller Skurrilität der Thematik, zeigt der Text nichtdestoweniger einige interessante Aspekte für unsere Überlegungen. Während der Autor, Giovanni Verardo Zeviani, zeigen möchte, daß schlechte diätetische Gewohnheiten sowohl psychologische als auch physische Schäden verursachen, befaßt er sich auch mit Schlaf- und Wachzuständen sowie mit Gemütsbewegungen. Seine Sichtweise unterscheidet ihn von anderen Wissenschaftlern. Zeviani kennt Platner und seine Bemerkungen über Hydropisie, ohne daß er diese Quelle zitiert. Wie man aus seinen Aussagen über die Beziehung zwischen Leib und Seele entnehmen kann, hat sich Zeviani offensichtlich schon mit den deutschen Studien über die Gemütsbewegungen beschäftigt:

> So sehr sich ihrer Natur nach unser Körper und unsere Seele ungleich sind, so sind sie doch durch ein so wunderbares Freundschaftsband an einander gekettet, daß eins des andern Handlungen mit empfindet und die mit ihnen vorgehenden Veränderungen des Körpers und die Krankheiten desselben haben einen so mächtigen Einfluß auf die Seele, daß dieselbe dabei von sich selbst abgezogen und in ihr Schmerz und ein Verlangen nach der schleunigsten Hülfe erregt wird. Die Gemüthsbewegungen bringen aber im Gegenteil wiederum verschiedene Wirkungen im Körper hervor; denn sie leiten nicht nur den Willen, welchem die Glieder des Körpers unterworfen sind, sondern sie bewirken noch andere Veränderungen.[17]

---

[15] Pasta, *La tolleranza,* (Anm. 5), S. 13 [meine Übers.; E.A.].

[16] Pasta, Giuseppe, *Del coraggio nelle malattie*. Venezia 1792, Einleitung, S. XII.

[17] Zeviani, Giovanni Verardo, *Über die Hypochondrie, hypochondrische Flatulenz, Windsucht und die übrigen Blähungsbeschwerden. Ärzten, besonders aber Hypochondristen gewidmet.* Ofen 1799, S. 202.

Am Schluß möchte ich folgende Überlegung in den Mittelpunkt meiner Analyse stellen: Ein unmittelbarer Einfluß des Halleschen Kreises auf die italienische Arzneikunde kann einigen Indicien entnommen werden, die man in gewissen Parallelen zwischen den Gesichtspunkten der deutschen und italienischen Wissenschaftler entdeckt hat. Das gemeinsame Streben nach neuen Kurtherapien von deutscher und italienischer Seite gegen die gewöhnliche Benutzung von Arzneimitteln beweist, daß die Verstärkung der ‚Sittenlehre' in der Medizin in beiden Ländern zu einer neuen Haltung gegenüber dem Patienten geführt hat. Wenn ich z.B. in bezug auf die Kooperation zwischen Anthropologie und Ästhetik am Beginn des 18. Jahrhunderts belegen kann, daß ein Denker wie Bodmer Kontakt zum Halleschen Kreis gehabt hat,[18] bin ich auf dem richtigen Weg zu zeigen, daß er im Briefwechsel mit Pietro dei Conti di Calepio (1693–1762) aus Bergamo schon auf viele Voraussetzungen für die Theorie der Einbildungskraft hat stoßen können. Die ersten ästhetischen Überlegungen im 18. Jahrhundert über die Natur des Geschmacks im Verhältnis zur Leib-Seele Problematik bei den Medizinern in Halle wären demzufolge durch ihn vermittelt worden. Man sollte auch nicht übersehen, daß Calepio und Giuseppe Pasta aus derselben Region, nämlich Bergamo, kamen. Damit waren vielleicht die Anfänge der neuen anthropologischen Erkenntnisse in Italien gegeben.

[18] Vgl. z.B. Lange, Samuel Gotthold, *Sammlung gelehrter und freundschaftlicher Briefe*. 2 Bde. Halle 1769/1770, insb. Bd. 2, Bodmers Briefe vom 28. Aug. 1745 und 13. Juni 1747.

IV. Register

Ackermann, Johann Christian Gottlieb 10
Adler, Hans 6, 109, 178
Agazzi, Elena 118
Alberti, Michael 12f., 18, 91
Albrecht, Michael 216
Alembert, Jean le Rond de 176
Altmann, Eckard 39
Anger, Alfred 188
Ariès, Philippe 200
Aristoteles 53, 101
Arnold, Gottfried 178
Artemidor 162
Augustinus 63, 83, 220
Auhuber, Friedhelm 124

Baader, Franz von 206
Bach, Reinhard 13
Backhauss, Augustinus Severus 129
Bacon, Francis 14, 144ff., 178, 179
Baglivi, Giorgio 222f.
Bamford, Christopher 36
Barkhoff, Jürgen 48, 127
Bast, Johan Philip Christian 81
Baumgarten, Alexander Gottlieb 1, 3, 8, 11, 15, 17, 19ff., 109, 154, 174f., 183
Baumgarten, Siegmund Jacob 68, 70, 72ff., 76ff., 88, 90, 168
Becker, Johann Heinrich 45
Beckmann, Jobst Hermann 203
Begemann, Christian 136
Bekker, Balthasar 82
Benjamin, Walter 24
Bennent-Vahle, Heidemarie 175
Bennholdt-Thomsen, Anke 159, 183
Benzenhöfer, Udo 37, 55, 128
Berger, Renate 133
Bernd, Adam 37, 132, 160
Bernhard von Clairvaux 63
Bernward, Josef Gottlieb 221
Berth, Gotthilf Christian 190
Beutler, Ernst 36
Beverland, Hadrian (Hadrianus Beverlandus) 83ff.
Bezold, Raimund 16, 159, 170, 180, 183
Bieler, Ambrosio C. 129
Bienville, J. D. T. 121, 129, 135ff.
Bilger, Stefan 8, 108, 119, 123
Bingham, Alfred J. 201
Birchler, Urs Benno 128
Bitterli, Urs 70
Blanke, Horst Walter 212
Bloch, Ernst 218
Blumenbach, Johann Friedrich 88
Blumenberg, Hans 31
Boccaccio, Giovanni 138
Bodmer, Johann Jacob 222, 228
Boerhaave, Herman 57, 107, 111, 115ff., 119
Böhmer, Adolph 105
Bolten, Joachim Friedrich 16
Bolten, Johann Adrian 16
Bolten, Johann Christian 1, 3, 16ff., 113, 124, 176, 222f.
Bonnet, Charles 95
Börner, Christian Friedrich 105ff., 188
Bornkamm, Heinrich 80
Bösch, Judith 121, 125
Bosch, Robert 107
Boucé, Paul-Gabriel 129
Boyle, Robert 25, 119
Brandon, William 70
Braudel, Fernand 200
Braungart, Wolfgang 75
Brining, Colonus 205
Brockes, Barthold Heinrich 37, 55, 58ff., 65, 177
Bröer, Ralf 203
Broman, Thomas 106, 203, 208
Bron, Bernhard 76
Brown, Peter 83
Bruch, Gisela vom 128
Brüggemann, Fritz 63
Büchner, Andreas Eduard 129
Büchner, Andreas Elias 91
Buck, Günther 209
Budde, Johann Franz 73
Bueltzingsloewen, Isabelle 214
Buffon, Georges-Louis Leclerc de 88, 202
Bühler, Axel 209
Buhr, Manfred 216
Bultmann, Christoph 85
Burnet, Thomas 85
Buschmann, Cornelia 216
Bynum, William F. 28

Cabanis, Pierre-Jean-Georges 121
Calepio, Pietro dei Conti di 222, 228
Campbell, Mary Baine 73
Campe, Joachim Heinrich 137
Canitz, Friedrich Rudolf Ludwig Freiherr von 59
Canstein, Carl Hildebrandt Baron von 38
Carl, Johann Samuel 31ff., 55
Carus, Carl Gustav 133
Carus, Friedrich August 120
Casmann, Otto 15
Cassebohm, Johann Friedrich 105
Cassirer, Ernst 17, 23
Cataldi Madonna, Luigi 209
Certeau, Michel de 73
Chartier, Roger 200
Chaunu, Pierre 200, 219
Chiarini, Paolo 58
Chladenius, Johann Martin 217
Chvojka, Erhard 206
Cicero 164
Clericus, J. 82
Cocchi, Antonio 222, 225f.
Cochius, Leonhard 47
Cohen Rosenfield, Leonora 201
Condorçet, Marie Jean Antoine 78
Coners, Gerhard Julius 74, 87ff.
Conze, Werner 202
Corvinus, Gottlieb Siegmund 134
Craus, Rudolph Wilhelm 129
Crocker, Lester G. 201
Cullen, William 32
Cunningham, Andrew 107

Dagen, Jean 78
Danneberg, Lutz 68
Dawson, Virginia P. 95
Davies, Martin L. 182
Dear, Peter 208
Delius, Heinrich Friedrich 92f., 96, 98ff.
Descartes, Réne 43, 45, 51, 91, 95, 98, 107, 156, 161, 168, 177, 181, 193, 220
Desné, Roland 13
Dessoir, Max 157f.
Dewhurst, Kenneth 25f., 29f.
Diderot, Denis 121, 125, 176, 202
Dietz, Johann Hektor 7
Dilthey, Wilhelm 66
Dippel, Horst 73
Dohm, Christian Konrad Wilhelm von 208
Donnert, Erich 202
Dörner, Klaus 125
Duby, Georges 200
Duchet, Michèle 73, 202
Duden, Barbara 126
Dülmen, Richard van 206
Dürbeck, Gabriele 23, 108ff., 120

Ebel, Wilhelm 198
Eberhard, Johann August 161
Eberhard, Johann Peter 82
Eckermann, Johann Peter 36
Ecole, Jean 178
Ehrhardt-Rein, Susanne 73
Ehrmann, Theophil Friedrich 68
Eller, Johann Theodor 202
Engel, Manfred 162
Erasmus von Rotterdam 143
Euklid 149
Euler, Leonhard 102
Eysel, Johann Philipp 129

Faber, Anton Theodor 7
Faber, Georg Friedrich 92, 98
Fabian, Bernhard 106
Feder, Johann Georg Heinrich 89
Fetz, Reto Luzius 75
Ficino, Marsilio 64
Finck, Adrien 11, 161
Fischer, Hans 68
Fischer-Lichte, Erika 12
Fleischer, Dirk 212
Fögen, Marie Theres 83
Foisil, Madeleine 200
Fontenelle, Bernard le Bouvier de 78
Forbiger, Samuel 221
Forster, Georg 68ff., 73, 75, 143
Förster, Wolfgang 216
Foucault, Michel 124
Fracassini, Antonio 222, 224
Francke, August Hermann 17, 34, 44
Frank, Johann Peter 196
Franz, Georg Friedrich 190
French, Roger 107
Frerichs, John B. 107
Freud, Siegmund 132f., 221
Frey, Christopher 90
Friedrich II. 201f.
Friedrich III., Kurfürst zu Brandenburg 63
Friedrich Wilhelm I. 8
Fry, G. 179
Fuchs, Gotthard 75
Fulda, Daniel 23, 110, 208

Galen 51, 112
Galling, Kurt 31
Gebauer, Johann Justinus 72f., 77f.

Gedike, Friedrich 182
Gehring, Thomas Alfred 188
Geitner, Ursula 133
Gellert, Christian Fürchtegott 8, 59, 89, 155, 188f.
Gerlach, Hans-Martin 216
Gessinger, Joachim 93ff.
Geyer-Kordesch, Johanna 8, 12, 16, 28, 37, 44, 55, 107f., 112, 126, 130, 215, 218
Gleim, Johann Wilhelm Ludwig 8
Goethe, Johann Wolfgang 8, 12, 23, 36f., 75, 124, 193
Gohl, Johann Daniel 33, 44
Gottsched, Johann Christoph 56, 58, 90, 188
Goulemot, Jean Marie 127, 137
Gracián, Balthasar 61
Gräffer, Rudolf 190
Grau, Conrad 201f., 214
Gravesande, Wilhelm Jakob 56
Gréciano, Gertrud 11, 161
Gregor, Johann Gottfried 46
Grimm, Reihold R. 83
Grimmelshausen, Hans Jacob Christoph von 164
Grimminger, Rolf 220
Groneman, Carol 121, 126, 129, 131
Grün, Kornelia 3
Grund, Georg Christian 189, 192, 194
Gründer, Karlfried 210
Grunert, Frank 71
Gryphius, Andreas 59
Günther, Felix 69, 201
Günther, Horst 50, 160, 182
Günther, Klaus 83
Guthke, Karl S. 75, 166
Guzzoni, Alfredo 159, 183

Haas, Gerhard 144f.
Häfner, Ralph 5, 216
Hagedorn, Friedrich von 58, 189
Hagenbüchle, Roland 75
Hagner, Michael 207, 213
Hahnemann, Samuel 55
Haller, Abrecht von 9, 57ff., 89, 107, 111, 180, 191
Hamann, Johann Georg 145
Hammerstein, Notker 17
Harig, Georg 107, 117
Haßler, Gerda 13
Hegel, Georg Wilhelm Friedrich 22
Heinrich, Jörg 202
Heinz, Jutta 6, 11, 156, 159, 218
Heinz, Marion 209
Helm, Jürgen 17f.
Helmont, Franciscus Mercurius van 117
Helvétius, Claude Adrien 202
Hemmerde, Carl Herrmann 52, 163
Hempfer, Klaus W. 83
Hennings, Justus Christian 15, 148, 173
Heister, Lorenz 28, 57
Herder, Johann Gottfried 75, 145
Herwig, Henriette 82
Hess, Gerhard 145
Heyer, Gottlieb Leberecht 188
Hildemann, Klaus D. 16
Hinske, Norbert 8, 22, 73, 175, 178f., 218
Hippokrates 21, 51, 56f., 106, 224
Hirzel, Ludwig 60
Hißmann, Michael 7f.
Hobbes, Thomas 67
Hoffbauer, Pastor 206
Hoffmann, Ernst Theodor Amadeus 124
Hoffmann, Friedrich 8f., 13, 17f., 52, 57, 91, 93, 95, 99, 101f., 104ff., 111, 114ff., 119, 202, 214, 216, 221, 224
Hoffmann, Paul 216
Hollenberg, Georg Heinrich 197
Holz, Hans Heinz 178, 187
Holzhey, Helmut 173
Honegger, Claudia 6, 121, 125, 133
Honoré, Lionel 201
Hooke, Robert 25
Horaz 58f., 189
Hornig, Gottfried 90
Horst, Gregor 129
Horst, Jakob 58
Huber, Martin 12
Hübner, Hans 8, 91

Imhof, Arthur E. 200
Ingensiep, Hans Werner 181
Irenäus von Lyon 80f.
Iselin, Isaak 15, 68ff., 88

Jablonski, Fürst von 106
Jakobs, Eduard 92
Japp, Uwe 69f.
Jauch, Ursula Pia 201
Jerouschek, Günter 59, 73, 101
Jerusalem, Johann Friedrich Wilhelm 87f., 90
Jeschonnek, Rolf 120
Jewson, Nicolas D. 205
Joost, Ulrich 197
Juncker, Johann 8, 17f., 91ff.
Jung, Vera 206
Juškevic, A. P. 102

Kaiser, Wolfram 8, 17, 91, 93, 98, 121, 214
Kaltschmied, Karl Friedrich 129
Kant, Immanuel 21, 68, 75, 175, 188, 196
Käsemann, Ernst 34
Kaufmann, Doris 205f., 208
Kemper, Hans-Georg 9, 58, 177
Kertscher, Hans-Joachim 3, 214
Kiernan, Colin 214
Killy, Walther 7, 11
King, Lester S. 91
Klamroth, Heinz 161, 163f.
Kleinert, Andreas 23, 142
Knigge, Adolf Franz Friedrich Freiherr von 179
Knothe, Paul 76, 79
Koch, Joseph 72
Koch, Manfred 75
Koetschke, Christian Gottlob 122, 141
Köller, Wilhelm 82
Kondylis, Panajotis 24, 201, 217f.
König, Hans-Joachim 68
Kopitzsch, Franklin 195
Koselleck, Reinhart 209
Košenina, Alexander 10, 108, 117, 122, 124, 127, 156, 213
Kraft, Jens 71f., 88
Kratzenstein, Christian Gottlieb 8, 23, 91ff., 142
Kraus, Andreas 203
Krause, Gerhard 80
Krauss, Friedrich S. 162
Krauss, Werner 5
Krosch, Karl-Heinz 121
Krüger, Gustav 80
Krüger, Johann Gottlob 1, 2, 9ff., 13, 15, 17, 23, 48ff., 91, 97f., 102, 105, 108f., 113, 116, 119, 132, 141ff., 146ff., 173, 175ff., 194, 202, 215, 218, 221
Kuhlen, R. 178
Kühlmann, Wilhelm 37
Kuhn, Annette 130
Kümmel, Werner Friedrich 118
Küntzel, Heinrich 144
Kütter, Carl August 188

Labisch, Alfons 133
Lachmund, Jens 205
Lafitau, Joseph-François 71ff., 83, 88, 168
Lammel, Hans-Uwe 13, 107, 117, 203
La Metrie, Julien Offray de 107, 170, 201
Lange, Johann Joachim 97
Lange, Samuel Gotthold 73, 228
La Roche, Sophie von 37
Lamand, Johann 129
Lauer, Heike Elisabeth 11, 13, 17, 120
Lavater, Johann Caspar 160, 183
Lazarowicz, Klaus 164
Leibbrand, Werner 115, 120
Leibniz, Gottfried Wilhelm 21, 104, 107f., 178, 187, 216, 218
Lemnius, Laevinus 58
Lemnius, Simon 139
Lenz, Jakob Michael Reinhold 137
Lepenies, Wolf 68, 202, 212
Lessing, Gotthold Ephraim 8, 12, 143, 145
Lewinsohn, Richard 128
Lichtenberg, Georg Christoph 156, 178f., 188, 196f.
Lieberkühn, Johann Nathanael 202
Lilienthal, Theodor Christoph 82
Linden, Mareta 6f., 48, 51
Lipping, Margita 130, 137
Liscow, Johann Ludwig 82
Lochner, Michael Friedrich 129
Locke, John 25f., 29f., 50, 61, 67, 176
Lohoff, Brigitte 17
Lorenz, Maren 206, 208
Loss, Jeremias 129
Löwe, Gerhard 162
Lücke, Theodor 125
Lukian 164
Luther, Martin 210
Lütkehaus, Ludger 132

Madai, David Samuel 57
Maria Theresia 57
Marquard, Odo 6, 144
Maupertuis, Pierre Louis Moreau de 53
Mauser, Wolfram 2, 11, 13, 16, 22, 37, 55, 58ff., 104, 108, 161, 168, 215
Mautner, Franz H. 196
McCarthy, John 205
Meier, Georg Friedrich 1, 3, 8, 11, 15, 17, 20, 23, 73, 109ff., 113, 116f., 119, 141ff., 146ff., 161, 175, 194, 202
Meinecke, Friedrich 73
Meiners, Christoph 47
Meisner, Balthasar 74
Mendelssohn, Moses 12, 183f., 208
Mesmer, Franz Anton 16
Meusel, Johann Georg 11
Metz, Johann Friedrich 8, 12
Metzger, Martin 82, 85
Mevius, Christian 86
Meyer Everts, Ilsabein 205

Michaelis, Johann David 89
Miller, Norbert 186
Mirabeau, Honoré-Gabriel de Riquetti Comte de 139f.
Mirandola, Pico della 64
Mocek, Reinhard 17
Moehsen, Johann Carl Wilhelm 200, 202ff.
Moldenhauer, Eva 140
Molière 191
Montaigne, Michel de 144, 146
Moravia, Sergio 48
Moreau de la Sarthe, Jacques-Louis 121
Moritz, Karl Philipp 16, 37, 132, 157, 159f., 170, 173, 179f., 182ff., 205
Moscherosch, Johann Michael 164
Möser, Justus 46f.
Moses 88
Mühlen, Karl-Heinz 210
Mühlmann, Wilhelm E. 48
Mühlpfordt, Günter 202
Müller, Gerhard 80
Müller, Götz 132
Müller, Ingo W. 101
Müller, Johann Valentin 132
Müller, Klaus-Detlef 193
Müller, Reimar 219
Müller, Wolfgang Erich 88, 90
Mulsow, Martin 85, 216
Muratori, Ludwig Anton 132
Murray, Johann Andreas 198
Muschenbroek, Peter von 57
Musitano, Carlo 129, 131, 135f., 138
Muzell, Friedrich Hermann Ludewig 124

Neff, Kurt 83
Nehren, Birgit 208
Neuburger, Max 115
Neugebauer-Wölk, Monika 3
Neumann, Michael 71
Neumeister, Sebastian 24
Newton, Isaac 28, 56, 104, 109, 119, 176
Nicolai, Ernst Anton 1ff., 8, 11, 13ff., 17f., 104ff., 130ff., 141ff., 146ff., 163, 176, 218, 221, 223f.
Nicolai, Friedrich 12, 186f., 198
Niemeyer, Beate 208f.
Novalis 162
Nutton, Vivian 28

Oest, Johann Friedrich 137
Olearius, Christoph Karl Rüdiger 87
Opitz, Martin 58
Osterhammel, Jürgen 68

Paetzold, Heinz 15
Pagel, Julius 115
Pagels, Elaine 83
Palladini, Fiammetta 70
Pannenberg, Wolfhart 76, 80
Paracelsus 51
Pascal, Blaise 87
Pasta, Giuseppe 221f., 224, 226ff.
Paul, Jean 132, 186, 188, 196, 213
Peters, Albrecht 80
Petrini, Giuseppe 226
Pfotenhauer, Helmut 6, 49
Piechotta, Hans Joachim 69
Philon von Alexandrien 83
Pietsch, Wolfgang Joseph 189
Platner, Ernst 2, 6f., 14f., 48f., 74, 121ff., 176, 194, 198, 213, 218, 227
Platon 80
Poeckern, Hans-Joachim 39
Pope, Alexander 89
Poppe, Bernhard 21
Porter, Roy 37, 206
Pott, Martin 9, 82, 107, 114, 117
Potthoff, Peter 16
Preisendanz, Wolfgang 23f.
Prüfer, Thomas 23, 110
Pufendorf, Samuel 70f.
Puschmann, Theodor 115
Pyl, Johann Theodor 204f., 207, 213

Quesnay, François 201
Quevedo y Villegas, Francisco Gómez de 164

Rasch, Wolfdietrich 75
Rather, Lelland J. 107
Réaumur, René Antoine, Seigneur de 95f.
Regn, Gerhard 83
Reiber, Matthias 9f., 16, 108, 191, 197
Reil, Johann Christian 125, 208
Reill, Peter Hanns 212, 215ff.
Reim, Helmut 72
Reimmann, Georg Friedrich 116
Reuchlein, Georg 12, 124
Reventlow, Henning Graf 85
Richerz, Georg Hermann 132
Richter, Christian Friedrich 18, 29, 32, 36, 38ff., 44
Richter, Christian Sigismund 29, 39
Ricken, Ulrich 13
Riedel, Wolfgang 6f., 108, 132, 156, 173, 182
Ritter, Joachim 6, 48, 51, 55, 66, 178f.
Riverius, Lazarus 118

Roeper, Johann Andreas 13
Rohbeck, Johannes 73
Rohner, Ludwig 144
Rotenstreich, Nathan 210
Rothschuh, Karl E. 107f., 115
Rousseau, George S. 129, 136
Rousseau, Jean-Jacques 69f., 72, 127, 160, 202, 219
Roussel, Pierre 121
Rudolph, Enno 17
Rufus von Ephesus 112

Sacher, Jörg 201
Sachsen-Merseburg-Zörbig, Prinzessin von 57
Sade, Marquis de 128
Sagarra, Edda 48, 127
Sames, Arno 59, 73, 101
Santoli, Vittorio 58
Sauder, Gerhard 220
Sauvages de la Croix, François Boissier de 129
Schaps, Regina 133
Schenk, Günter 148
Scheuer, Helmut 73
Schiller, Friedrich 74, 108
Schilling, Hans 80
Schings, Hans-Jürgen 6ff., 10, 71, 75, 108, 112, 119, 124, 132, 156, 174, 181, 213
Schlegel, Friedrich 145
Schlegel, Johann Adolf 188
Schloemann, Martin 72f.
Schlote, Joachim 143, 145
Schlözer, August Wilhelm 212
Schmidt-Biggemann, Wilhelm 5, 70, 216
Schmidt-Glinzer, Helwig 10
Schmiedebach, Heinz-Peter 124
Schnabel, Johann Gottfried 58
Schneck, Peter 203
Schneider, U. 178
Schneiders, Werner 61f., 65, 71, 173
Schnitzler, Norbert 82
Scholz, Oliver R. 209
Schöne, Albrecht 197
Schönert, Jörg 12, 68, 164
Schott, Heinz 16, 23
Schottel, Justus Georg 62
Schreiner, Klaus 82
Schrimpf, Hans-Joachim 159, 182f.
Schröder, Erich Christian 208
Schröter, Johann Friedrich 72, 78
Schulz, Hartmut H. R. 90
Schulz, Peter 75
Schulze, Johann Heinrich 105, 202, 214
Schumann, Friedrich Karl 80
Schütze, Dirk 208f.
Schwabe, Christoph 224
Schweizer, Hans Rudolf 19, 174
Schweppenhäuser, Hermann 24
Seidler, Michael 70
Seifert, Arno 75, 212
Semerau, Alfred 160
Semler, Johann Salomo 73f., 78f., 82f., 90
Seneca 215f.
Serao, Francesco 223
Shaftesbury, Anthony Ashley Cooper 218
Shorter, Edward 133
Sloane, Hans 25
Smet, Rudolf de 83
Snorrason, Egill 92, 98, 102
Sokrates 177
Sparn, Walter 73f.
Speer, Andreas 74
Spener, Philipp Jakob 31
Spieß, Christian Heinrich 124
Spinoza Baruch de 218
Spohr, Carl Heinrich 226
Spree, Reinhard 133
Sprengel, Kurt 35f.
Sprengel, Matthias Christian 68
Stahl, Georg Ernst 8f., 13, 16ff., 27ff., 31ff., 37ff., 55, 57f., 61, 91, 93ff., 99ff., 104, 106ff., 111, 117ff., 121, 134, 215, 218, 220ff.
Stamatescu, Ion O. 17
Stein, Charlotte von 12
Stempel, Wolf-Dieter 209
Stenners, Anna Magdalena 203, 212f.
Stern, Alfred 68
Stichweh, Rudolf 105
Stiebritz, Johann Friedrich 105
Stierle, Karlheinz 74, 145
Stolberg, Gunnar 205
Storch, Johann 41, 126, 133
Struensee, Johann Friedrich 198
Struve, Karl Wilhelm Friedrich 7
Sulzer, Johann Georg 47, 132, 174, 176, 183
Suzuki, Akihito 206
Swieten, Gerard van 57, 107, 117
Sydenham, Francis 25
Sydenham, Thomas 25f., 28ff., 32, 39f., 47, 224
Syndikus, Anette 83

Tapp, Jacob 129
Thoma, Heinz 3, 49

Thomas von Aquin 63
Thomasius, Christian 2, 11, 43ff., 52, 61ff., 82, 112, 142f., 217f., 220ff.
Thomson, Ann 201
Thormeyer, Christian Friedrich 85, 87f., 90
Thümmel, Moritz August von 140
Tiedemann, Rolf 24
Timmermann, Harry 186
Tinland, Franck 72
Tissot, Samuel Auguste André David 108, 130
Titzmann, Michael 83
Toellner, Richard 107f.
Tolkemitt, Brigitte 195
Topazio, Virgil W. 201
Trembley, Abraham 95f.
Trinius, Johann Anton 85
Tronskaja, Maria L. 164
Tropphagen, Pastor 206
Truppel, Christian Friedrich 122, 142
Tschirnhaus, Ehrenfried Walther von 201
Turgot, Anne Robert Jacques, Baron de l'Aulne 73

Uerlings, Herbert 162
Unzer, Johanna Charlotte 175, 188f.
Unzer, Johann August 1f., 7ff., 13ff., 23, 89, 105, 108, 119, 123, 141, 156, 175f., 186ff., 215, 221
Uz, Johann Peter 59

Verdries, Johann Melchior 7
Verweyen, Theodor 22f.
Völkel, Markus 73
Völker, Arina 8, 17, 91, 214
Vollhardt, Friedrich 71, 82
Vollmer, Manfred 187
Voltaire 202
Vorberg, Georg 139
Vossius, Isaak 88
Vovelle, Michel 200, 219

Waddington, Ivan 206
Walch, Johann Georg 15, 49, 67, 148, 173, 185
Warning, Rainer 74
Weber, F. A. 108
Weber, Immanuel 83
Weikard, Melchior Adam 7f., 199
Weischedel, Wilhelm 196
Weiß, Christoph 137
Wellbery, David E. 74
Wellman, Kathleen 201
Werlhof, Paul Gottlieb 57
Wette, W. M. L. de 82
Wettley, Annemarie 115, 120
Wezel, Johann Karl 8, 213
Williams, Elizabeth A. 201
Winckelmann, Johann Joachim 214
Winter, E. 102
Wittkowski, Wolfgang 75
Wolff, Christian 5, 18, 21, 23, 45, 54, 56, 79, 94ff., 104f., 107ff., 142, 148, 157, 174f., 177ff., 215ff.
Wolff, Erwin 195
Wolffrum, Johann Benjamin 60
Wollgast, Siegfried 201
Woyt, Johann Jakob 134

Zajonc, Arthur 36
Zande, Johan van der 73
Zaunstöck, Holger 3
Zedler, Johann Heinrich 15f., 134f.
Zelle, Carsten 13, 16, 37, 48, 58, 124, 156, 215, 217
Zeman, Herbert 188
Zeviani, Giovanni Verardo 227
Zimmermann, Johann Georg 128f., 131, 135ff.
Zimmermann, Rolf Christian 12
Ziolkowski, Theodore 124f.
Zulatti, Giovanni Francesco 224

Bei Fragen zur Produktsicherheit wenden Sie sich bitte an:
If you have any questions regarding product safety,
please contact:

Walter de Gruyter GmbH
Genthiner Straße 13
10785 Berlin
productsafety@degruyterbrill.com